营养师
随身查

胡敏 主编

U0332493

化学工业出版社
·北京·

本书重点介绍了 300 多种食物的营养价值、食用功效、性味归经等内容，还介绍了常用体格测量指标及评价指标、常见营养缺乏病的治疗、常见疾病的营养治疗，同时将新版中国居民膳食指南、中国居民膳食平衡宝塔、各类食物成分表等收录其中。本书信息量大、可读性强、讲解细致、便于应用，特别适合公共营养师、食品营养和中医保健相关学科的老师和学生、营养配餐师和基层医学工作者，也可供广大的营养保健爱好者阅读参考。

图书在版编目（CIP）数据

营养师随身查/胡敏主编.—北京：化学工业出版社，2017.8（2024.3 重印）
ISBN 978-7-122-29978-9

Ⅰ.①营…　Ⅱ.①胡…　Ⅲ.①营养学　Ⅳ.①R151

中国版本图书馆 CIP 数据核字（2017）第 141347 号

责任编辑：邱飞婵　　　　　　　　　文字编辑：李　曦
责任校对：边　涛　　　　　　　　　装帧设计：关　飞

出版发行：化学工业出版社
　　　　　（北京市东城区青年湖南街 13 号　邮政编码 100011）
印　　装：北京印刷集团有限责任公司
787mm×1092mm　1/32　印张 12¾　字数 348 千字
2024 年 3 月北京第 1 版第 7 次印刷

购书咨询：010-64518888
售后服务：010-64518899
网　　址：http://www.cip.com.cn
凡购买本书，如有缺损质量问题，本社销售中心负责调换。

定　　价：35.00 元　　　　　　　　版权所有　违者必究

编写人员名单

主　　编　　胡　敏

副主编　　刘海江

编　　者　　胡　敏　　卢斌华　　姚伟荣　　王广玲

　　　　　　余德元　　徐云飞　　徐咏书　　余国珍

　　　　　　李　进　　陶国弟　　詹　锋　　陈　聪

　　　　　　魏江涛　　张国荣　　幸　琼　　帅水云

　　　　　　李映良　　何柳青　　徐群英　　张中伟

　　　　　　冯　花　　刘菲菲　　朱建华　　刘　勇

　　　　　　刘海江　　梅　琼　　金　巧　　冯建高

　　　　　　李　悦　　刘　琴　　宋琛晖　　朱　媛

　　　　　　张洁铭　　谢　毅　　张锡泉　　陈熠楠

　　　　　　张　澄　　钱　瑾　　徐泽昊　　柳　叶

前　言

随着我国经济的持续发展，居民生活水平不断提高，居民的膳食营养也有了明显的改善。现在，我国居民较突出的营养问题是饮食搭配不合理和营养过剩。困扰居民的多种慢性病如高血压病、糖尿病、痛风等，都与膳食营养有着密切关系。

近年来，为解决居民饮食搭配不合理和营养过剩的问题，营养师逐渐成为热门职业。但是，目前市面上销售的营养师相关书籍多为营养师职业培训用书，而营养师专用的参考书、工具书却少之又少。针对这一现状，我们编写了这本适合营养师的工具书，在一定程度上弥补这方面书籍的空白。

本书主要内容包括各类食物营养价值及功效，常用体格测量指标及评价指标、常见营养缺乏病的治疗、常见疾病的营养治疗等内容，其中特别突出了各类食物营养价值及功效。在编写过程中，我们收集整理了大量的相关资料，对300多种各类食物的营养价值及功效，分别从中医、西医的角度，做了较全面系统的分析与总结。

本书是以理论为基础、实践为重点的原则进行编写的，适合公共营养师、食品营养和中医保健相关学科的学生、营养配餐师和基层医学工作者。也可供广大的营养保健爱好者参考。

尽管为本书的编写、全体编者都付出了极大的努力，但内容难免有不足的地方，敬请广大读者批评指正，以供再次出版时进一步完善。

编者
2016 年 10 月

目 录

第一章
各类食物营养价值及功效

第一节 谷类及其制品

一、大米

【概述】

大米主要包括籼米、粳米，被誉为"五谷之首"，是我国南方人民的主食。世界上有一半人口以大米为主食。

籼米可分为早籼米和晚籼米，是中国出产最多的一种稻米。其米粒为长圆形或细长形，米色较白，透明度比其他米较差。因其吸水性强，胀性较大，所以出饭率较高。粳米为常见食用米，为禾本科粳稻的种仁，一般呈椭圆形颗粒状，较圆胖，半透明，表面光亮，腹白度较小。

【营养价值】

① 大米中碳水化合物的含量较高，占75％左右。加工后的糙米中无机盐、B族维生素（特别是维生素B_1）以及膳食纤维含量都较精米中的高。

② 大米中含蛋白质7％～8％，所含的蛋白质主要是谷蛋白，其次是胶蛋白和球蛋白，其蛋白质的生物价和氨基酸的构成比例都比小麦、大麦、小米、玉米等禾谷类作物高，消化率66.8％～83.1％。大米蛋白质中赖氨酸和苏氨酸的含量较少，所以不是一种完全蛋白质，其营养价值比不上动物蛋白质。

③ 大米脂肪中所含的亚油酸含量较高，一般占全部脂肪的34％。

【食用功效】

① 大米米糠层的粗纤维分子，有助胃肠蠕动，对胃病、便秘、痔等疗效很好。

② 大米能提高人体免疫功能，促进血液循环，从而减少罹高血压的机会；

③ 大米能预防脚气病、口腔炎症、老年斑等疾病。

④ 古代养生家还倡导"晨起食粥"以生津液，因此，因肺阴亏虚所致的咳嗽、便秘患者可早晚用大米煮粥服用。经常喝点大米粥可在一定程度上缓解皮肤干燥等不适，煮粥时若加点梨，中医养生效果更好。

⑤ 做大米粥时，千万不要放碱，因为碱能破坏大米中几乎全部的维生素 B_1。我国民间"捞饭"的形式也不可取，因为"捞饭"会损失掉大量维生素。不能长期食用精米，粳米的营养价值更高。

【性味归经及主治】

大米味甘，性平；归脾、胃、肺经；具有补中益气、健脾养胃、滋阴润肺、益精强志、除烦渴、和五脏、通血脉的功效；适用于泻痢、胃气不足、口干渴、呕吐、诸虚百损等症。

二、 小麦

【概述】

小麦经加工制成面粉，面粉是我国北方人民的主食。小麦在我国主要用来加工成白面粉，用来制作各种面食，如馒头、面包、饺子、面条、烙饼、蛋糕及油炸食品等。小麦发酵后可制成啤酒、酒精、白酒（如伏特加）等。

【营养价值】

① 小麦营养价值很高，含有丰富的碳水化合物、B族维生素和矿物质。

② 小麦的蛋白质含量比大米稍高。从蛋白质的含量看，生长在大陆干旱性气候区的麦粒质硬而透明，含蛋白质较高，达14%～20%，面筋强而有弹性，适宜烤面包；生于潮湿条件下的麦粒含蛋白质8%～10%，麦粒软，面筋差。

③ 全麦面粉是用整粒小麦磨制的，它含有麸皮、胚乳和麦芽的全部营养。

④ 白面粉仅含胚乳，因此缺少部分 B 族维生素、钙和铁等营养元素。

【食用功效】

① 小麦不仅是供人营养的食物，也是供人治病的药物。《本草再新》把它的功效归纳为四种：养心、益肾、和血、健脾；《医林纂要》又概括了它的四大用途：除烦、止血、利小便、润肺燥。

② 长期进食全麦面粉可以降低血液中的雌激素含量，从而达到预防乳腺癌的目的；对于更年期妇女，还能缓解更年期综合征。小麦粉（面粉）还有很好的嫩肤、除皱、祛斑的功效。

③ 时间适当长些的面粉比新磨面粉的品质好，民间有"麦吃陈、米吃新"的说法。面粉与大米搭配着吃最好。

【性味归经及主治】

小麦性凉，味甘；归心、脾、肾经；具有养心除烦、健脾益肾、除热止渴的功效；适用于脚气病、末梢神经炎、产妇回乳、自汗、盗汗、多汗等病症。

三、 小米

【概述】

小米是中国古称稷或粟脱壳制成的粮食，粟在中国北方俗称谷子。小米因其粒小，直径 2mm 左右，故名，原产于中国北方黄河流域，中国古代主要的粮食作物。

【营养价值】

① 小米不需精制，因此保存了许多的维生素和矿物质。小米中的维生素 B_1 含量可达大米的几倍；小米中的矿物质含量也高于大米。

② 小米蛋白质的营养价值并不理想，因为其赖氨酸含量过低而亮氨酸含量过高，所以应注意与大豆和肉类等搭配食用以提高其蛋白质的营养价值。

③ 一般粮食中不含胡萝卜素，但小米每 100g 含量可多达 0.1mg。

④ 小米含铁量较突出，有很好的补血效果；其磷含量也很高，是大米的 2～3 倍；并含有大量的维生素 E，为大米的 4～8 倍。

⑤ 小米含钾高、含钠低，含量比为 66：1；膳食纤维是大米的 4 倍；小米的淀粉含量高，约为 70%。

【食用功效】

① 小米具有防治消化不良的功效，对腹泻、呕吐、消化不良者及糖尿病患者，都有帮助。

② 小米富含 B 族维生素，能治脚气病、神经炎、癞皮病、失眠、头痛、精神倦怠、皮肤"出油"、头皮屑多等，还具有防治消化不良及口角生疮的功能。

③ 小米中富含的氨基酸可预防流产、抗菌及预防女性阴道发炎；小米中所含的类雌激素物质，能滋阴养血，可防止女性会阴瘙痒、阴唇皮炎和白带过多，使女性月经和性欲正常，使所怀胎儿发育健全，不致畸，生长正常；小米可以使产妇虚寒的体质得到调养，帮助她们恢复体力，可避免胎儿痴呆、智力低下、骨骼发育延缓或成为侏儒症患者。

④ 小米能维持生长和生殖力正常，能防止男性阴囊皮肤出现渗液、糜烂、脱屑等现象；使性器官和第二性征发育健全；使男性勃起坚硬、精子数量正常、前列腺不致肿大；有利于性欲、精子数量、交配能力、生殖功能健康正常。

⑤ 小米能祛斑美容，减轻皱纹、色斑、色素沉着。

⑥ 小米也能解除口臭，减少口中细菌的滋生。

⑦ 小米常熬成粥食用，小米粥不宜太稀薄；淘洗小米时不要用手搓，忌长时间浸泡或用热水淘洗。小米宜与大豆或肉类食物混合食用，因为小米含有的氨基酸中缺乏赖氨酸，而大豆的氨基酸中富含赖氨酸，可以补充小米的不足。

⑧ 滞者忌用，素体虚寒、小便清长者少食。

【性味归经及主治】

小米性凉，味甘、咸；归脾、肾、胃经；具有健脾和胃、补益虚损、和中益肾、除热的功效；适用于脾胃虚弱、反胃、呕吐、泄泻、伤食腹胀、失眠、体虚低热等症。

四、 大麦

【概述】

大麦别名元麦、稞麦、饭麦、赤膊麦、裸大麦。大麦属禾本科植物，是我国古老粮种之一，已有几千年的种植历史。世界谷类作物中，大麦的种植总面积和总产量仅次于小麦、水稻、玉米，居第四位。我国的大麦现多产于淮河流域及其以北地区。全世界大麦约 1/2 的产量用作饲料，其余供人类食用，或用以制麦芽糖。啤酒主要用大麦芽制造，总产量的 10% 以上用于制造啤酒。

【营养价值】

① 大麦具坚果香味，碳水化合物含量较高，蛋白质、钙、磷含量中等，含少量 B 族维生素。

② 因为大麦含谷蛋白（一种有弹性的蛋白质）量少，所以不宜发酵，不能做多孔面包。在北非及亚洲部分地区，人们尤喜用大麦粉做麦片粥，大麦是这些地区的主要食物之一。珍珠麦（圆形大麦米）是经研磨除去外壳和麸皮层的大麦粒，常加入汤内煮食。

③ 大麦磨成粉称为大麦面，可制作饼、馍，吃起来筋道柔香；大麦磨成粗粉粒称为大麦糁子，可制作粥、饭；大麦制作成麦片，做麦片粥或掺入一部分糯米粉做麦片糕；食用时先制成粉，再经烘炒深加工制成糌粑，是藏族同胞的主要食物。

【食用功效】

① 大麦滋补虚劳，使血脉强壮，对肤色有益，充实五脏，消食止泻。尤适宜胃气虚弱、消化不良者。

② 大麦胚芽中大量的维生素 B_1 与消化酶，对幼儿、老人、维生素 B_1 缺乏者均有很好的功效，还能提神醒脑、消除脑部的疲劳。

③ 大麦中大量的膳食纤维，可刺激肠胃的蠕动，达到通便的作用，并可降低血液中的胆固醇含量，预防动脉粥样硬化、心

脏病等疾病。

④ 大麦也是降暑效果很好的食物，降暑作用与绿豆粥差不多，但它的保健作用又比绿豆要综合，除了去火解暑外，还能保胃、健脾、利尿、助消化、治疗冠心病等，最重要的是，大麦是一种健康的粗粮，体质比较弱的老年人在选择解暑食物时，最好常吃点大麦食物。

⑤ 一些刚怀孕的女性朋友最好不要吃大麦，尤其是大麦芽，因为大麦芽煮汤具有催生落胎的作用，可能导致胎儿流产、早产。对哺乳期的女性，炒麦芽或焦麦芽是回奶的，而生麦芽是下奶的，将两者区别开是很有必要的。

【性味归经及主治】

大麦性凉，味甘、咸；归脾、胃经；具有益气宽中、消渴除热、回乳的功效；适用于滋补虚劳、强脉益肤、充实五脏、消化谷食、止泻、宽肠利水、小便淋痛、消化不良、饱闷腹胀等。

五、 燕麦

【概述】

燕麦一般分为带稃型和裸粒型两大类。世界各国栽培的燕麦以带稃型的为主，因不易脱皮，亦被称为皮燕麦，是一种低糖、高营养、高热量的食品。我们现在所说的燕麦通常指皮燕麦，现代加工工艺将燕麦制成麦片，使其食用更加方便，口感也得到了很好的改善，燕麦片已成为深受人们喜爱的食品。

【营养价值】

① 燕麦的蛋白质的氨基酸组成比较全面，人体必需的 8 种氨基酸含量均较丰富，尤其是赖氨酸。

② 燕麦的 B 族维生素比较丰富，如维生素 B_1、烟酸、叶酸、泛酸；此外，维生素 E 每 100g 燕麦粉中高达 15mg。

③ 燕麦富含镁、磷、钾、铁等矿物质以及膳食纤维，可溶性膳食纤维分别是小麦和玉米的 4.7 倍和 7.7 倍。

④ 此外，燕麦粉中还含有谷类食粮中均缺少的皂苷（人参的主要成分）。

【食用功效】

① 燕麦可以有效地降低胆固醇，适宜高血压病、高脂血症、动脉粥样硬化者经常食用。对心脑血管病起到一定的预防作用。

② 经常食用燕麦对糖类的代谢具有调节作用，对糖尿病患者有好的降糖作用。

③ 因为燕麦含有丰富的膳食纤维，而且维生素 B_1、维生素 B_{12} 含量也很丰富，所以燕麦有通大便的作用，很多老年人大便干，容易导致脑血管意外，燕麦能解便秘；燕麦一次不宜吃太多，否则会造成胃痉挛或胀气。

④ 燕麦可以改善血液循环，缓解生活压力；含有的钙、磷、铁、锌等矿物质有预防骨质疏松、促进伤口愈合、防治贫血的功效。

⑤ 燕麦中含有燕麦蛋白、燕麦肽、燕麦 β-葡聚糖、燕麦油等成分。具有抗氧化、增加肌肤活性、延缓肌肤衰老、美白保湿、减少皱纹、淡化色斑、抗过敏等功效。

⑥ 燕麦中含有极其丰富的亚油酸，对脂肪肝、糖尿病、水肿、便秘等有辅助疗效，且有利于老年人增强体力，延年益寿。

【性味归经及主治】

燕麦性平，味甘；归肝、脾、胃经；具有益肝和胃的功效；适用于肝胃不和所致食少、纳差、大便不畅、高血压病、高脂血症、糖尿病等。

六、莜麦

【概述】

我国栽培的燕麦以裸粒型为主，常称裸燕麦。裸燕麦的别名颇多，在我国华北地区称为莜麦；西北地区称为玉麦；西南地区称为燕麦，有时也称莜麦；东北地区称为铃铛麦。莜麦是一年生草本植物。生长期短，成熟后子实容易和外壳脱离，磨成粉后可食用，就叫莜麦面，也叫裸燕麦面，又叫油麦面，这种植物的子实也叫莜麦。

【营养价值】

① 莜麦含糖分少、蛋白多，是糖尿病患者较好的食品。

② 莜麦的脂肪和热量都很高。莜麦面脂肪的主要成分是不

饱和脂肪酸，其中的亚油酸可降低胆固醇、预防心脏病，所以莜麦是老年人常用的食疗佳品。

③ 莜麦的膳食纤维和矿物质含量丰富，具有耐饥抗寒的特点。

④ 莜麦面中维生素 E 的含量也高于大米和小麦，B 族维生素的含量也比较多。

【食用功效】

① 莜麦面属低热食品，食后易引起饱感，长期食用具有减肥功效。

② 莜麦面具有医药保健作用，可用于产妇催乳、婴儿发育不良以及老年体弱症。

③ 在食用方面，莜麦面适用于脂肪肝、糖尿病、水肿、习惯性便秘、体虚自汗、多汗、易汗、盗汗、高血压病、高脂血症、动脉粥样硬化等病症患者食用；也适宜产妇、婴幼儿以及空勤、海勤人员食用。

④ 莜麦一次不宜食用太多，否则会造成胃痉挛或腹胀；而且过多也容易滑肠、催产，所以孕妇更应该忌食。

【性味归经及主治】

莜麦性温，味甘；归肝、脾、胃经；具有补益脾胃、滑肠催产、止虚汗和止血等功效；适用于产后催乳以及高血压病、高脂血症、肥胖症等。

七、玉米

【概述】

玉米，又名苞谷、棒子、玉蜀黍，有些地区以它作主食。玉米是粗粮中的保健佳品，对人体的健康颇为有利。

【营养价值】

① 玉米的蛋白质含量偏低，且氨基酸不平衡，赖氨酸、色氨酸和蛋氨酸的含量不足。

② 玉米的亚油酸含量达到 2%，是谷实类饲料中含量最高者。现代研究证实，玉米中含有丰富的不饱和脂肪酸，尤其是亚油酸的含量高达 60% 以上。

③ 玉米富含维生素 C、维生素 B_6，脂溶性维生素中维生素 E 较多，黄玉米中含有较多的胡萝卜素，维生素 D 和维生素 K 几乎没有。

④ 玉米中矿物质主要存在于胚芽中，钙含量很少，其他矿物元素的含量也较低。

⑤ 玉米中含有的粗纤维，比精米、精面高 4~10 倍。玉米中还可以提取异麦芽低聚糖，异麦芽低聚糖是益生元里最优异的，益生元与人体益生菌的繁殖有着密切的关系。

⑥ 玉米中含有谷胱甘肽、硒和镁，它们之间有协同作用，具有防癌抗癌、延缓衰老的功能。

【食用功效】

① 玉米含有丰富的纤维素、维生素 B_6、烟酸，不但可以刺激胃肠蠕动、防治便秘，还可以促进胆固醇的代谢，加速肠内毒素的排出、防治肠炎、肠癌等。

② 玉米有延寿、美容的作用。玉米胚芽所含的营养物质能增强人体新陈代谢、调节神经系统功能，并有使皮肤细嫩光滑，抑制、延缓皱纹产生的作用。

③ 玉米有降血脂、降低血清胆固醇的功效。吃玉米时应把玉米粒的胚芽全部吃掉，因为玉米的营养成分大都集中在此。玉米胚芽含有丰富的不饱和脂肪酸，尤其是亚油酸的含量高达 60% 以上，它和胚芽中的维生素 E 协同作用，可降低血液胆固醇浓度并防止其沉积于血管壁。因此，玉米对冠心病、动脉粥样硬化、高脂血症及高血压病等都有一定的预防和治疗作用。

④ 玉米有预防肿瘤的作用。其所含有的赖氨酸、微量元素硒，具有防癌作用；所含的胡萝卜素，被人体吸收后能转化为维生素 A，具有防癌作用；植物纤维素能加速致癌物质和其他毒物的排出。

⑤ 玉米胚榨出的玉米油含有大量不饱和脂肪酸，其中亚油酸占 60%，可清除血液中有害的胆固醇，防止动脉粥样硬化。

⑥ 玉米须有一定的利胆、利尿、降压、降血糖的作用，民间多用以利尿和清热解毒。

⑦ 玉米发霉后能产生致癌物，所以发霉玉米绝对不能食用。

【性味归经及主治】

玉米性平，味甘、淡；归脾、胃经；具有益肺宁心、健脾开胃、利水通淋的功效；适用于脾胃气虚、营养不良、动脉粥样硬化、高血压病、高脂血症、冠心病、肥胖、脂肪肝、癌症、记忆力减退、便秘、肾炎等病症。

八、 糯米

【概述】

糯米是糯稻脱壳的米，在中国南方称为糯米，而北方则多称为江米，是家常食用的粮食之一。因其香糯黏滑，民间常将其制成各种风味小吃。糯米也是酿造醪糟（甜米酒）的主要原料。

【营养价值】

① 糯米富含丰富的支链淀粉和 B 族维生素等。因其中所含淀粉为支链淀粉，所以在肠胃中难以消化水解。

② 糯米较其他谷类含有更多的矿物质。

③ 糯米还含有一定量的蛋白质、脂肪等，营养丰富。

【食用功效】

① 糯米有收涩作用，对尿频、止虚汗有较好的食疗效果。

② 糯米为温补强壮食品，具有补中益气、健脾养胃之功效，对食欲不佳、腹胀腹泻有一定缓解作用；但是湿热痰火偏盛、发热、咳嗽痰黄、黄疸、腹胀等病症患者不宜过多食用。

③ 糯米年糕无论甜咸，其碳水化合物和钠的含量都很高，对于有糖尿病、体重过重或其他慢性病（如肾脏病、高脂血症）的人要适可而止。

④ 糯米所含淀粉为支链淀粉，性黏滞，所以在肠胃中难以消化水解，如果患有胃炎、十二指肠炎等消化道炎症者，应该少食。老人、小孩或患者也宜慎用，不宜一次食用过多。

【性味归经及主治】

糯米性温，味甘；归脾、肺、胃经；具有补中益气、健脾养胃、止虚汗的功效；适用于肺结核、神经衰弱、病后、产后、体虚自汗、盗汗、多汗、血虚、头晕眼花、脾虚腹泻等。

九、 荞麦

【概述】

荞麦，又名三角麦、乌麦、花荞，我国栽培的主要有普通荞麦和鞑靼荞麦两种，前者称甜荞，后者称苦荞。苦荞麦的产量较低，但是它的营养价值更高。由于苦荞的种实含有芦丁，所以也称芦西苦荞。

【营养价值】

① 荞麦的蛋白质含量很低，且所含的必需氨基酸中的赖氨酸含量高而蛋氨酸的含量低，可以与其他谷物如小麦、玉米、大米（赖氨酸含量较低）互补食用。

② 荞麦的铁、锰、锌等矿物质比一般谷物丰富，荞麦还含有丰富的镁。

③ 荞麦含有丰富的维生素E，还含有烟酸和芦丁（芸香苷）。

④ 荞麦中的某些黄酮成分还具有抗菌、消炎、止咳、平喘、祛痰的作用。

⑤ 荞麦的碳水化合物主要是淀粉。因为颗粒较细小，所以和其他谷类相比，具有容易煮熟、加工、消化的特点。而且含有丰富的膳食纤维，是一般精制大米的10倍。

【食用功效】

① 荞麦有保护血管的作用。荞麦含有丰富的维生素E和可溶性膳食纤维，同时还含有烟酸和芦丁（芸香苷）。芦丁有降低人体血脂和胆固醇、软化血管、保护视力和预防脑血管出血的作用。烟酸能促进机体的新陈代谢，增强解毒能力，还具有扩张小血管和降低血液胆固醇的作用。

② 荞麦有抗血栓的作用。荞麦含有丰富的镁，能促进人体纤维蛋白溶解，使血管扩张，抑制凝血块的形成，具有抗栓塞的作用，也有利于降低血清胆固醇。

③ 荞麦有消炎的作用。荞麦中的某些黄酮成分还具有抗菌、消炎、止咳、平喘、祛痰的作用，因此，荞麦还有"消炎粮食"的美称。

④ 荞麦有降压作用，其对血管紧张素转换酶（ACE）有强大的抑制作用。

⑤ 荞麦有降血脂、血糖的作用。实验证明，长期食用荞麦，人体高密度脂蛋白-胆固醇/总胆固醇的比值明显增加，有利于降血脂，另外荞麦还具有降低血糖的功效。

【性味归经及主治】

荞麦性平，味甘；归肾、大肠经；具有健脾益气、开胃宽肠、消食化滞、除湿的功效；适用于食欲缺乏、饮食不香、肠胃积滞、慢性泄泻、出黄汗和夏季痧症、糖尿病、高血压病、荨麻疹、脑卒中等病症。

十、 高粱

【概述】

高粱，别名蜀黍、芦粟、桃粟、番黍等。高粱脱壳后即为高粱米，子粒呈椭圆形、倒卵形或圆形，大小不一，呈白、黄、红、褐、黑等颜色，一般随种皮中鞣质含量的增加，子粒由浅变深。红色高粱米称为酒高粱，主要用于酿酒，比如中国的名酒茅台、五粮液、汾酒等都是以红高粱为主要原料酿造的。白色高粱用于食用。此外，高粱按性状及用途可分为食用高粱、糖用高粱、帚用高粱。高粱是制醋、提取淀粉、加工饴糖的原料。

【营养价值】

① 高粱米中的蛋白质以醇溶性蛋白质为多，色氨酸、赖氨酸等人体必需的氨基酸较少，而醇溶性蛋白质是一种不完全的蛋白质，人体不易吸收，将其与其他粮食混合食用，则可提高营养价值。

② 高粱米脂肪含量 3.1%，略低于玉米，比大米多。高粱脂肪酸中饱和脂肪酸含量略高，亚油酸含量比玉米稍低。高粱加工的副产品中粗脂肪含量较高，风干高粱糠的粗脂肪含量为 9.5% 左右，鲜高粱糠为 8.6% 左右。

③ 高粱米含矿物质与维生素。维生素 B_1、B_6 含量与玉米相同，泛酸、烟酸、生物素含量多于玉米，但烟酸和生物素的利用率低。

【食用功效】

① 高粱米外用有燥湿敛疮作用，可以治杖疮、鹅口疮等。

② 高粱的谷壳，浸水色红，可用作酿制红色酒的色素。高粱的糠皮内含大量鞣酸与鞣酸蛋白，故具有较好的收敛止血作用。

③ 高粱子粒含有的鞣质，绝大部分存在于种皮和果皮中。鞣质有涩味，妨碍人体对食物的消化吸收，容易引起便秘。为了消除鞣质对人体的不良影响，碾制高粱米时，应尽量将皮层去净。食用时，可通过水浸泡及煮沸，以改善口味和减轻对人体的影响。

【性味归经及主治】

高粱性温，味甘、涩；归脾、胃经；具有补中益气、和胃消积、温中、涩肠胃、止霍乱、凉血解毒的功效；适用于神疲无力、胃痛泛酸、脾虚湿困、消化不良、湿热下痢、小便不利等症。

十一、 薏米

【概述】

薏米，又名薏苡、薏仁、薏苡仁、苡米、苡仁、六谷米等。薏米的营养价值很高，被誉为"世界禾本科植物之王"和"生命健康之禾"，薏米在我国栽培历史悠久，是我国古老的药食皆佳的粮种之一。薏米在日本被列为防癌食品。

【营养价值】

① 薏米含碳水化合物 62%～80%，蛋白质 13%～15%，脂肪 3%～5%，以不饱和脂肪酸为主，其中亚麻油酸占 34%，并有特殊的薏苡仁酯。

② 薏米中含有一定的维生素 E，是一种美容食品，常食可以保持人体皮肤光泽细腻，消除粉刺、色斑，改善肤色，并且它对于由病毒感染引起的赘疣等有一定的治疗作用。

③ 薏米中含有丰富的维生素 B_1，对防治脚气病十分有益。

④ 薏米因含有多种矿物质，特别是硒元素，能有效抑制癌细胞的增殖，可用于胃癌、子宫颈癌的辅助治疗。

【食用功效】

① 薏米有防癌作用。健康人常吃薏米，能使身体轻盈，减少肿瘤发病概率。

② 经常食用薏米食品有促进新陈代谢和减少胃肠负担的作用，对慢性肠炎、消化不良等症有较好的疗效。

③ 薏米还能增强肾功能，并有清热利尿作用，因此对水肿患者也有一定疗效。薏米适合一般人食用，尤其适于体弱、消化功能不良的人。便秘、尿多者及孕早期的妇女应忌食。

④ 薏仁较难煮熟，在煮之前需以温水浸泡2～3h，让它充分吸收水分，在吸收了水分后再与其他米类一起煮就很容易熟了。薏米具有容易消化吸收的特点，不论用于滋补还是用于医疗，作用都很缓和。

【性味归经及主治】

薏米性微寒，味甘、淡；归脾、胃、肺经；具有健脾利水、除痹、清热排脓、除湿热的功效；适用于屈伸不利、水肿、癌症、各种关节炎、脚气病、扁平疣、寻常性赘疣、传染性软疣、粉刺等病症。

十二、 黄米

【概述】

黄米，又称黍、糜子、夏小米、黄小米，有糯质和非糯质之别。糯质黍多作以醇酒；非糯质黍，称为穄，以食用为主。黄米曾经是北方一种粮食，比小米稍大，颜色淡黄，煮熟后很黏。人们拿黄米做糕待客。初加工时就能做出许多花样，再细加工，或煎，或炸。

【营养价值】

① 黄米营养很丰富，每100g黄米，含蛋白质9.7g，碳水化合物76.9%，热量351千卡/g，粗纤维1.0%，灰分0.8%，还有丰富的矿物质和维生素。

② 黄米中人体必需的8种氨基酸的含量均高于大米和小麦，尤其是蛋氨酸含量，几乎是大米和小麦的2倍。

③ 黄米各种矿物质钙、镁、铜、铁、锌等的含量也高于大米和

小麦，色泽金黄，甜软香糯，热量高，经常食用可强身健体。

【食用功效】

① 黄米补虚损，益精气，润肺补肾，用于肺肾阴虚。适宜久病体虚或是虚劳的补益，可以使产妇虚寒的体质得到调养，帮助她们恢复体力。

② 黄米滋阴养血润肺，去除肺燥肺热，可使人呼吸畅通舒适。

③ 黄米可以润滑肠道，刺激排便。

【性味归经及主治】

黄米性微寒，味甘；归脾、肾、胃经；具有补中益气、健脾益肺、利大肠之功效；可治阳盛阴虚、失眠、久泻胃弱、冻疮、疥疮、毒热、毒肿等病症。

十三、 青稞

【概述】

青稞是禾本科大麦属的一种禾谷类作物，有白色、紫黑色两种。因其内外颖壳分离，籽粒裸露，故又称裸大麦、元麦、米大麦。主要产自中国西藏、青海、四川、云南等地，是藏族同胞的主要粮食。

【营养价值】

① 青稞是世界上麦类作物中 β-葡聚糖含量最高的作物，是小麦平均含量的 50 倍。β-葡聚糖具有提高机体防御能力、调节生理节律的作用。

② 青稞的有效纤维含量为 16%，其中不可溶性膳食纤维为 9.68%，可溶性膳食纤维为 6.37%，前者是小麦的 8 倍，后者是小麦的 15 倍。膳食纤维具有清肠通便、清除体内毒素的良好功效，是人体消化系统的"清道夫"。

③ 青稞淀粉主要为支链淀粉，有的品种甚至达到或接近 100%。支链淀粉含大量凝胶黏液，加热后呈弱碱性，对胃酸过多有抑制作用，对胃肠病灶可起到缓解和屏障保护作用。

④ 青稞含有多种有益人体健康的维生素和矿物质，如维生素 B_1、维生素 B_2、烟酸、维生素 E、钙、铁、锌和硒等。

【食用功效】

① 经常食用青稞可以有效地预防高血压病、高脂血症。

② 青稞对于糖尿病患者、减肥的人群来说，可以起到很好的瘦身作用。

③ 青稞是藏族同胞制作糌粑的主要原料，将青稞晒干炒熟、磨细、不过筛，这样制成的炒面便是可以食用的糌粑了。人们也将青稞与豌豆掺和制作糌粑。青稞还可以酿制青稞酒。

④ 青稞一般人群其实都可以放心地食用，但患有消化系统疾病的人要少吃。

【性味归经及主治】

青稞性平、凉，味咸；归脾经、胃经、大肠经；具有下气宽中、壮筋益力、除湿发汗、止泻的功效；适合脾胃气虚、倦怠无力、腹泻便溏等。

十四、 黑米

【概述】

黑米是稻米中的珍贵品种，素有"贡米""药米""长寿米"之美誉。糙米呈黑色或黑褐色，营养丰富，食、药用价值高，除煮粥外还可以制作各种营养食品和酿酒，素有"黑珍珠"和"世界米中之王"的美誉。

【营养价值】

① 黑米比普通大米含有更丰富的营养，每100g黑米含蛋白质9.4g；必需氨基酸3280mg，比白米高25.4%。

② 黑米所含锰、锌、铜等矿物质大都比大米高1～3倍。

③ 黑米还含有叶绿素、花青素、胡萝卜素、黄酮类化合物及强心苷等特殊成分。

【食用功效】

① 黑米具有清除自由基、改善缺铁性贫血、抗应激反应以及免疫调节等多种生理功能。

② 黑米中的黄酮类化合物能维持血管正常渗透压，减轻血管脆性，防止血管破裂和止血。

③ 黑米有抗菌、降低血压、抑制癌细胞生长的功效。

④ 黑米还具有改善心肌营养、降低心肌耗氧量等功效。

⑤ 黑米的米粒外部有一层坚韧的种皮包裹，不易煮烂，故食用黑米前，应将其先浸泡一段时间。将黑米煮烂，其中的营养成分才能完全地释放出来。

⑥ 黑米适于少年白发、妇女产后虚弱、病后体虚以及贫血、肾虚等人食用；病后消化能力弱的人不宜急于吃黑米，可吃些紫米来调养。

【性味归经及主治】

黑米性温，味甘；归脾、胃经；具有益气补血、暖胃健脾、滋补肝肾、缩小便、止咳喘等功效；适用于脾胃虚弱、体虚乏力、贫血失血、心悸气短、咳嗽喘逆、早泄、滑精、小便频等症。

十五、 面筋

【概述】

面筋是一种植物性蛋白质，由麦胶蛋白质和麦谷蛋白质组成。将面粉加入适量水、少许食盐，搅匀上劲，形成面团，稍后用清水反复搓洗，把面团中的活粉和其他杂质全部洗掉，剩下的即是面筋。油面筋用手团成球形，投入热油锅内炸至金黄色捞出即成。将洗好的面筋投入沸水锅内煮80min至熟，即是水面筋。

【营养价值】

① 面筋的营养成分尤其是蛋白质含量，高于瘦猪肉、鸡肉、鸡蛋和大部分豆制品，属于高蛋白、低脂肪、低糖、低热量食物。

② 面筋中含有丰富的钙、铁、磷、钾等多种矿物质。

【食用功效】

油面筋一般人群均可食用，尤适宜体虚劳倦、内热烦渴时食用。

【性味及主治】

油面筋性凉，味甘；具有和中益气、解热、止烦渴的功效；适用于体质乏力、内热烦渴等症。

谷类及谷类制品食物成分表见表1-1。

表1-1 谷类及谷类制品食物成分表

食物名称	食部/g	水分/g	能量/kcal	能量/kJ	蛋白质/g	脂肪/g	碳水化合物/g	不溶性纤维/g	维生素A总/μgRE	胡萝卜素/μg	维生素B₁/mg	维生素B₂/mg	烟酸/mg	维生素C/mg	总维生素E/mg	钙/mg	铁/mg	锌/mg	硒/μg
稻米	100	13.3	347	1452	7.4	0.8	77.9	0.7	—	—	0.11	0.05	1.9	—	0.46	13	2.3	1.70	2.23
小麦	100	10.0	339	1416	11.9	1.3	75.2	10.8	—	—	0.40	0.10	4.0	—	1.82	34	5.1	2.33	4.05
小麦粉(标准粉)	100	12.7	349	1458	11.2	1.5	73.6	2.1	—	—	0.28	0.08	2.0	—	1.80	31	3.5	1.64	5.36
小米	100	11.6	361	1511	9.0	3.1	75.1	1.6	17	100	0.33	0.10	1.5	—	3.63	41	5.1	1.87	4.74
大麦	100	13.1	327	1367	10.2	1.4	73.3	9.9	—	—	0.43	0.14	3.9	—	1.23	66	6.4	4.36	9.80
燕麦片	100	9.2	367	1536	15.0	6.7	61.6	5.3	—	—	0.30	0.13	1.2	—	3.07	186	7.0	2.59	4.31
莜麦面	100	11.0	376	1572	12.2	7.2	67.8	4.6	3	20	0.39	0.04	3.9	—	7.96	27	13.6	2.21	0.50
玉米面(白)	100	13.4	353	1475	8.0	4.5	73.1	6.2	—	—	0.34	0.06	3.0	—	6.89	12	1.3	1.22	1.58
玉米(黄干)	100	13.2	348	1457	8.7	3.8	73.0	6.4	17	100	0.21	0.13	2.5	—	3.89	14	2.4	1.70	3.52
玉米(鲜)	46	71.3	112	469	4.0	1.2	22.8	2.9	—	—	0.16	0.11	1.8	16	0.46	—	1.1	0.90	1.63

食物名称	食部/g	水分/g	能量/kcal	能量/kJ	蛋白质/g	脂肪/g	碳水化合物/g	不溶性纤维/g	总维生素A/μgRE	胡萝卜素/μg	维生素B₁/mg	维生素B₂/mg	烟酸/mg	维生素C/mg	总维生素E/mg	钙/mg	铁/mg	锌/mg	硒/μg
糯米	100	12.6	350	1464	7.3	1.0	78.3	0.8	—	—	0.11	0.04	2.3	—	1.29	26	1.4	1.54	2.71
苦荞麦粉	100	19.3	316	1320	9.7	2.7	66.0	5.8	—	—	0.32	0.21	1.5	—	1.73	39	4.4	2.02	5.57
荞麦	100	13.0	337	1410	9.3	2.3	73.0	6.5	3	20	0.28	0.16	2.2	—	4.40	47	6.2	3.62	2.45
高粱	100	10.3	360	1505	10.4	3.1	74.7	4.3	—	—	0.29	0.10	1.6	—	1.88	22	6.3	1.64	2.83
薏米	100	11.2	361	1512	12.8	3.3	71.1	2.0	—	—	0.07	0.14	2.0	—	2.08	42	3.6	1.68	3.07
黄米	100	11.1	351	1469	9.7	1.5	76.9	4.4	—	—	0.09	0.13	1.3	—	4.61	—	—	2.07	—
青稞	100	12.4	342	1432	8.1	1.5	75.0	1.8	—	—	0.34	0.11	6.7	—	0.96	113	40.7	2.38	4.60
黑米	100	14.3	341	1427	9.4	2.5	72.2	3.9	—	—	0.33	0.13	7.9	—	0.22	12	1.6	3.80	3.20
油面筋	100	7.1	493	2061	26.9	25.1	40.4	1.3	—	—	0.03	0.05	2.2	—	7.18	29	2.5	2.29	22.80
水面筋	100	63.5	142	595	23.5	0.1	12.3	0.9	—	—	0.10	0.07	1.1	—	0.65	76	4.2	1.76	1.00

注：营养成分以每百克食部计。

第二节 干豆类及其制品

豆类可分为大豆类和其他豆类：大豆主要包括黄豆、黑豆、青豆，以黄豆最为常见，以含蛋白质、脂肪为主，营养价值大致相当，青豆是鲜豆类中的一种；其他豆类主要包括红豆、绿豆、豌豆、蚕豆等，以含蛋白质、碳水化合物为主。

一、 大豆类

大豆，主要包括黄豆、黑豆、青豆，为豆科大豆属一年生草本植物，原产于我国。我国自古栽培，至今已有 5000 年的种植史。现在全国普遍种植，以东北大豆质量最优。世界各国栽培的大豆都是直接或间接由我国传播出去的。

（一）黄豆

【概述】

黄豆，又名大豆、黄大豆、枝豆。

【营养价值】

（1）干黄豆中含高品质的蛋白质 35％～40％，是天然食物中含蛋白质含量最高的食品。黄豆蛋白是优质蛋白，氨基酸组成接近人体需要，且富含谷类蛋白较为缺乏的赖氨酸，是与谷类蛋白互补的天然理想食品。

（2）黄豆的脂肪含量为 15％～20％，也在豆类中占首位。豆油不饱和脂肪酸占 85％，以亚油酸为最多。豆油中含 1.6％的磷脂，并富含维生素 E。

（3）黄豆的碳水化合物含量为 25％～30％，其中一半为可供利用的淀粉、阿拉伯糖、半乳聚糖和蔗糖，另一半为人体不能消化吸收的棉子糖和水苏糖，可引起腹胀，但有保健作用。

（4）黄豆含有维生素和矿物质。黄豆中含丰富的铁，且易被人体吸收利用，对缺铁性贫血十分有利；黄豆中含磷也较为丰富，对大脑神经十分有利；黄豆还含有丰富的钙。

（5）黄豆中含有一些特殊的物质，介绍如下。

① 蛋白酶抑制剂　生豆粉中含有此种因子，其中以抗胰蛋白酶因子最为普遍。其对人胰蛋白酶活性有部分抑制作用，可影响机体对蛋白质的消化，对机体生长产生一定影响，加热可将其去除。

② 脂肪酶　豆腥味主要是脂肪酶产生的。95℃以上加热10～15min等方法可脱去部分豆腥味。

③ 胀气因子　胀气因子可引起胀气，主要是大豆低聚糖的作用。大豆低聚糖的主要成分是由半乳糖、葡萄糖、果糖组成的棉子糖和水苏糖等，是生产浓缩和分离大豆蛋白时的副产品。大豆低聚糖可不经消化直接进入大肠，可为双歧杆菌所利用并有促进双歧杆菌繁殖的作用，改善肠道菌群结构，具有通便等效果，对人体产生有利影响。

④ 植酸　植酸影响钙、铁、锌等矿物质吸收。

⑤ 皂苷和异黄酮　皂苷和异黄酮是大豆苦涩味的来源，具有溶血作用。此两类物质有抗氧化、降低血脂和血胆固醇的作用，近年来的研究发现了其更多的保健功能。

a. 大豆皂苷可抑制肿瘤细胞生长，可以使致癌物引起的细胞扩增转为正常。

b. 大豆皂苷可抑制血小板和血纤维蛋白的减少、抑制内毒素引起的纤维蛋白聚集以及抑制凝血酶引起的血纤维蛋白的形成，这些都说明大豆皂苷具有抗血栓的作用。

c. 大豆皂苷还有抗病毒和调节免疫力的作用。

d. 大豆异黄酮也有抑癌作用和保护心血管的作用，而且与女性健康关系密切，可防治乳腺癌以及改善绝经后潮热症状和骨质疏松。

⑥ 植物红细胞凝集素　植物红细胞凝集素是一种能凝集人和动物红细胞的蛋白质，可影响动物生长，加热即被破坏。

【食用功效】

（1）增强机体免疫功能　大豆含有丰富的蛋白质，含有多种人体必需的氨基酸，可以提高人体免疫力。

（2）防止血管硬化　黄豆中的卵磷脂可除掉附在血管壁上的胆固醇、防止血管硬化、预防心血管疾病、保护心脏。大豆中的卵磷脂还具有防止肝脏内积存过多脂肪的作用，从而有效地防治因肥胖而引起的脂肪肝。

（3）通便、降胆固醇　大豆中含有的可溶性纤维，既可通便，又能降低胆固醇含量。

（4）降糖、降脂　大豆中含有一种抑制胰酶的物质，对糖尿病有治疗作用。大豆所含的皂苷有明显的降血脂作用，同时，可抑制体重增加。

（5）美容、延缓衰老　大豆异黄酮是具有雌激素活性的植物性雌激素，能够减轻女性更年期综合征症状、延迟女性细胞衰老、使皮肤保持弹性、养颜、减少骨丢失、促进骨生成等。

（6）大豆是更年期妇女、糖尿病和心血管病患者的理想食品；脑力工作者和减肥者也很适合。

（7）生大豆含有不利健康的抗胰蛋白酶和凝血酶，所以大豆不宜生食，夹生黄豆也不宜吃，不宜干炒食用；食用时宜高温煮烂，不宜食用过多，以碍消化而致腹胀。

（8）患有严重肝病、肾病、痛风、消化性溃疡、低碘者应禁食。

（9）据美国专门机构研究发现，吃豆奶长大的孩子，成年后引发甲状腺和生殖系统疾病的风险系数增大，这可能与婴儿对大豆中的植物雌激素的反应与成人完全不同有关，所以不要让婴儿多喝豆奶。

【性味归经及主治】

大豆性平，味甘；归脾、大肠经；具有健脾宽中、润燥消水、清热解毒、益气的功效；主治疳积泻痢、腹胀羸瘦、妊娠中毒、疮痈肿毒、外伤出血等症。

（二）黑豆

【概述】

黑豆，又名黑大豆、乌豆、橹豆、冬豆子、零乌豆。黑豆有

"豆中之王"的美称，为豆科植物大豆的黑色种子，种皮黑色，里面黄色或绿色。

【营养价值】

（1）黑豆具有高蛋白、低热量的特性，蛋白质含量高达36％以上，其中优质蛋白比黄豆高出1/4左右，居各种豆类之首，因此也赢得了"豆中之王"的美誉。

（2）黑豆中不饱和脂肪酸含量高达80％，其中亚油酸含量就占了约55.08％。

（3）黑豆含有多种矿物质，如锌、铜、镁、钼、硒、磷等，而且含量都比较高。

（4）黑豆中富含多种维生素，尤其是维生素E在每百克黑豆中的含量高达17.36μg。

（5）黑豆还含有多种生物活性物质，如黑豆色素、黑豆多糖、皂苷和异黄酮等。

① 黑豆的异黄酮含量比黄豆还要多。

② 黑豆皂苷对遗传物质DNA损伤具有保护作用。在清除活性氧方面，皂苷同样有良好作用。

③ 黑豆多糖属于非还原性、非淀粉性多糖，具有显著的清除人体自由基的作用，尤其是对超氧阴离子自由基的清除作用非常强大。

④ 以黑豆皮为原料提制出的天然色素称为"黑豆红色素"，简称"黑豆红"。黑豆红色素可以降低脂质过氧化反应终产物丙二醛（MDA）含量，同时提高超氧化物歧化酶（SOD）、过氧化氢酶（CAT）和谷胱甘肽过氧化物酶（GSH-Px）的含量，这就意味着黑豆红色素具有明显的抗氧化作用。

【食用功效】

① 黑豆含异黄酮、卵磷脂等，有降胆固醇、防治动脉粥样硬化、冠心病的作用。

② 黑豆富含维生素E等多种抗氧化成分，且黑豆皮含有花青素，这些物质均能清除体内自由基，抗氧化效果好，可以降低由于色素沉着引起的黄褐斑和老年斑，使皮肤衰老得到延缓，皱纹减少，达到养颜美容、保持青春的目的。

③ 黑豆是一种有效的补肾佳品。肾虚的人食用黑豆，可以起着补肾壮阴、缓解疲劳的作用。常吃黑豆还有很好的利水作用。

④ 带皮食用黑豆能够改善贫血症状。黑豆皮提取物的补血作用主要是通过作用于人体内的"铁调素"而达成。此外，黑豆中的多糖成分可以促进骨髓组织的生长，具有刺激造血功能的作用。

⑤ 黑豆含有丰富的粗纤维，能促进肠道蠕动，有利于消化，对胃胀、便秘有明显疗效。

⑥ 黑豆可以增厚子宫壁，有助于安胎，常吃有助于怀孕。

⑦ 黑豆还可以治疗白发和脱发，能让白发恢复成黑发。

⑧ 黑豆炒熟后，热性大，多食者易上火，故不宜多食。

【性味归经及主治】

黑豆性平，味甘；归脾、肾经；具有消肿下气、润肺燥热、活血利水、祛风除痹、补血安神、明目健脾、补肾益阴、解毒、乌发黑发以及延年益寿的功效；适用于脾虚水肿、脚气水肿、风痹痉挛、体虚、产后风痛、痈肿疮毒、小儿盗汗、小儿夜间遗尿、肾虚耳聋等症。

（三）青豆

【概述】

青豆，又名青大豆，是大豆中的一种，分为青皮青仁大豆和青皮黄仁大豆两种。

【营养价值】

① 青豆含有丰富的蛋白质和膳食纤维，还含有维生素 A、维生素 C、维生素 K 以及 B 族维生素。青豆还能提供钙、磷、钾、铁、锌等矿物质。

② 青豆蛋白质中含人体必需的多种氨基酸，尤其以赖氨酸含量高。

③ 青豆富含不饱和脂肪酸和大豆磷脂。

④ 青豆富含多种抗氧化成分，如儿茶素和表儿茶素两种类黄酮抗氧化剂，还有 α-胡萝卜素、β-胡萝卜素等抗氧化成分。

⑤ 青豆富含皂角苷、蛋白酶抑制剂、异黄酮等植物活性物质。

【食用功效】

① 青豆富含不饱和脂肪酸和大豆磷脂，有保持血管弹性、降低血液中的胆固醇、健脑和防止脂肪肝形成的作用。

② 青豆中富含多种抗氧化成分，能够有效去除体内的自由基，预防由自由基引起的疾病，延缓身体衰老，还有美容护肤、消炎的作用。

③ 青豆中富含皂角苷、蛋白酶抑制剂、异黄酮、钼、硒等抗癌成分，对前列腺癌、皮肤癌、肠癌、食管癌等几乎所有的癌症都有抑制作用。

④ 青豆可消除水肿，能够防治心脏病，对外伤也有很好的止血功效。

⑤ 青豆虽然好但是不宜吃多，因为豆类不好消化。

【性味归经及主治】

青豆味甘，性平；归脾、大肠经；具有健脾宽中、清热解毒、润燥、消水肿的功效；适用于疳积泻痢、妊娠中毒、疮痈肿毒、外伤出血、高血压病、冠心病、骨质疏松等病症。

二、 其他杂豆类

（一） 红豆

【概述】

红豆，又名赤豆、赤小豆、红小豆、红赤豆、小豆。一般做成豆沙或作糕点原料。

【营养价值】

① 红豆富含淀粉，因此又被人们称为"饭豆"。

② 红豆含有丰富的蛋白质，其氨基酸中赖氨酸含量较高。此外，红豆含有维生素 B_1、维生素 B_2、叶酸及多种矿物质，还含有丰富的膳食纤维。

③ 红豆含有较多的皂角苷。

【食用功效】

① 红豆含有较多的皂角苷、膳食纤维，具有良好的润肠通便、降血压、降血脂、调节血糖、解毒抗癌、预防结石、健美减肥的作用。

② 红豆可刺激肠道，且有良好的利尿作用，能解酒、解毒，对心脏病和肾病、水肿均有益。

③ 产妇、乳母多吃红小豆有催乳的功效，水肿、哺乳期妇女尤为适合。

④ 红豆有清心养神、健脾的功效，加入莲子、百合能治肺燥、干咳，提升内脏活力，增强体力。

⑤ 红豆利尿，故尿频的人应注意少吃。

⑥ 红豆沙是一道甜品，就是用红豆做成的，所以红豆沙具有红豆的功效，有提高免疫力、安神除烦、补充能量的作用。既可以解暑又可以养生，绝对是夏天的最佳选择。

【性味归经及主治】

红豆性平，味甘、酸；归心、小肠经；具有健脾利水、解毒消痈、消利湿热的功效；适用于水肿胀满、脚气水肿、黄疸尿赤、小便不利、风湿热痹、痈肿疮毒、解酒、通乳、肠痈腹痛等。

（二）绿豆

【概述】

绿豆，又名青小豆、植豆，是我国传统的豆类食物。其实绿豆还有一种颜色——黄色，这种品种很稀少，目前只在江西鄱阳看到，外表黄色，豆皮比绿色更薄，营养更佳。

【营养价值】

① 绿豆含有蛋白质、脂肪、碳水化合物，维生素 B_1、维生素 B_2、胡萝卜素、烟酸、叶酸、钙、磷、铁等。其所含的蛋白质主要为球蛋白类，属完全蛋白质，营养价值高。

② 绿豆含有香豆素、生物碱、黄酮类化合物、植物甾醇等植物活性物质。

【食用功效】

① 绿豆中所含蛋白质、磷脂等均有兴奋神经、增进食欲的

作用，可为机体许多重要脏器提供营养。

② 绿豆有显著降脂作用，能促进体内胆固醇在肝脏分解成胆酸，加速胆汁中胆盐分泌和降低小肠对胆固醇的吸收，可防治冠心病、心绞痛、动脉粥样硬化等。

③ 绿豆具有抗过敏作用，可辅助治疗荨麻疹等过敏反应。绿豆衣提取液还对葡萄球菌有抑制作用。

④ 绿豆含丰富的胰蛋白酶抑制剂，可以保护肝脏，减少蛋白分解，减少氮质血症，因而也具有保护肾脏的作用。

⑤ 绿豆是夏日解暑佳品，绿豆汤是人人皆知的解暑饮料。绿豆汤不仅能补充水分，而且还能及时补充无机盐，对维持水液电解质平衡有着重要意义。

⑥ 绿豆的另一个重要的药用价值就是解毒。经常在有毒环境下工作或接触有毒、有害物质的人群，应经常食用绿豆来帮助解毒。

⑦ 绿豆富含 SOD，还富含氨基酸、β-胡萝卜素、香豆素、生物碱、植物甾醇等营养成分，可以增强机体免疫功能，有很好的抗衰老和抗肿瘤作用。

⑧ 绿豆性凉，脾胃虚弱的人不宜多吃。服药，特别是服温补药时，不要吃绿豆食品，以免降低药效。未煮烂的绿豆腥味强烈，食后易恶心、呕吐。

【性味归经及主治】

绿豆性凉，味甘；归心、胃经；具有清热解毒、利尿、消暑除烦、止渴健胃的功效；适用于高血压病、水肿、红眼病、中毒急救、中暑、风疹等。

（三）蚕豆

【概述】

蚕豆，又称罗汉豆、胡豆、南豆、竖豆、佛豆。蚕豆可以分为老蚕豆和新蚕豆，所谓新蚕豆就是指刚收获绿绿的、吃起来软软的那种蚕豆，常作为蔬菜食用（详见“蔬菜鲜豆类”）；而老蚕豆则指蚕豆干豆，常加工成零食食用，一般以五香卤制或油炸为主。

【营养价值】

① 蚕豆含有大量蛋白质，在日常食用的豆类中仅次于大豆，并且氨基酸种类较为齐全，特别是赖氨酸含量丰富。

② 蚕豆含碳水化合物、粗纤维、磷脂、胆碱、维生素 C、维生素 B_1、维生素 B_2、烟酸和钙、铁、磷、钾等多种矿物质，尤其是磷和钾含量较高。

【食用功效】

① 蚕豆中含有能调节大脑和神经组织的重要成分钙、锌、锰、磷脂等，并含有丰富的胆碱，有增强记忆力的健脑作用。

② 蚕豆中的钙有利于骨骼对钙的吸收与钙化，能促进人体骨骼的生长发育。

③ 蚕豆中的蛋白质含量丰富，且不含胆固醇，可以提高食品营养价值，预防心血管疾病。

④ 蚕豆中的维生素 C 可以延缓动脉粥样硬化，蚕豆皮中的膳食纤维有降低胆固醇、促进肠蠕动的作用。蚕豆也是抗癌食品之一，对预防肠癌有作用。

⑤ 蚕豆有补血益气的作用，可以使精气更加凝固，适当地起到壮阳的作用，所以男性可以多食用一些蚕豆。

⑥ 蚕豆中含有有毒的 β-氰基丙氨酸和 L-3,4-二羟基苯丙氨酸。β-氰基丙氨酸是一种神经毒素，中毒后出现肌肉无力、腿脚麻痹等症状；L-3,4-二羟基苯丙氨酸是"蚕豆病"的致病因子，病症表现为急性溶血性贫血，患者多为儿童，食后 5~24h 发病。通常加热烹制可消除其毒性。

⑦ 有遗传性血红细胞缺陷症者，患有痔出血、消化不良、慢性结肠炎、尿毒症等的人要注意，不宜进食蚕豆。

⑧ 加工后的蚕豆，含有大量的盐分或油脂，不宜食用过多。

【性味归经及主治】

蚕豆性平，味甘；归脾、胃经；具有补中益气、涩精实肠、利湿消肿、止血解毒的功效；适用于慢性肾炎、肾炎水肿、脾胃气虚、食欲缺乏、大便稀薄、癌症等病症。

（四） 白扁豆

【概述】

白扁豆，别名藊豆、白藊豆、南扁豆。

【营养价值】

① 白扁豆含有丰富的矿物质和维生素，含量比大部分根茎菜和瓜菜都高。白扁豆蛋白质以及脂肪的含量也很丰富。白扁豆的蛋白质含量不仅丰富，而且较为平衡。

② 白扁豆与其他豆类相比，豆中的抗营养因子含量较低，消化吸收的性能较好。

【食用功效】

① 白扁豆可增强 T 淋巴细胞的活性，提高细胞的免疫功能，有抗菌、抗病毒的作用。

② 白扁豆对于呕吐、急性胃肠炎引起的肠道损伤，有一定的辅助治疗的作用。

③ 白扁豆利尿、通便，可防治肾结石、尿毒症。

④ 长期食用白扁豆，可以起到防癌、抗癌的作用。

⑤ 白扁豆可防止夏天中暑、吐泻等症。

⑥ 白扁豆含非特异性植物凝集素，有抗胰蛋白酶活性，属毒性成分，故白扁豆必须煮熟再吃。

【性味归经及主治】

白扁豆性微温，味甘；归脾、胃经；具有健脾化湿、利尿消肿、清肝明目、和中消暑等功效；适用于脾胃虚弱、食欲缺乏、大便溏泻、白带过多、暑湿吐泻、胸闷腹胀等症。

（五） 白芸豆

【概述】

白芸豆是芸豆的一种，原产自美洲，现在在我国的云贵高原和四川地区有着广泛的种植。白芸豆的颗粒肥大整齐、大小和蚕豆差不多、颜色洁白。

【营养价值】

① 白芸豆富含蛋白质、脂肪、胡萝卜素、多种微量元素及

维生素。白芸豆富含钾和镁，钠的含量很低。

② 白芸豆富含 α-淀粉酶抑制剂和膳食纤维，它能有效阻断高淀粉类食物中淀粉的分解，阻断大部分淀粉热量的摄取，降低脂肪合成。

③ 白芸豆粒含有细胞凝集素等多种球蛋白，以及皂苷、尿毒酶等成分。

【食用功效】

① 白芸豆可以有效地消除饥饿感，且餐后体重不增。特别适合糖尿病、高脂血症患者和减肥者食用。

② 白芸豆富钾低钠，尤其适合动脉粥样硬化和心脏病患者食用。

③ 芸豆粒含有细胞凝集素等多种球蛋白，不但可以凝聚人体的红细胞、激活淋巴细胞胚形转化，而且能激活肿瘤患者的淋巴细胞，产生淋巴毒素，有显著的消退肿瘤的功效。

④ 白芸豆含有的皂苷、尿毒酶，能提高人体自身的免疫能力，增强抗病能力，对肿瘤细胞的发展起到抑制作用。

⑤ 白芸豆可刺激骨髓的造血功能，增强患者的抗感染能力，诱导成骨细胞的增殖，促进骨折愈合。

⑥ 白芸豆有镇静作用，对于神经痛、跌打损伤等具有很好的治疗效果。

⑦ 白芸豆必须煮熟再吃，因为白芸豆中含有一种有毒蛋白。白芸豆不要一次吃得太多，以免胀气。

【性味归经及主治】

芸豆味甘，性平；归脾、胃、肾经；具有温中下气、利肠胃、止呃逆、益肾补元、镇静等功效；适用于食欲缺乏、便溏、水肿、虚寒呃逆、胃寒呕吐、跌打损伤、腰痛、神经痛等症。

（六）红芸豆

【概述】

红芸豆是芸豆的一种，山西特产，颗粒硕大、色泽鲜艳，兼有营养、药用价值。

【营养价值】

① 红芸豆富含蛋白质、脂肪、碳水化合物、粗纤维、钙、钾、铁及丰富的 B 族维生素。

② 红花芸豆中富含花色苷和皂苷等植物活性物质。

【食用功效】

① 红花芸豆因富含花色苷和皂苷，可降低关节局部炎性组织的含量，有明显的抗炎作用，对关节炎患者可起到消炎、缓解疼痛的功效。若长期坚持食用，则效果更好。

② 红芸豆有健脾壮肾、增强食欲的作用，常食可提高人体免疫力，适用于防治冠心病、动脉粥样硬化、高脂血症等。

③ 红芸豆是营养丰富的食品，不过其子粒中含有一种毒蛋白，必须在高温下才能被破坏，所以食用芸豆必须煮熟。

【性味归经及主治】

红芸豆性平，味甘；归脾、胃、肾经；具有温中下气、利肠胃、止呃逆、益肾补气的功效；适用于心脏病、动脉硬化、高脂血症、低钾血症和关节炎等病症。

三、 豆制品

常见的豆制品主要有豆浆、豆腐、腐竹等。早在两千多年前，中国人就会制作豆腐。豆腐的制作方法是将大豆加水浸泡，然后磨浆、过滤、加水煮沸，再加蛋白沉淀剂（盐卤或石膏）使蛋白质凝固沉淀，最后加压去水而成。豆腐还可进一步压制成豆腐干、豆腐皮。

黄豆加工成各种豆制品，可以破坏黄豆中绝大部分抗营养物质，还可以提高蛋白质的消化率。豆腐、豆浆等豆制品已成为风靡世界的健康食品。

（一） 豆浆

【概述】

豆浆是我国人民喜爱的一种食品，享有"植物奶"的美誉。将大豆用水泡胀后磨碎、过滤、煮沸而成。豆浆营养非常丰富，且易于消化吸收。

【营养价值】

① 大豆在制成豆浆的过程中，细胞壁被破坏，汁液大量流出，使豆浆中的蛋白质更容易被人体消化吸收。

② 豆浆中的矿物质含量非常丰富。豆浆还含有丰富的维生素，特别是维生素 E。

③ 豆浆内含甾固醇、豆甾醇、皂苷、植物雌激素异黄酮等植物活性物质。

【食用功效】

① 豆浆因其营养丰富且全面，对增强体质大有好处，所以是一种很好的代乳品。

② 经常饮用豆浆可以预防高脂血症、高血压病、脑卒中、动脉粥样硬化、血栓、脂肪肝等病症。

③ 豆浆含有大量纤维素，可促进排便，阻止脂类的吸收，且其热量极低，特别适用于肥胖及糖尿病患者食用。

④ 豆浆含铁丰富，特别适合缺铁性贫血患者食用。

⑤ 豆浆中所含的丰富卵磷脂，还能减少脑细胞死亡，提高脑功能。

⑥ 豆浆中的多种植物活性物质有很强的抑癌和治癌作用，特别对胃癌、肠癌、乳腺癌等有特效。

⑦ 豆浆富含硒、维生素 E、维生素 C 等抗氧化物质，可以延缓机体衰老，使人体的细胞"返老还童"，特别对脑细胞作用最大。因此，多饮豆浆可防治老年痴呆。

⑧ 生豆浆中含有毒成分，如果豆浆未煮熟时就食用，可引起食物中毒。豆浆加热至 80℃ 左右时，皂素受热膨胀，泡沫上浮，形成"假沸"现象，其实此时存在于豆浆中的皂素等有毒害成分并没有完全破坏。为了防止饮用生豆浆中毒，在煮豆浆时，出现"假沸"后还应继续加热至 100℃，然后再用小火煮 10min 左右。煮熟的豆浆没有泡沫，而且消失的泡沫也表明皂素等有毒成分受到破坏。

⑨ 在饮用豆浆时，尽量不要加入过多的糖分，以免热量摄入过多。

【性味归经及主治】

豆浆性平，味甘；归肺经；具有补虚、清火、化痰、通淋的功效；适用于营养不良、慢性支气管炎、虚劳咳嗽、心脑血管病、糖尿病、癌症等病症。

（二）豆腐

【概述】

豆腐是最常见的豆制品，又称水豆腐。主要的生产过程一是制浆，即将大豆制成豆浆；二是凝固成形，即豆浆在热与凝固剂的共同作用下凝固成含有大量水分的凝胶体，即豆腐。

豆腐有南、北豆腐之分。主要区别在点石膏（或点卤）的多少，南豆腐用石膏较少，因而质地细嫩，水分含量在90%左右；北豆腐用石膏较多，质地较南豆腐老，水分含量在85%～88%。

【营养价值】

① 大豆加工后，蛋白质消化率可明显提高。黄豆的蛋白质消化率为65.3%，而豆腐达92.7%。

② 豆腐及豆腐制品的蛋白质含量丰富，而且豆腐蛋白属完全蛋白，不仅含有人体必需的8种氨基酸，而且比例也接近人体需要，营养价值较高，素有"植物肉"之美称。

③ 豆腐含有铁、钙、磷、镁等人体必需的多种矿物质，两小块豆腐，即可满足一个人一天钙的需要量。豆腐还含有糖类、植物油等，但豆腐不含胆固醇。

④ 豆腐内含甾固醇、豆甾醇、皂苷、植物雌激素异黄酮等植物活性物质。

【食用功效】

① 经常食用豆腐可以改善机体蛋白质营养状况，促进机体代谢，增加免疫力。

② 豆腐能保护血管内皮细胞不被氧化破坏，常食可减轻血管系统的破坏，可以预防高脂血症、高血压病、脑卒中、动脉粥样硬化等病症。

③ 豆腐的含糖量很低，非常适合糖尿病患者及肥胖的人食用。对女性来讲，多吃豆腐，还有美容养颜的功效。

④ 豆腐内含植物雌激素，可预防骨质疏松、乳腺癌和前列

腺癌的发生，是更年期妇女的保护神。豆腐中的甾固醇、豆甾醇，均是抑癌的有效成分。

⑤ 豆腐含丰富的大豆卵磷脂，有益于神经、血管、大脑的发育生长。

⑥ 豆腐的不足之处是其所含的大豆蛋白中蛋氨酸的含量相对偏低，可以将其与谷类等混合食用，以发挥蛋白质互补作用，提高蛋白质利用率。

【性味归经及主治】

豆腐性凉，味甘、淡；归脾、肺、大肠经；具有益中气、和脾胃、健脾利湿、清肺的功效；适用于营养不良、消化能力差、糖尿病、癌症、高脂血症、高胆固醇、肥胖症、动脉粥样硬化等病症。

（三） 豆干

【概述】

豆干是豆腐干的简称，汉族传统豆制品之一，是豆腐的再加工制品。豆腐干在制作过程中会添加食盐、茴香、花椒、大料、干姜等调料，既香又鲜、久吃不厌，被誉为"素火腿"。

【营养价值】

① 豆腐干含有大量蛋白质、脂肪、碳水化合物，还含有钙、磷、铁等多种人体所需的矿物质。

② 豆腐干不仅含有丰富蛋白质，而且豆腐蛋白属完全蛋白，含有人体必需的 8 种氨基酸，且其比例也接近人体需要，营养价值较高。

③ 100g 豆腐干热量在 142kcal （约 592kJ），热量较低。

【食用功效】

① 豆腐干含有的卵磷脂可除掉附在血管壁上的胆固醇，防止血管硬化，预防心血管疾病，保护心脏。

② 豆腐干含有多种矿物质，可补充钙质，防止因缺钙引起的骨质疏松，促进骨骼发育，对小儿、老人的骨骼极为有利。

③ 豆腐干热量低，且营养丰富，常吃有利于增强体质，保

持苗条身材。

【性味归经及主治】

豆干性平，味甘；具有健胃、补肾的功效；适用于身体虚弱、营养不良、气血双亏、年老羸瘦、高脂血症、肥胖症、动脉粥样硬化等病症。

（四） 腐竹

【概述】

腐竹，又称腐皮，是很受欢迎的一种客家传统食品，也是华人地区常见的食物原料。腐竹是将豆浆加热煮沸后，经过一段时间保温，表面形成一层薄膜，挑出后下垂成枝条状，再经干燥而成。因其形类似竹枝状，故称为腐竹。

【营养价值】

① 腐竹是由大豆蛋白膜和脂肪组合成的一定结构的产物，色泽黄白，油光透亮。

② 腐竹含有丰富的蛋白质及多种营养成分，每 100g 豆浆、豆腐、腐竹的蛋白质含量分别为 1.8g、8.1g、44.6g，而水分含量则是 96.4g、82.8g、7.9g。

【食用功效】

① 腐竹具有良好的健脑作用，它能预防老年痴呆的发生。因为，腐竹中谷氨酸含量很高，为其他豆类或动物性食物的 2～5 倍，而谷氨酸在大脑活动中起着重要作用。

② 腐竹中所含有的磷脂、皂苷能降低血液中胆固醇含量，有防治高脂血症、动脉粥样硬化的作用。

③ 患有肾炎、肾功能不全、糖尿病、酮症酸中毒、痛风患者是不适宜食用腐竹的。

④ 腐竹是干的，在食用之前一定要在温水里面泡开才可以。

【性味归经及主治】

腐竹性平，味甘；归胃、肺经；具有清热润肺、止咳消痰的功效；适用于脾胃虚寒、营养不良、高脂血症、动脉粥样硬化、便秘、腹泻等病症。

（五）腐乳

【概述】

腐乳，又称豆腐乳，是中国流传数千年的汉族传统民间美食。腐乳通常分为白方、红方、青方三大类。其中，臭豆腐属"青方"；"大块""红辣""玫瑰"等属"红方"；"甜辣""桂花""五香"等属"白方"。

【营养价值】

① 腐乳和豆豉以及其他豆制品一样，它的原料——豆腐干本来就是营养价值很高的豆制品，蛋白质含量达 $15\% \sim 20\%$，与肉类相当，同时含有丰富的钙质。腐乳接种的霉菌，对人没有任何危害，它们的作用只不过是分解白坯中的蛋白质，产生低聚肽类、氨基酸和一些 B 族维生素而已。

② 发酵使腐乳中蛋白质的消化吸收率更高，维生素含量更丰富。营养成分最显著的变化是合成了大量维生素 B_{12}。

③ 在发酵过程中，因为微生物分解了豆类中的植酸，使大豆中原本吸收率很低的铁、锌等矿物质更容易被人体吸收。

④ 腐乳中富含植物性乳酸菌，对调节肠道及健胃都有好处。

【食用功效】

① 经过发酵后，腐乳的蛋白质分解为各种氨基酸，有增进食欲、促进消化的功效。

② 腐乳在制作过程中经过了发酵，从而生成大量的低聚肽类，具有抗衰老、防癌症、降血脂、调节胰岛素等多种生理功能。

③ 腐乳中盐含量超标，不符合每人每天摄盐量不超过 6g 的标准，每天食用最好别超过一块。

④ 腐乳的蛋白质分解过程中，如被其他有害霉菌污染，则易产生胺类，进而可在体内合成亚硝胺，该物质有较强的致癌作用。因此尽量少吃发酵不纯正的腐乳，建议大家多吃新鲜的蔬菜和水果，它们含有的维生素 C 可阻断亚硝胺的生成。

【性味归经及主治】

腐乳性平，味甘；归胃、大肠经；具有活血化瘀、健脾消食等功效；适用于病后纳食不香、小儿食积、疳积腹胀、大便溏薄等症。

（六）豆豉

【概述】

豆豉，别名大苦、香豉，是中国特色发酵豆制品调味。豆豉的种类较多，按加工原料分为黑豆豉和黄豆豉，按口味可分为咸豆豉和淡豆豉。

据记载，豆豉的生产，最早是由江西泰和县流传开来的，后经不断发展和提高，传到海外。日本人曾经称豆豉为"纳豉"，后来专指日本发明的糖纳豆。东南亚各国也普遍食用豆豉，欧美则不太流行。

【营养价值】

① 豆豉含有丰富的蛋白质、脂肪和碳水化合物，且含有人体所需的多种氨基酸，还含有多种矿物质和维生素等营养物质。

② 豆豉中含有很高的尿激酶。

【食用功效】

① 豆豉以其特有的香气，使人增加食欲，促进吸收。

② 豆豉中含有很高的尿激酶，具有溶解血栓的作用。日本纳豆也具有相同的功效。

③ 豆豉可以改善胃肠道菌群。常吃豆豉还有帮助消化、增强脑力、降低血压、消除疲劳的作用。

④ 豆豉还可以解药毒、食毒。所以，豆豉不仅能调味，而且可以入药。

【性味归经及主治】

豆豉性平，味咸；归胃经；具有疏风解表、清热除湿、祛烦宣郁、解毒的功效；适用于风寒感冒、怕冷发热、寒热头痛、鼻塞喷嚏、腹痛吐泻、膈满闷、心中烦躁等症。

干豆类及豆制品食物成分表见表1-2。

表1-2 干豆类及豆制品食物成分表

食物名称	食部/g	水分/g	能量/kcal	能量/kJ	蛋白质/g	脂肪/g	碳水化合物/g	不溶性纤维/g	总维生素A/μgRE	胡萝卜素/μg	维生素B₁/mg	维生素B₂/mg	烟酸/mg	维生素C/mg	总维生素E/mg	钙/mg	铁/mg	锌/mg	硒/μg
黄豆	100	10.2	390	1631	35.0	16.0	34.2	15.5	37	220	0.41	0.20	2.1	—	18.9	191	8.2	3.34	6.16
黑豆	100	9.9	401	1678	36.0	15.9	33.6	10.2	5	30	0.20	0.33	2.0	—	17.36	224	7.0	4.18	6.79
青豆	100	9.5	398	1667	34.5	16.0	35.4	12.6	132	790	0.41	0.18	3.0	—	10.09	200	8.4	3.18	5.62
红豆	100	12.6	324	1357	20.2	0.6	63.4	7.7	13	80	0.16	0.11	2.0	—	14.36	74	7.4	2.20	3.80
绿豆	100	12.3	329	1376	21.6	0.8	62.0	6.4	22	130	0.25	0.11	2.0	—	10.95	81	6.5	2.12	4.28
蚕豆（带皮）	93	11.5	326	1364	24.6	1.1	59.9	10.9	8	50	0.13	0.23	2.2	—	4.90	49	2.9	4.76	4.29
白扁豆	100	19.4	283	1185	19.0	1.3	55.6	13.4	—	—	0.33	0.11	1.2	—	0.89	68	4.0	1.93	1.17
白芸豆	100	14.4	315	1320	23.4	1.4	57.2	9.8	—	—	0.18	0.26	2.4	—	6.16	—	—	—	—
红芸豆	100	11.1	331	1384	21.4	1.3	62.5	8.3	30	180	0.18	0.09	2.0	—	7.74	176	5.4	2.07	4.61
豆浆	100	96.4	16	66	1.8	0.7	1.1	1.1	15	90	0.02	0.02	0.1	—	0.80	10	0.5	0.24	0.14
豆腐	100	82.8	82	342	8.1	3.7	4.2	0.4	—	—	0.04	0.03	0.2	—	2.71	164	1.9	1.11	2.30
豆干	100	65.2	142	592	16.2	3.6	11.5	0.8	—	—	0.03	0.07	0.3	—	—	308	4.9	1.76	0.02
腐竹	100	7.9	461	1928	44.6	21.7	22.3	1.0	—	—	0.13	0.07	0.8	—	27.84	77	16.5	3.69	6.65
红腐乳	100	61.2	153	638	12.0	8.1	8.2	0.6	15	90	0.02	0.21	0.5	—	7.24	87	11.5	1.67	6.73
臭豆腐	100	66.4	132	550	11.6	7.9	3.9	0.8	20	120	0.02	0.09	0.6	—	9.18	75	6.9	0.96	0.48
豆豉	100	22.7	270	1131	24.1	3.0	39.7	5.9	—	—	0.02	0.09	0.6	—	40.69	29	3.7	2.37	4.55

注：营养成分以每百克食部计。

第三节　蔬菜类及其制品

　　蔬菜一般可分为鲜豆类、根茎类、叶菜类、瓜茄类四大类。鲜豆类蔬菜主要有毛豆、扁豆等；根茎类蔬菜主要有胡萝卜、白萝卜、莲藕、大蒜、竹笋等；叶菜类蔬菜，特别是深绿色蔬菜，如菠菜、韭菜、芹菜等，营养价值较高瓜茄类蔬菜主要有南瓜、苦瓜、黄瓜、番茄、茄子、辣椒等；蔬菜的矿物质含量丰富，如钙、磷、铁、钾、钠、镁、铜等，对维持机体酸碱平衡起重要作用。但由于蔬菜中含有大量的草酸，其矿物质的吸收率并不高。新鲜蔬菜富含维生素 C、胡萝卜素、维生素 B_2 和叶酸等水溶性维生素。

　　由于蔬菜的品种十分繁多，故仅将其中比较有代表性的几种分类加以介绍。

一、鲜豆类及其制品

（一）豇豆（豆角）

【概述】

　　豇豆，又叫作豆角，是夏天盛产的蔬菜。常见有白豆角、青豆角、紫豆角。

【营养价值】

　　① 豇豆含有易于消化吸收的蛋白质、适量的碳水化合物。

　　② 豇豆含有粗纤维、胡萝卜素、维生素 B_1、维生素 B_2 和磷、铁、硒等矿物质。鲜嫩豆荚中还含有丰富的维生素 C。

【食用功效】

　　① 豇豆有维持正常的消化腺分泌和胃肠道蠕动的功能，抑制胆碱酶活性，可帮助消化、增进食欲。此外，多吃豇豆还能辅助治疗呕吐、打嗝等不适。

　　② 豇豆的磷脂有促进胰岛素分泌、参加糖代谢的作用，是糖尿病患者的理想食品。

③ 豇豆能提高机体免疫能力，起到延缓衰老的作用。

④ 豆角有健脾、和胃的作用，还能够补益肾脏，提高人的睡眠质量。

【性味归经及主治】

豇豆性平，味甘、咸；归脾、胃经；具有理中益气、健胃补肾、调颜养身、生精髓、止消渴吐逆泄痢、排毒的功效；适用于呕吐、痢疾、尿频、遗精、带下、腹泻、脾胃气虚、肾虚、糖尿病等病症。

（二）毛豆

【概述】

毛豆就是新鲜连荚的黄豆。因为它的豆荚上有毛，所以叫毛豆，晒干之后又称大豆。毛豆是大豆作物中专门作蔬菜用的大豆。

【营养价值】

① 毛豆的蛋白质不但含量高，且品质优，可以与肉、蛋中的蛋白质相媲美，易于被人体吸收利用。

② 毛豆的脂肪含量明显高于其他种类的蔬菜，多以不饱和脂肪酸为主，如人体必需的亚油酸和亚麻酸。

③ 毛豆还含有丰富的矿物质、维生素及膳食纤维。此外，毛豆中还含有黄酮类化合物，特别是大豆异黄酮，被称为"天然植物雌激素"，在人体内具有雌激素作用。

【食用功效】

① 毛豆可以改善脂肪代谢，降低人体中甘油三酯和胆固醇含量，还能清除血管壁的脂肪，对肥胖、高脂血症、动脉粥样硬化、冠心病等有预防和辅助治疗的作用。

② 毛豆中含天然植物雌激素，可以改善妇女更年期的不适，防治骨质疏松。

③ 毛豆富含卵磷脂。卵磷脂是大脑发育不可缺少的营养物质之一，可以改善大脑的记忆力和智力水平。

④ 毛豆中含有丰富的膳食纤维，可以改善便秘，防治肠道疾病。

⑤ 毛豆中的钾含量很高，夏天食用可以帮助弥补因出汗过多而导致的钾流失，因而缓解由于钾的流失而引起的疲乏无力和食欲下降。

⑥ 毛豆中的铁易于吸收，可以作为儿童补充铁的食物之一。

⑦ 毛豆还有养颜润肤的作用，特别适合女性经常食用。

【性味归经及主治】

毛豆性平，味甘，无毒；归脾、大肠经；具有健脾宽中、清热解毒、润燥、益气、止痛、消水肿的功效；适用于胃热、瘀血、疳积泻痢、疮痈肿毒、高血压病、冠心病、骨质疏松等病症。

（三）四季豆

【概述】

四季豆，又叫芸豆、芸扁豆等。在浙江衢州叫作清明豆，北方多叫眉豆，在四川等一些华中地区叫作四季豆，是餐桌上的常见蔬菜之一。

【营养价值】

① 种实较饱满的四季豆含有较多的蛋白质，尤其是氨基酸中的赖氨酸含量丰富。

② 四季豆富含糖类、胡萝卜素、维生素 B_1、维生素 B_2、维生素 C、钙、磷、铁等营养物质。

③ 四季豆含有皂苷、尿毒酶和多种球蛋白，是一种高钾低钠食品。

【食用功效】

① 四季豆是一种难得的高钾、高镁、低钠食品，尤其适合心脏病、动脉粥样硬化、高脂血症、低钾血症和忌盐患者食用。

② 四季豆富含可溶性纤维、胡萝卜素和维生素 C，可防止胆固醇在血管的沉积，预防心脑血管疾病。

③ 四季豆可使血糖生成指数降低，能预防血糖出现较大的变动，适合糖尿病患者食用。

④ 四季豆中有皂素、多种球蛋白酶等，能促进新陈代谢，提高免疫力，起到抑制肿瘤生长的作用。

⑤ 四季豆在消化吸收过程中会产生过多的气体，造成肚胀，故消化功能不良、有慢性消化道疾病的人应尽量少食。

⑥ 四季豆必须煮熟吃，否则就会引起中毒，影响身体健康。

【性味归经及主治】

四季豆性平，味甘、淡；归脾、胃经；具有调和脏腑、益气健脾、消暑化湿、利水消肿的功效；适用于水肿、食少便溏、便秘、妇女带下过多、暑湿伤中、吐泻、转筋等症。

（四）蚕豆

【概述】

蚕豆，又称罗汉豆、胡豆、兰花豆、南豆、竖豆、佛豆。蚕豆是豆类蔬菜中重要的食用豆之一，可以炒菜、凉拌。

【营养价值】

① 蚕豆含有大量蛋白质，在日常食用的豆类中仅次于大豆，并且氨基酸种类较为齐全，特别是赖氨酸含量丰富。

② 蚕豆含碳水化合物、粗纤维、磷脂、胆碱、维生素 C、维生素 B_1、维生素 B_2、烟酸和钙、铁、磷、钾等多种矿物质，尤其是磷和钾含量较高。

【食用功效】

① 蚕豆中含有能调节大脑和神经组织的重要成分钙、锌、锰、磷脂等，并含有丰富的胆碱，有增强记忆力的健脑作用。

② 蚕豆中的钙有利于骨骼对钙的吸收与钙化，能促进人体骨骼的生长发育。

③ 蚕豆中的蛋白质含量丰富，且不含胆固醇，可以提高食品营养价值，预防心血管疾病。

④ 蚕豆中的维生素 C 可以延缓动脉粥样硬化，蚕豆皮中的膳食纤维有降低胆固醇、促进肠蠕动的作用。蚕豆也是抗癌食品之一，对预防肠癌有作用。

⑤ 蚕豆有补血益气的作用，可以使精气更加凝固，适当地起到壮阳的作用，所以男性可以多食用一些蚕豆。

⑥ 蚕豆中含有有毒的 β-氰基丙氨酸和 L-3,4-二羟基苯丙氨

酸。β-氰基丙氨酸是一种神经毒素，中毒后出现肌肉无力、腿脚麻痹等症状；L-3,4-二羟基苯丙氨酸是"蚕豆病"的致病因子，病症表现为急性溶血性贫血，患者多为儿童，食后5～24h发病。通常加热烹制可消除其毒性。

⑦ 有遗传性血红细胞缺陷症者，患有痔出血、消化不良、慢性结肠炎、尿毒症等的人要注意，不宜进食蚕豆。

【性味归经及主治】

蚕豆性平，味甘、微辛；归脾、胃经；具有补中益气、利湿消肿，止血解毒的功效；适用于脾胃不健、水肿、大便稀薄、癌症等病症。

（五）扁豆

【概述】

扁豆，通用名稨豆，别名火镰扁豆、藤豆、沿篱豆、鹊豆、查豆、月亮菜，是在我们的餐桌上出现比较多的蔬菜。

【营养价值】

① 扁豆含有蛋白质、糖类、钙、磷、铁及食物纤维、胡萝卜素、维生素 B_1、维生素 B_2、维生素 C 和泛酸、氰苷、酪氨酸酶等。

② 扁豆中含有细胞凝集素，这是一种蛋白质类物质，有显著的消退肿瘤的作用。

【食用功效】

① 扁豆最明显的优势就是可以对抗癌细胞，增强机体的免疫力，对肿瘤患者有一定的辅助食疗功效。

② 扁豆含有毒蛋白、凝集素以及能引发溶血症的皂素。所以扁豆一定要煮熟以后才能食用，否则可能出现食物中毒现象。

【性味归经及主治】

扁豆性平，味甘；归脾、胃经；具有健脾、和中、益气、化湿、消暑的功效；适用于脾虚兼湿、食少便溏、湿浊下注、妇女带下过多、暑湿伤中、吐泻、转筋、水肿等症。

（六） 荷兰豆

【概述】

荷兰豆，是蝶形花科豌豆属，以食用嫩荚为主，原产地是地中海沿岸及亚洲西部。荷兰豆嫩荚质脆清香，营养价值很高。

【营养价值】

① 荷兰豆富含胡萝卜素、维生素 C、维生素 B_1、钾、钠、磷、钙等，并且含有比大豆蛋白还容易消化的蛋白质，热量比其他豆类相对较低。

② 荷兰豆还含有特有的植物凝集素、止杈酸及赤霉素 A_{20} 等，这些物质对增强人体新陈代谢功能有重要作用。

【食用功效】

① 荷兰豆的蛋白质能修补肌肤、调节生理状态、促进乳汁分泌、降低血液中的胆固醇，对心血管的健康很有帮助。

② 荷兰豆能够延缓老化，尤其更年期的妇女食用，效果更加明显，还能帮助缓和更年期综合征。

③ 荷兰豆蛋白容易消化吸收，热量又较低，特别适合糖尿病患者和肥胖患者。

④ 荷兰豆可以促进胃肠蠕动，防止便秘，起到清肠利尿的作用。

⑤ 荷兰豆必须完全煮熟后才可以食用，否则可能发生中毒。

【性味归经及主治】

荷兰豆性平，味甘；归脾、胃经；具有和中下气、生津止渴、利小便、解疮毒等功效；适用于脾胃虚弱、便秘、小腹胀满、呕吐泻痢、产后乳汁不下、烦热口渴等症。

（七） 豌豆

【概述】

豌豆，又称为青豆、小寒豆、淮豆、麻豆、青小豆、留豆等。豌豆可作蔬菜炒食，也常被用来作为配菜，以增加菜肴的色彩，促进食欲。

【营养价值】

①豌豆含有优质蛋白质，且豌豆蛋白质富含大量的赖氨酸，这是很多粮食中所没有的。

②豌豆含蛋白质、糖类、胡萝卜素、纤维素、维生素 C、钙、钾、磷等多种营养物质。

③豌豆中还含有赤霉素和植物凝集素等植物活性物质。

【食用功效】

①豌豆可以提高机体的抗病能力和康复能力。经常吃豌豆，可以补充赖氨酸，促进骨骼发育。

②豌豆可防止人体致癌物质的合成，从而减少癌细胞的形成，降低人体癌症的发病率。

③豌豆中富含粗纤维，能促进大肠蠕动，保持大便通畅，防治肠道疾病。

④经常吃豌豆有利于控制血糖，对于糖尿病患者有很好的改善作用。

⑤豌豆有美容护肤的作用，可以消除黑斑，润泽肌肤。

【性味归经及主治】

豌豆性平，味甘；归脾、胃经；具有益中气、止泻痢、调营卫、利小便、消痈肿的功效；适用于糖尿病、腹胀、脾胃不适、呃逆呕吐、下肢水肿、脚气、产妇缺乳、痈肿、口渴泄痢等病症。

（八）刀豆

【概述】

刀豆，豆荚的形状很像刀，因此取名刀豆。

【营养价值】

①刀豆含蛋白质、糖类、纤维素、维生素 C、维生素 B_1、钾、磷等多种营养物质。

②刀豆含有刀豆赤霉素、尿毒酶、血细胞凝集素、刀豆氨酸等植物活性物质。

【食用功效】

①刀豆对人体镇静有很好的作用，可以增强大脑皮质的抑

制过程，使人神志清晰、精力充沛。

② 刀豆所含成分具有维持人体正常代谢、促进人体内多种酶活性的作用，从而增强抗体免疫力，提高人体抗病能力。

③ 刀豆所含刀豆赤霉素和刀豆血细胞凝集素能刺激淋巴细胞转变成淋巴母细胞，具有抗肿瘤作用，还可使部分肿瘤细胞重新恢复到正常细胞的生长状态。

【性味归经及主治】

刀豆性平，味甘；归胃、肾经；具有温中下气、止呃逆、益肾的功效；适用于病后及虚寒性呃逆、呕吐、腹胀以及肾虚所致的腰痛等。

（九） 黄豆芽

【概述】

黄豆芽，即黄豆的芽，为豆科植物黄豆的种子经浸泡后发出的嫩芽。

【营养价值】

① 黄豆芽所含的热量极低，而水分和膳食纤维含量较高。

② 黄豆芽中除维生素 C 大量增加外，B 族维生素也成倍增加。

③ 豆类发芽时在种子内部贮存的部分淀粉和蛋白质在酶的作用下分解，转化成的糖类和氨基酸，使豆类中的淀粉和蛋白质的利用率大大提高。

④ 黄豆芽中有一种硝基磷酸酶，可以减少癫痫的发作。

⑤ 豆芽中还含有一种干扰素诱生剂，能诱生干扰素，增加机体抗病毒、抗癌肿的能力。

【食用功效】

① 黄豆生芽后天冬氨酸急剧增加，天冬氨酸能减少体内乳酸堆积，起到消除疲劳的作用。

② 黄豆芽中含有一种叫硝基磷酸酶的物质，这种物质能有效地抗癫痫和减少癫痫发作。

③ 黄豆芽既安全又有减肥作用。

④ 经常食用对由于维生素 B_2 缺乏引起的舌疮口炎、维生素 C 缺乏引起的坏血病等都有辅助治疗作用。

⑤ 黄豆芽富含维生素 C、维生素 E，常吃黄豆芽能营养毛发，使头发保持乌黑光亮，对面部雀斑有较好的淡化效果，是美容食品。

⑥ 黄豆芽对青少年生长发育、预防贫血等大有好处。

⑦ 黄豆在发芽过程中，使人胀气的物质被分解，使营养素更容易被人体吸收。

⑧ 黄豆芽可清除血管壁中胆固醇和脂肪的堆积，可降低胆固醇，防止动脉粥样硬化。

⑨ 黄豆芽还有抗癌作用。

【性味归经及主治】

黄豆芽性凉，味甘；归脾、大肠经；具有清热利湿、消肿除痹、祛黑痣、治疣赘、润肌肤的功效；适用于癌症、癫痫、肥胖症、贫血、牙龈出血、脾胃湿热、大便秘结、寻常疣、高脂血症等病症。

（十） 绿豆芽

【概述】

绿豆芽，即绿豆的芽，为豆科植物绿豆的种子经浸泡后发出的嫩芽。

【营养价值】

① 绿豆在发芽过程中，维生素 C 会增加很多。

② 绿豆芽中部分蛋白质也会分解为各种人体所需的氨基酸，可达到绿豆原含量的 7 倍。

【食用功效】

① 绿豆芽富含维生素 C、维生素 B_2，可以预防坏血病、口腔溃疡的发生。

② 绿豆芽富含纤维素，是便秘患者的健康蔬菜，有预防消化道肿瘤（食管癌、胃癌、直肠癌）的功效。

③ 绿豆芽可清除血管壁中的胆固醇和堆积的脂肪，可防治心血管疾病。

④ 常吃绿豆芽，可以起到清肠胃、解热毒、减肥的作用。

⑤ 炒豆芽时应热锅快炒，使维生素 C 少受破坏。

【性味归经及主治】

绿豆芽性凉，味甘；归心、胃经；具有清热解毒、消肿、利湿热的功效；适用于暑热烦渴、酒毒、小便不利、目翳、口腔溃疡、消化道肿瘤、肥胖症等病症。

（十一） 豌豆苗

【概述】

豌豆苗，为豆科植物豌豆的嫩苗，是苗类蔬菜的一种，又被称为"豌豆尖""龙须菜""龙须苗"。其味清香、质柔嫩、滑润适口，色、香、味俱佳。

【营养价值】

① 豌豆苗的供食部位是嫩梢和嫩叶，含有多种人体必需的氨基酸。

② 豌豆苗含丰富的钙质、B 族维生素、维生素 C、胡萝卜素和维生素 B_2 等营养物质。

③ 豌豆还含止权酸、赤霉素和植物凝集素等植物活性物质。

【食用功效】

① 在豌豆荚和豆苗的嫩叶中富含维生素 C 和能分解体内亚硝胺的酶，可以分解亚硝胺，具有抗癌、防癌的作用。

② 豌豆所含的止权酸、赤霉素和植物凝集素等物质，具有抗菌消炎、增强新陈代谢的功能。豆苗中含有较为丰富的膳食纤维，可以防止便秘，有清肠的作用。

③ 豌豆苗能治疗晒黑的肌肤，使肌肤清爽不油腻。

④ 豌豆苗性寒，孕妇不适合大量食用。

【性味归经及主治】

豌豆苗性寒，味甘；归脾、胃、大肠经；具有清热解毒、利尿止泻、消肿止痛、助消化的功效；适用于咽喉肿痛、腹泻、便秘、癌症等病症。

鲜豆类食物成分表见表 1-3。

表 1-3　鲜豆类食物成分表

食物名称	食部/g	水分/g	能量/kcal	能量/kJ	蛋白质/g	脂肪/g	碳水化合物/g	不溶性纤维/g	总维生素A/μgRE	胡萝卜素/μg	维生素B₁/mg	维生素B₂/mg	烟酸/mg	维生素C/mg	总维生素E/mg	钙/mg	铁/mg	锌/mg	硒/μg
豆角	96	90.0	34	144	2.5	0.2	6.7	2.1	33	200	0.05	0.07	0.9	18	2.24	29	1.5	0.54	2.16
毛豆	53	69.6	131	550	13.1	5.0	10.5	4.0	22	130	0.15	0.07	1.4	27	2.44	135	3.5	1.73	2.48
四季豆	96	91.3	31	131	2.0	0.4	5.7	1.5	35	210	0.04	0.07	0.4	6	1.24	42	1.5	0.23	0.43
蚕豆	31	70.2	111	463	8.8	0.4	19.5	3.1	52	310	0.37	0.10	1.5	16	0.83	16	3.5	1.37	2.02
扁豆	91	88.3	41	172	2.7	0.2	8.2	2.1	25	150	0.04	0.07	0.9	13	0.24	38	1.9	0.72	0.94
荷兰豆	88	91.9	30	123	2.5	0.3	4.9	1.4	80	480	0.09	0.04	0.7	16	0.30	51	0.9	0.50	0.42
豌豆（带荚）	42	70.2	111	465	7.4	0.3	21.2	3.0	37	220	0.43	0.09	2.3	14	1.21	21	1.7	1.29	1.74
刀豆	92	89.0	40	165	3.1	0.3	7.0	1.8	37	220	0.05	0.07	1.0	15	0.40	49	4.6	0.84	0.88
黄豆芽	100	88.8	47	198	4.5	1.6	4.5	1.5	5	30	0.04	0.07	0.6	8	0.80	21	0.9	0.54	0.96
绿豆芽	100	94.6	19	81	2.1	0.1	2.9	0.8	3	20	0.05	0.06	0.5	6	0.19	9	0.6	0.35	0.50
豌豆苗	86	89.6	38	158	4.0	0.8	4.6	1.9	445	2667	0.05	0.11	1.1	67	2.46	40	4.2	0.77	1.09

注：营养成分以每百克食部计。

二、 根茎类

（一）萝卜

【概述】

萝卜，十字花科萝卜属二年或一年生草本植物。萝卜种类繁多，生吃、熟吃均可。萝卜在中国民间素有"小人参"的美称。

【营养价值】

① 萝卜含有丰富的碳水化合物、B族维生素、维生素C、植物蛋白、叶酸及钾、镁、锌等多种矿物质。

② 萝卜含有淀粉酶，能分解食物中的淀粉、脂肪，使之得到充分的吸收。

③ 萝卜还含有芥子油、木质素、芥辣素等植物活性物质。

【食用功效】

① 萝卜含丰富的维生素C和微量元素锌，有助于增强机体的免疫功能，提高抗病能力，并能抑制癌细胞的生长。萝卜所含的木质素和辛辣味成分也有防癌的功效。

② 萝卜能促进胃肠蠕动，增加食欲，帮助消化，有助于体内废物的排出，有消食、降气之功效。常食萝卜还可使皮肤白净细腻，从而改善皮肤粗糙、粉刺等情况。

③ 常吃萝卜可降低血脂、软化血管、稳定血压，预防冠心病、动脉粥样硬化、胆石症等疾病。

④ 萝卜中含有一定的芥辣素等物质，对于冬天因感冒引起的嗓子痛、鼻塞、气管炎和咳嗽有一定疗效。

⑤ 萝卜可以醒酒，以生吃为好，也可以选择糖醋萝卜或者白萝卜生姜汁。白萝卜生姜汁不但能治疗醉酒，还能起到一定的温胃养胃效果。

⑥ 服用人参、西洋参时最好不要同时吃萝卜，以免降低药效。

【性味归经及主治】

萝卜性凉，味辛、甘；归肺、脾、胃经；具有消积滞、化痰热、下气、宽中、清热生津、解毒、利小便等功效；适用于饮食

不消、反胃呕吐、咽喉肿痛、小便不利、胆石症、腹泻、便秘、
鼻衄、咯血等病症。

（二） 胡萝卜

【概述】

胡萝卜，又称红萝卜或甘荀，为野胡萝卜的变种。胡萝卜是
一种质脆味美、营养丰富的家常蔬菜。

【营养价值】

① 胡萝卜含有大量的类胡萝卜素，特别是 β-胡萝卜素和 α-
胡萝卜素。α-胡萝卜素含量最高的食物是胡萝卜。南瓜、橙子、
柑橘中，α-胡萝卜素的含量也较高。

② 胡萝卜含有丰富的糖类、挥发油、膳食纤维、B 族维生
素、维生素 C、钙、铁等多种营养物质。

③ 胡萝卜还含有琥珀酸钾、槲皮素、花青素、山奈酚等植
物活性物质。

【食用功效】

① 胡萝卜中的 β-胡萝卜素在体内可转化为维生素 A，具有
促进机体生长发育、保持视力、增强免疫力和抗癌的作用，并可
减轻癌症患者的化疗反应，对多种脏器有保护作用。

② α-胡萝卜素具有抑制肿瘤细胞的功效是 β-胡萝卜素的 10
倍之多，而且血液中 α-胡萝卜素的浓度越高，患心脏病的危险
就越低。吃较多胡萝卜的人群，比吃较少胡萝卜的人群，心脏病
例数几乎减少 50%。

③ 胡萝卜中含的槲皮素、山奈酚能增加冠状动脉血流量，
降低血脂，促进肾上腺素的合成，因而有降压强心的作用。胡萝
卜中含有琥珀酸钾盐，有助于防止血管硬化、降低胆固醇以及降
低血压。

④ 胡萝卜含有植物纤维，吸水性强，在肠道中体积容易膨
胀，是肠道中的"充盈物质"，可加强肠道的蠕动，从而通便
防癌。

⑤ 类胡萝卜素具有很好的抗氧化作用，有明显的护肤抗皱
功效，可延缓衰老。

⑥ 由于 β-胡萝卜素、α-胡萝卜素是脂溶性物质，故胡萝卜应用油炒熟或和肉类一起炖煮后再食用，以利于其中类胡萝卜素的吸收。

【性味归经及主治】

胡萝卜性平，味甘；归肺、脾经；具有健脾消食、润肠通便、行气化滞、补肝明目、清热解毒、降气止咳等功效；适用于食欲缺乏、腹胀、腹泻、咳喘痰多、视物不明、小儿营养不良、麻疹、夜盲症、便秘、高血压病、肠胃不适、久痢、饱闷气胀等病症。

（三） 芥菜头

【概述】

芥菜头是一年生草本植物根用芥菜的根，是中国较为著名的蔬菜。芥菜头有椭圆、卵圆、倒卵圆、披针等形状，表皮通常为翠绿色，也有黄绿色或绿色。中国有极其丰富的根用芥菜的变种和品种。

【营养价值】

① 芥菜头含有丰富的膳食纤维、B 族维生素和钙、磷、铁等。

② 芥菜头含有一种硫代葡萄糖苷的物质，经水解后能产生挥发性芥子油。

【食用功效】

① 芥菜头含有丰富的纤维素，可促进肠道蠕动，促进粪便的排出，有一定的防癌作用，可用于防治结肠癌、乳腺癌、肝癌等。

② 芥菜头具有特殊的鲜香气味，能增进食欲，帮助消化；此外，芥菜头含有的硫代葡萄糖苷经水解可产生挥发性芥子油，具有促进肠胃消化吸收的作用。

③ 芥菜头能利尿除温，促进机体水、电解质平衡，可用于防治小便涩痛、淋沥不尽之症。

【性味归经及主治】

芥菜头性温，味辛；归肺、胃经；具有解毒消肿、下气消食、利尿除湿的功效；适用于乳痈、小儿头疮疖肿、秃疮、黄疸、腹胀、便秘、小便黄赤或不通、肝虚目暗等症。

（四） 茭笋（茭白）

【概述】

茭笋，又名高瓜、菰笋、菰手、茭白、高笋。世界上把茭白作为蔬菜栽培的，只有中国和越南。

【营养价值】

① 茭白含蛋白质、糖类、维生素 B_1、维生素 B_2、维生素 E、胡萝卜素和矿物质等。

② 嫩茭白的有机氮素以氨基酸状态存在，并能提供硫元素，味道鲜美，容易为人体所吸收。但由于茭白含有较多的草酸，其钙质不容易被人体所吸收。

【食用功效】

① 茭白有清湿热、解毒、催乳汁的作用。

② 茭白含豆甾醇，能清除体内活性氧，抑制酪氨酸酶活性，从而阻止黑色素生成，还能软化皮肤表面的角质层，使皮肤润滑细腻，肉质鲜嫩。

③ 茭笋有解酒醉的功用，而且对于黄疸型肝炎也有一定的辅助疗效。

【性味归经及主治】

茭笋性微寒，味甘；归脾、肺经；具有祛热、生津、止渴、利尿、除湿的功效；适用于暑湿腹痛、中焦痼热、烦渴、二便不利、酒毒、乳少等症。

（五） 竹笋

【概述】

竹笋，是竹的幼芽，也称为笋，一年四季皆有，但唯有春笋、冬笋味道最佳。竹笋是中国传统佳肴，味香质脆，食用和栽培历史极为悠久。

【营养价值】

① 竹笋含有丰富的蛋白质、氨基酸、糖类、钙、磷、铁、

胡萝卜素、烟酸等。

② 竹笋具有低脂肪、低糖、多纤维的特点。

【食用功效】

① 竹笋中的纤维可以吸附大量油脂，可以降低胃肠黏膜对脂肪的吸收，减少与高脂血症有关疾病的发病率。故竹笋尤其适合肥胖、高脂血症患者食用。

② 竹笋富含烟酸、纤维素等，能促进肠道蠕动、帮助消化、消除积食、防止便秘，故有一定的预防消化道肿瘤的功效。竹笋还含有多种可以防癌的多糖物质，对乳腺癌也有一定的预防作用。

③ 竹笋中植物蛋白、维生素及微量元素的含量均很高，有助于增强机体的免疫功能，提高防病抗病能力。

④ 竹笋中含有较多的草酸，会影响人体对钙的吸收，不适宜于儿童及有尿路结石者食用。有些人还可能对竹笋过敏。故食用竹笋前应先用开水焯过，以去除笋中的草酸。

【性味归经及主治】

竹笋性微寒，味甘；归胃、肺经；具有滋阴凉血、和中润肠、清热化痰、利尿通便的功效；适用于食欲缺乏、肥胖症、习惯性便秘、动脉粥样硬化、冠心病、癌症、水肿、腹水、小便不利、风热感冒、肺热咳嗽、黄痰、小儿麻疹等病症。

（六） 山药

【概述】

山药，又称薯蓣、土薯、山薯蓣、怀山药、淮山、白山药，是《中华本草》收载的草药，药用来源为薯蓣科植物山药干燥根茎。

【营养价值】

① 山药含碳水化合物、蛋白质、薯蓣皂苷及 B 族维生素、维生素 C 等。碳水化合物以淀粉为主。

② 山药还含有黏蛋白、淀粉酶、皂苷、游离氨基酸、多酚氧化酶等物质。

【食用功效】

① 山药含有皂苷、黏液质等，能有效阻止血脂在血管壁的沉淀，降低胆固醇和甘油三酯，对高血压和高脂血症等病症有改善作用。此外，山药还有降低血糖的作用。

② 山药可增强机体免疫能力，能使加速有机体衰老的酶活性显著降低，有延缓衰老、延年益寿的作用。

③ 山药中的黏多糖物质与矿物质相结合，可以形成骨质，使软骨具有一定弹性。

④ 山药含有淀粉酶、多酚氧化酶等物质，山药所含淀粉糖化酶，是萝卜中含量的 3 倍。故山药有利于脾胃消化吸收功能，临床上常用于治疗脾胃虚弱、食少体倦、泄泻等病症。

⑤ 山药所含的胆碱是与学习记忆有关的神经传递物质——乙酰胆碱的物质基础；研究发现山药具有镇静作用。

⑥ 山药还有很好的减肥健美功用，并有补肾益精的作用。但山药有收涩的作用，大便燥结者不宜食用。

【性味归经及主治】

山药性平，味甘；归脾、肺、肾经；具有健脾补肺、益胃补肾、固肾益精的功效；适用于脾胃虚弱、倦怠无力、食欲缺乏、久泄久痢、肺气虚燥、痰喘咳嗽、肾气亏耗、腰膝酸软、糖尿病、消渴尿频等病症。

（七）芋头

【概述】

芋头，又称芋、芋艿，通常食用的为小芋头。芋头口感细软，黏嫩爽口，营养丰富，既能做菜肴又能做各种各样的零食，酥脆又可口。

【营养价值】

芋头含有大量的淀粉和膳食纤维，还含蛋白质、钙、磷、铁、钾、镁、胡萝卜素、烟酸、维生素 C、B 族维生素、皂角苷等多种成分。

【食用功效】

① 芋头含有黏液蛋白，被人体吸收后能产生免疫球蛋白，

可提高机体的抵抗力，防治肿瘤。芋头可作为防治癌症的常用药膳主食，在癌症手术或术后放疗、化疗及其康复过程中，有辅助治疗的作用。

② 芋头所含的矿物质中，氟的含量较高，具有洁齿防龋、保护牙齿的作用。

③ 芋头为碱性食品，能中和体内积存的酸性物质，调整人体的酸碱平衡，有利于保持身体健康，防治心脑血管疾病等慢性病。

【性味归经及主治】

芋头性平，味甘、辛；归肠、胃经；具有益胃宽肠、通便、解毒、消肿止痛、散结、调节中气、化痰等功效；适用于少食乏力、肿块、痰核、痈毒、瘰疬、久痢、便秘等症。

（八） 红薯

【概述】

红薯，又称白薯、番薯、地瓜、山芋等，在植物学上的正式名称为甘薯。

【营养价值】

① 红薯味道甜美，富含淀粉，又易于消化，可供给大量热量，所以有的地区把它作为主食。特别是红薯含有丰富的赖氨酸，而大米、面粉恰恰缺乏赖氨酸。

② 红薯含有膳食纤维、胡萝卜素、维生素 B_1、维生素 B_2、维生素 C 以及钾、铁、硒、钙等矿物质，还含有独特的生物类黄酮成分。

【食用功效】

① 红薯是一种理想的减肥食品，因它富含纤维素和果胶，有较强的饱腹感，但它含的热量却比一般米饭低得多。

② 红薯富含纤维素，可增加粪便体积，促进肠胃蠕动，排出粪便中的有毒物质和致癌物质，保持大便畅通，改善消化道环境，防止胃肠道疾病的发生。

③ 红薯中含生物类黄酮成分，有类似雌性激素的作用，能有效抑制乳腺癌和结肠癌的发生。

④ 红薯对人体器官黏膜有特殊的保护作用，可抑制胆固醇

的沉积，保持血管弹性，对保护人体皮肤、延缓衰老有一定的作用。

⑤ 红薯属碱性食品，和很多水果、蔬菜一样，有利于人体的酸碱平衡，对防止亚健康和心脑血管病等"现代病"有益。

⑥ 过食红薯后会发生烧心、吐酸水、肚胀排气等现象，故一次不宜食用过多。红薯在胃中产酸，所以胃溃疡及胃酸过多的患者也不宜多用。

⑦ 红薯可以加工成粉条食用，但制作过程中往往会加入明矾，若过多食用会导致铝在体内蓄积，不利健康。

【性味归经及主治】

红薯性平，味甘；归脾、肾经；具有补中和血、益气生津、宽肠通便的功效；适用于脾虚水肿、疮疡肿毒、肠燥便秘等症。

（九） 紫薯

【概述】

紫薯，又叫黑薯、紫山芋，薯肉呈紫色至深紫色。

【营养价值】

① 紫薯除含淀粉、蛋白质和脂肪外，还含有丰富的维生素A、维生素 B_2、胡萝卜素、维生素 C 和硒、钙、磷、铁等矿物质，以及一定的纤维素。

② 紫薯还含有多糖、多酚类物质、黄酮类物质，并且还富含甲基花青素、绿原酸等植物活性物质。紫薯为花青素的主要原料之一。

【食用功效】

① 紫薯富含硒元素，有较强的抗氧化作用，而且紫薯富含花青素和绿原酸，有抑制诱癌物质的产生和减少基因突变的作用，所以紫薯有很好的防癌作用。

② 紫薯中的花青素还能够增强血管弹性，改善循环系统和增进皮肤的光滑度，抑制炎症和过敏，改善关节的柔韧性，有延缓衰老、美容护肤的作用，对高血压病、心血管疾病也有很好的

预防作用。

③ 紫薯富含纤维素，可增加粪便体积，促进肠胃蠕动，排出粪便中的有毒物质和致癌物质，保持大便畅通，改善消化道环境，防止胃肠道疾病的发生。

④ 紫薯是很好的低脂肪、低热量食品，同时又能有效地阻止糖类变为脂肪，有利于减肥、健美。

⑤ 紫薯还含有大量黏液蛋白，能够防止肝脏和肾脏结缔组织萎缩，提高机体免疫力，预防胶原病发生。

⑥ 紫薯可以被加工提取天然色素做食品添加剂或制成饮料。

【性味归经及主治】

紫薯性微温，味甘；归心、肝、脾、肾经；具有养颜、强筋骨、健脾胃、益气生津的功效；适用于脾虚水肿、疮疡肿毒、肠燥便秘、癌症等病症。

（十） 马铃薯

【概述】

马铃薯，又称地蛋、土豆 、洋山芋等，可作为蔬菜制作佳肴，亦可作为主粮。马铃薯是全球第四大重要的粮食作物，仅次于小麦、稻谷和玉米。

【营养价值】

① 马铃薯块茎含有大量的淀粉，还含有葡萄糖、果糖和蔗糖等。

② 马铃薯块茎含有 2% 左右的蛋白质，薯干中蛋白质含量为 4%～5%。而且马铃薯的蛋白质含有 18 种氨基酸，包括人体不能合成的各种必需氨基酸。

③ 马铃薯可提供大量的维生素 C，块茎中还含有胡萝卜素、维生素 B_1、维生素 B_2、泛酸、维生素 B_6、叶酸、磷、钾、锌等。

【食用功效】

① 马铃薯虽富含淀粉，但其含量仅是同等重量大米的 1/4 左右。马铃薯含有禾谷类粮食所没有的胡萝卜素和维生素 C 等营养物质，营养更全面。

② 马铃薯是高钾低钠食品，很适合水肿型肥胖者食用，而

且马铃薯中的淀粉是一种抗性淀粉，具有缩小脂肪细胞的作用。马铃薯还有降血压的作用。

③ 马铃薯富含膳食纤维，具有饱腹感，还具有一定的通便排毒作用。

④ 马铃薯中含有的抗菌成分有助预防胃溃疡，这些成分不仅有抗菌效果，同时不会造成抗药性。

⑤ 马铃薯含龙葵素，又称马铃薯毒素茄碱，只是其含量极低，不足以造成中毒。但是马铃薯发芽后，其幼芽和芽眼部分的龙葵素含量大量增加，如食用，可引起急性发芽马铃薯中毒。

【性味归经及主治】

马铃薯性平，味甘；归脾、胃、大肠经；具有补脾益气、缓急止痛、通利大便、和胃健中、解毒消肿的功效；适用于脾胃虚弱、消化不良、肠胃不和、脘腹作痛、大便不利等症。

（十一） 木薯

【概述】

木薯为世界三大薯类（木薯、甘薯、马铃薯）之一。木薯可分为甜、苦两个品种类型。木薯的主要用途是食用、饲用和工业上开发利用。在中国主要用作饲料和提取淀粉。

【营养价值】

① 在鲜薯中含淀粉 $25\% \sim 30\%$，在薯干中约含 80%。木薯最主要的用途是作粮食，在热带地区的发展中国家，木薯是最大的粮食作物。

② 木薯块根粗纤维含量少，脂肪含量低，钙、钾含量高而磷低，含有植酸和少量的维生素 C、维生素 B_1、维生素 B_2。

③ 木薯含有的有毒物质为亚麻仁苦苷，亚麻仁苦苷或亚麻仁苦苷酶经胃酸水解后产生游离的氢氰酸，从而使人体中毒。

【食用功效】

① 如果摄入生的或未煮熟的木薯或喝其汤，都有可能引起中毒。中毒症状轻者恶心、呕吐、腹泻、头晕，严重者呼吸困

难、心跳加快、瞳孔散大，以至昏迷，最后抽搐、休克，因呼吸衰竭而死亡。还可引起甲状腺肿、脂肪肝以及对视神经和运动神经的损害等慢性病变。

② 要防止木薯中毒，首先应该把木薯剥皮并切成片，然后再通过烘烤或煮等方法烹制，经过这样加工后的木薯是可以放心食用的。而经过加工的其他木薯制品，如木薯淀粉、木薯条或木薯粉都几乎不会对人体造成危害，因为加工过程中有毒物质已被去掉。

【性味归经及主治】

木薯性寒，味苦；归心经；具有消肿解毒的功效；适用于痈疽疮疡、瘀肿疼痛、跌打损伤、外伤肿痛、疥疮、顽癣等症。

（十二）姜

【概述】

生姜指姜属植物的块根茎，别名紫姜、生姜、鲜姜、老姜。

【营养价值】

① 生姜含蛋白质、膳食纤维、胡萝卜素、维生素 B_1、维生素 B_2、维生素 C、钾、镁、铁、锌、钼、磷、硒等。

② 生姜含有辛辣和芳香成分。辛辣成分为一种芳香性挥发油脂中的"姜油酮"。其中主要为姜油萜、水茴香、樟脑萜、姜酚、桉叶油精、淀粉、黏液等。

【食用功效】

① 生姜为芳香性辛辣健胃药，有温暖、兴奋、发汗、止呕、解毒等作用，适用于外感风寒、头痛、咳嗽、胃寒呕吐等。

② 生姜具有降温提神、增进食欲的作用。对一般暑热表现为头昏、心悸、胸闷恶心等的患者，适当喝点姜汤大有裨益。

③ 经常吃生姜还可以抗衰老，因为生姜中的姜辣素进入体内后，能产生一种抗氧化酶，它有很强的抗氧自由基的作用，比维生素 E 还要强得多。

④ 生姜有抗菌作用，生姜提取液具有显著抑制皮肤真菌和杀滴虫的功效，可治疗各种痈肿疮毒。另外，可用生姜水含漱治疗口臭和牙周炎。

⑤ 生姜不宜在夜间多食，民间俗语云：早上吃姜，胜过参汤；晚上吃姜，等于砒霜。

【性味归经及主治】

生姜性微温，味辛；归肺、脾、胃经；具有发汗解表、温肺止咳、温中止呕的功效；适用于风寒感冒、胃寒呕吐、寒痰咳嗽、腹痛腹泻等病症。

（十三） 荸荠

【概述】

荸荠，又名马蹄、水栗、芍、凫茈、乌芋、菩荠、地梨。荸荠皮色紫黑，肉质洁白，味甜多汁，清脆可口，既可作水果生吃，又可作蔬菜食用。

【营养价值】

① 荸荠中含有丰富的蛋白质、钙、铁、磷、胡萝卜素，以及各种维生素等。

② 荸荠中还有一种抗菌成分荸荠英，对金黄色葡萄球菌、大肠杆菌及铜绿假单胞菌均有一定的抑制作用。

【食用功效】

① 荸荠含有粗蛋白、淀粉，能促进大肠蠕动，临床上常用于治疗热邪引起的食积痞满和大便燥结等。

② 荸荠中发现一种叫"荸荠英"的物质，对多种细菌均有一定的抑制作用，对降低血压也有一定效果，这种物质还对癌肿有防治作用。

③ 近年研究发现荸荠含有一种抗病毒物质，可抑制流行性脑脊髓膜炎、流行性感冒病毒，能用于预防流行性脑脊髓膜炎及流行性感冒的传播。

④ 荸荠质嫩多津，可治疗热病津伤口渴之症，对糖尿病尿多者，有一定的辅助治疗作用。

⑤ 荸荠水煎汤汁能利尿排淋，对于小便淋沥涩痛者有一定治疗作用，可作为尿路感染患者的食疗佳品。

【性味归径及主治】

荸荠性寒，味甘；归肺、胃经；具有清热凉肝、生津止渴、补中益气等功效；适用于肺热咳嗽、舌赤少津、咽干喉痛、黄疸、痢疾、便秘、酒醉昏睡、糖尿病及痔出血等病症。

（十四） 百合

【概述】

百合，又名强蜀、番韭、山丹、摩罗、百合蒜、夜合花等，含有丰富的淀粉，可食用，亦可药用。

【营养价值】

① 百合含有丰富的淀粉、维生素C、生物素、膳食纤维以及硒、铜等微量元素。

② 百合中还含有多种特殊的营养成分，如秋水仙碱等生物碱。

【食用功效】

① 百合鲜品含黏液质，具有润燥清热作用，中医用之治疗肺燥或肺热咳嗽等病症。

② 百合能清心除烦、宁心安神，可用于热病后余热未消、神思恍惚、失眠多梦、心情抑郁、悲伤欲哭等病症。

③ 百合洁白娇艳，鲜品富含黏液质及维生素，对皮肤细胞新陈代谢有益，常食百合，有一定美容作用。

④ 百合含秋水仙碱等多种生物碱，对白细胞减少症有预防作用，能提高血细胞含量，对化疗及放射性治疗后细胞减少症有治疗作用。百合在体内还能促进和增强单核细胞系统和吞噬功能，提高机体的体液免疫能力，因此百合对多种癌症均有较好的防治效果。

【性味归经及主治】

百合性微寒，味甘、微苦；归心、肺经；具有养阴润肺、清心安神的功效；适用于阴虚久咳、痰中带血、余热未清、虚烦惊悸、失眠多梦、精神恍惚、痈肿、湿疮等病症。

（十五） 藕

【概述】

藕，又称莲藕，属莲科植物根茎，可餐食也可药用。

【营养价值】

① 莲藕中含有比较丰富的优质蛋白质，其氨基酸构成与人体需要接近，生物学价值高。

② 莲藕富含膳食纤维、钙、铁、磷、维生素 C、维生素 K、维生素 B_6，还含有鞣酸、多酚类化合物、过氧化物酶等。

③ 莲藕中还含有一定量的淀粉，故常制成藕粉食用。

【食用功效】

① 莲藕有收缩血管和止血的作用，对瘀血、吐血、衄血、尿血、便血者及产妇、血友病患者极为适合。

② 莲藕含铁量较高，特别适合缺铁性贫血患者食用。

③ 莲藕的含糖量不算很高，但含有较多的维生素 C 和膳食纤维，对于肝病、便秘、糖尿病等患者都十分有益。

④ 莲藕富含多酚类物质，可以提高免疫力，缓解衰老进程，预防癌症。

⑤ 莲藕中富含 B 族维生素，有益于减少烦躁、缓解头痛和减轻压力，进而改善心情，降低心脏病危险。

⑥ 藕粉可作为老幼妇孺、体弱多病者上好的食品和滋补佳珍。鲜藕汁可用来治疗咳嗽、哮喘和肺炎等呼吸系统疾病。煮藕时忌用铁器，以免引起食物发黑。

【性味归经及主治】

藕性寒，味甘；归心、脾、胃经；既可食用，又可药用。生用，具有凉血、散瘀的功效，适用于热病烦渴、吐血、热淋等症；熟用，具有益血、止泻、健脾、开胃的功效，适用于食欲缺乏、贫血、久泻等症。

根茎类食物成分表见表 1-4。

三、 嫩茎、 叶、 苔、 花类

（一） 大白菜

【概述】

大白菜是一种原产于中国的蔬菜，又称结球白菜、包心白菜、黄芽白、胶菜等，在粤语里叫绍菜。白菜营养丰富，价格便

附表 1-4 根茎类食物成分表

食物名称	食部/g	水分/g	能量/kcal	能量/kJ	蛋白质/g	脂肪/g	碳水化合物/g	不溶性纤维/g	总维生素A/μgRE	胡萝卜素/μg	维生素B₁/mg	维生素B₂/mg	烟酸/mg	维生素C/mg	总维生素E/mg	钙/mg	铁/mg	锌/mg	硒/μg
白萝卜	95	93.4	23	94	0.9	0.1	5.0	1.0	3	20	0.02	0.03	0.3	21	0.92	36	0.5	0.30	0.61
胡萝卜	96	89.2	39	162	1.0	0.2	8.8	1.1	688	4130	0.04	0.03	0.6	13	0.41	32	1.0	0.23	0.63
芥菜头	83	89.6	36	151	1.9	0.2	7.4	1.4	—	—	0.06	0.02	0.6	34	0.20	65	0.8	0.39	0.95
莴白	74	92.2	86	110	1.2	0.2	5.9	1.9	5	30	0.02	0.03	0.5	5	0.99	4	0.4	0.33	0.45
竹笋	63	92.8	23	96	2.6	0.2	3.6	1.8	—	—	0.08	0.08	0.6	5	0.05	9	0.5	0.33	0.04
山药	83	84.8	57	240	1.9	0.2	12.4	0.8	3	20	0.05	0.02	0.3	5	0.24	16	0.3	0.27	0.55
芋头	84	78.6	81	339	2.2	0.2	18.1	1.0	27	160	0.06	0.05	0.6	6	0.45	36	1.0	0.49	1.45
红薯（红心）	90	73.4	102	426	1.1	0.2	24.7	1.6	125	750	0.04	0.04	0.6	26	0.28	23	0.5	0.15	0.48
红薯（白心）	86	72.6	106	444	1.4	0.2	25.2	1.0	37	220	0.07	0.04	0.6	24	0.43	24	0.8	0.22	0.63
马铃薯	94	79.8	77	323	2.0	0.2	17.2	0.7	5	30	0.08	0.04	1.1	27	0.34	8	0.8	0.37	0.78
木薯	99	69.0	119	498	2.1	0.3	27.8	1.6	—	—	0.21	0.09	1.2	35	—	88	2.5	—	—
黄姜	95	87.0	46	194	1.3	0.6	10.3	2.7	28	170	0.02	0.03	0.8	4	—	27	1.4	0.34	0.56
荸荠	78	83.6	61	256	1.2	0.2	14.2	1.1	3	20	0.02	0.02	0.7	7	0.65	4	0.6	0.34	0.7
百合	82	56.7	166	692	3.2	0.1	38.8	1.7	—	—	0.02	0.04	0.7	18	—	11	1.0	0.50	0.20
藕	88	80.5	73	304	1.9	0.2	16.4	1.2	3	20	0.09	0.03	0.3	44	0.73	39	1.4	0.23	0.39

注：营养成分以每百克可食部计。

宜，烹饪方便。

【营养价值】

① 大白菜除含糖类、膳食纤维、钙、磷、铁、胡萝卜素、维生素 B_1、烟酸外，还含丰富的维生素 C、维生素 B_2、锌，并含有能抑制体内对亚硝酸铵吸收的钼。

② 大白菜含有活性成分吲哚-3-甲醇，实验证明，这种物质能帮助体内分解与乳腺癌发生相关的雌激素。

【食用功效】

① 大白菜中含有大量的粗纤维，可促进肠壁蠕动，帮助消化，防止大便干燥，促进排便，稀释肠道毒素，既能治疗便秘，又有助于营养吸收。

② 常食大白菜有助于增强机体免疫功能，还能减肥健美。

③ 白菜含活性成分吲哚-3-甲醇，可使乳腺癌发生率降低。此外，其所含微量元素钼可抑制体内对亚硝酸铵的吸收、合成和积累，也有一定抗癌作用。

④ 大白菜所含的果胶，可以帮助人体排除多余的胆固醇，降低人体胆固醇水平，增加血管弹性，常食可预防动脉粥样硬化和心血管疾病。

【性味归经及主治】

大白菜性平、微寒，味甘；归脾、胃、大肠经；具有解热除烦、通利肠胃、补中消食、利尿通便、清肺止咳的功效；适用于感冒、肺热咳嗽、丹毒、咽干、口渴、睡眠不佳、食积、便秘、耳目不聪、胃脘疼痛等症。

（二） 小白菜

【概述】

小白菜，又称胶菜、瓢儿菜、瓢儿白、油菜、油白菜等，与大白菜是近亲，同属十字花科芸薹属。

【营养价值】

① 小白菜含粗纤维、碳水化合物、酸性果胶、钾、硒、钙、磷、铁等矿物质及维生素 B_1、维生素 B_6、泛酸等多种维生素。

② 与大白菜相比，小白菜的含钙量是其 2 倍，胡萝卜素含量高达 14 倍。

【食用功效】

① 小白菜中含有大量粗纤维，可防止血浆胆固醇形成，减少动脉粥样硬化的形成，从而保持血管弹性，有利于预防心血管疾病。

② 小白菜能通肠利胃，促进肠管蠕动，保持大便通畅，增加大肠内毒素的排出，达到防癌、抗癌的目的。

③ 小白菜具有缓解精神紧张的功能。考试前多吃小白菜，有助于保持平静的心态。

④ 小白菜可促进皮肤细胞代谢，防止皮肤粗糙及色素沉着，使皮肤亮洁，延缓衰老。

【性味归经及主治】

小白菜性平，味甘；归脾、肺经；具有养胃和中、通肠的功效；适用于肺热咳嗽、便秘、丹毒、漆疮等症。

（三）青菜

【概述】

青菜，又名大叶青、宽帮青菜、苏州青。

【营养价值】

① 青菜富含维生素 C、B 族维生素、胡萝卜素、钾和膳食纤维等营养物质。

② 青菜种子含油量达 35%～50%，其菜籽油含有丰富的脂肪酸和多种维生素，是良好的食用植物油。

【食用功效】

① 青菜为低脂肪蔬菜，且含有膳食纤维，能减少脂类的吸收，故可用来降血脂、减肥。

② 青菜中所含的植物激素，能增加酶的形成，有防癌功能。此外，青菜还能促进血液循环、增强肝脏的排毒机制，对皮肤疮疖、乳痈有治疗作用。

③ 青菜中含有大量的植物纤维素，能促进肠道蠕动、治疗便秘、预防肠道肿瘤。

④ 青菜中的维生素 C、胡萝卜素，是人体黏膜及上皮组织维持生长的重要营养物质，故常食青菜具有美容作用。另外，青菜还有助于增强机体免疫力。

【性味归经及主治】

青菜性凉，味甘；归肝、脾、肺经；具有行滞活血、消肿解毒的功效；适用于痈肿、丹毒、劳伤、热疮、产后心腹诸疾、恶露不下、肠梗阻、血痢、胃痛、神经痛等症。

（四）　卷心菜

【概述】

卷心菜，学名结球甘蓝，又名洋白菜、疙瘩白、包菜、圆白菜、包心菜、莲花白、高丽菜、蓝菜等。产量很高，而且很好储藏。

【营养价值】

① 生卷心菜富含维生素 C、维生素 B_1、叶酸和钾，烹制后的卷心菜也含有丰富的维生素 C、钾和叶酸。用卷心菜做的酸泡菜除了含钠较多外，与未发酵卷心菜的营养价值大致相同。各种卷心菜都是钾的良好来源。

② 卷心菜富含叶酸，这是甘蓝类蔬菜的一个优点。现在市场上还有一种紫色的圆白菜叫紫甘蓝，营养功能基本上和圆白菜相同。

③ 卷心菜含有维生素 U，这是一种新型维生素，这是它的一大特点，其他的蔬菜很少含有。维生素 U 即氯化甲硫氨基酸，是一种抗溃疡剂，主要用于治疗胃溃疡和十二指肠溃疡，它并不是人体必需的营养物质。所以，严格地说，氯化甲硫氨基酸并不是维生素。

【食用功效】

① 卷心菜以水分高热量少而著称，是很多减肥人士和爱美人士的最爱。另外，卷心菜富含抗氧化作用的物质，可强身健体、美容护肤、延缓衰老。

② 卷心菜是一种天然的防癌药物。卷心菜的防衰老、抗氧化的效果与芦笋、菜花同样处在较高的水平。

③ 卷心菜富含叶酸，所以，怀孕的妇女、贫血患者应当多吃。

④ 新鲜的卷心菜中含有植物杀菌素，有抑菌消炎的作用，对咽喉疼痛、外伤肿痛、蚊叮虫咬、胃痛、牙痛有一定的作用。

⑤ 卷心菜含有大量纤维素，能够增强胃肠功能，促进肠道蠕动，以及降低胆固醇水平，同时防止便秘的发生。卷心菜也是糖尿病和肥胖症患者的理想食物。

⑥ 卷心菜对溃疡有着很好的治疗作用，能加速创面愈合，是胃溃疡患者的食疗佳品。

⑦ 卷心菜和其他芥属蔬菜都含有少量致甲状腺肿的物质，可以干扰甲状腺对碘的利用，使甲状腺变大，形成甲状腺肿。卷心菜的致甲状腺肿作用可以用大量的膳食碘来消除，如用碘盐、海藻来补充碘。

⑧ 卷心菜中钾的含量较高，对防治高血压病很有益处。

【性味归经及主治】

卷心菜性平，味甘；归脾、胃经；具有补骨髓、润脏腑、益心力、壮筋骨的功效；适用于动脉粥样硬化、胆结石、肥胖症、消化道溃疡、癌症等病症。

（五）紫甘蓝

【概述】

紫甘蓝，又称红甘蓝、赤甘蓝，俗称紫包菜，也叫紫圆白菜。紫甘蓝不仅营养丰富，而且抗寒、耐热、产量高、耐贮运，是很受欢迎的一种蔬菜。

【营养价值】

① 紫甘蓝中含有丰富的叶酸、维生素C、维生素E、维生素U、胡萝卜素、钙、锰、钼以及纤维素。尤其含有丰富的维生素C、维生素U和较多的维生素E和B族维生素。

② 紫甘蓝主要营养成分与结球甘蓝相比较，其维生素及矿物质含量都稍高。

【食用功效】

① 紫甘蓝富含抗氧化作用的物质，可提高人体免疫力，有

助于细胞更新。经常食用能强身健体、美容护肤、延缓衰老。

② 紫甘蓝是一种天然的防癌药物。采用鲜甘蓝汁成分的本食疗方，是肠癌的劲敌，中老年大肠癌患者坚持服食鲜甘蓝汁，可使其在治疗过程中发挥强有力的辅助治疗作用。

③ 紫甘蓝富含叶酸，所以，怀孕的妇女、贫血患者应当多吃些紫甘蓝。

④ 紫甘蓝还含有丰富的硫元素，这种元素的主要作用是杀虫止痒，对于各种皮肤瘙痒、湿疹等疾患具有一定疗效。此外，常吃甘蓝蔬菜还能够防治过敏症。

⑤ 紫甘蓝含有大量纤维素，能够增强胃肠功能，促进肠道蠕动，以及降低胆固醇水平，同时防止便秘的发生。

⑥ 紫甘蓝对溃疡有着很好的治疗作用，能加速创面愈合，是胃溃疡患者的食疗佳品。

【性味归经及主治】

紫甘蓝性平，味甘；归脾、胃经；具有补骨髓、润脏腑、益心力、壮筋骨的功效；适用于睡眠不佳、多梦易睡、耳目不聪、关节屈伸不利、胃脘疼痛、动脉粥样硬化、胆结石、肥胖等病症。

（六） 菠菜

【概述】

菠菜，又名波斯菜、赤根菜、鹦鹉菜等。

【营养价值】

① 菠菜有"营养模范生"之称，菠菜不仅含有大量的 β-胡萝卜素、维生素C、硒和铁，也是维生素 B_6、叶酸、钙和钾的极佳来源。

② 菠菜叶中含有铬和一种类胰岛素样物质，其作用与胰岛素非常相似，能使血糖保持稳定。

③ 菠菜含有较多草酸，草酸会妨碍机体对钙、锌、铁的吸收。菠菜含铁量很高，但其中能被吸收的铁并不多。

【食用功效】

① 菠菜具有促进肠道蠕动的作用，利于排便，且能促进胰腺分泌，帮助消化。对于痔、慢性胰腺炎、便秘、肛裂等病症有

治疗作用。

② 菠菜能使血糖保持稳定。糖尿病患者，尤其是 2 型糖尿病患者，经常吃些菠菜有利于血糖保持稳定。

③ 菠菜能供给人体多种营养物质，促进人体新陈代谢，增进身体健康。

④ 菠菜提取物具有促进细胞增殖、增强细胞活力、抗衰老的作用。食用菠菜，还可降低脑卒中的危险，防治阿尔茨海默病。

⑤ 菠菜含有较多草酸，故吃菠菜时宜先用沸水漂烫，捞出再炒或凉拌。

【性味归经及主治】

菠菜性凉，味甘；归胃、大肠经；具有补血、利五脏、助消化、美容、活血脉的功效；适用于贫血、皮肤粗糙、流行性感冒、夜盲症、高血压病、糖尿病、痔、癌症等病症。

（七） 生菜

【概述】

生菜，又称鹅仔菜、唛仔菜、莴仔菜，叶长倒卵形，密集成甘蓝状叶球，可生食，脆嫩爽口，略甜。生菜原产欧洲地中海沿岸，是欧美人群的最喜爱的蔬菜之一。

【营养价值】

① 生菜富含水分，每 100g 食用部分含水分高达 94%～96%，故生食清脆爽口，特别鲜嫩。

② 生菜中膳食纤维和维生素 C 较多，有消除多余脂肪的作用，故又叫减肥生菜。

③ 生菜茎叶中含有莴苣素，故味微苦。此外，生菜中含有甘露醇等有效成分。

【食用功效】

① 生菜具有镇痛催眠、降低胆固醇、辅助治疗神经衰弱等功效。

② 生菜因含甘露醇等物质，有利尿和促进血液循环的作用，适合高胆固醇血症、肝胆病患者食用。

③ 生菜中含有一种"干扰素诱生剂"，可刺激人体正常细胞

产生干扰素，从而产生一种"抗病毒蛋白"抑制病毒。

【性味归经及主治】

生菜性凉，味甘；归小肠、胃经；具有清热爽神、清肝利胆、养胃的功效；适用于脘腹冷痛、痢疾、泄泻、肺结核、百日咳、感冒、疟疾等病症。

（八） 蕹菜（空心菜）

【概述】

蕹菜，又名空心菜、竹叶菜、通菜、藤菜。在福建、广西、贵州、四川称空心菜；福建称通菜蓊、蓊菜；江苏、四川称藤藤菜；广东称通菜。

【营养价值】

空心菜含有烟酸、维生素 C、钾、氯、粗纤维、蛋白质等营养物质。

【食用功效】

① 空心菜可降低肠道的酸度，预防肠道内的菌群失调。空心菜还有促进肠蠕动、通便解毒的作用，对防治便秘及减少肠道癌变有积极的作用。

② 空心菜能降低胆固醇、甘油三酯，具有降脂减肥的功效。空心菜还能降低血糖，可作为糖尿病患者的食疗佳蔬。

③ 空心菜性凉，夏季常吃，可以防暑解热、凉血排毒、防治痢疾。

④ 空心菜性寒滑利，体质虚弱、脾胃虚寒、大便溏泄者不宜多食，血压偏低、胃寒者慎吃。吃凉拌或清炒空心菜时，最好放点蒜，因蒜能佐治寒凉。

【性味归经及主治】

蕹菜性凉，味甘；归小肠、胃经；具有解暑行水、清肝利胆、养胃、清热解毒、凉血止血、润肠通便等功效；适用于脘腹冷痛、痢疾、泄泻、肺结核、百日咳、感冒、疟疾等病症。

（九） 萝卜缨

【概述】

萝卜缨，即萝卜菜的茎和叶，具有很多的功效。萝卜缨鲜吃，有一股辛辣的味道，若是腌制后再吃，则酸酸香香，是下饭的一道好菜。

【营养价值】

① 鲜嫩的萝卜缨中维生素 C 含量比萝卜高 3 倍多。

② 萝卜缨中维生素 K 的含量高于其他食物，可以说，萝卜缨是人体摄取天然维生素 K 的最佳食品。

③ 萝卜叶还含有叶黄素和挥发油，油中含 α、β-己烯醛及 β、γ-己烯醇等。

【食用功效】

① 萝卜缨可以帮助人们开胃消食，还可以治疗肠炎、痢疾。

② 萝卜缨含有丰富的膳食纤维，吃起来虽然有些粗糙，但是别有一番风味。此外，萝卜缨还具有刮油的功效，对人体很有好处。

【性味归经及主治】

萝卜缨性平，味辛、甘；归脾、胃经；具有消食、理气的功效；适用于胸膈痞满作呃、食滞不消、肠炎、痢疾等症。

（十） 木耳菜

【概述】

木耳菜，一般指落葵，别名蔠葵、藤菜、豆腐菜、紫葵、胭脂菜、蘺芭菜。木耳菜是我国的古老蔬菜，因为它的叶子近似圆形，肥厚而黏滑，好像木耳的感觉，所以俗称木耳菜。

【营养价值】

① 木耳菜叶含葡聚糖、糖胺聚糖、β-胡萝卜素等类胡萝卜素及有机酸，还含皂苷等。

② 木耳菜的营养素含量极其丰富，尤其钙、铁等元素含量甚高，除蛋白质含量比苋菜稍少之外，其他营养素与苋菜不相上下。

【食用功效】

① 木耳菜热量低、脂肪少，经常食用有降血压、益肝、清

热凉血、利尿、防止便秘等功效，极适宜老年人食用。

② 木耳菜的钙含量很高，且草酸含量极低，是补钙的优选经济菜。

③ 木耳菜菜叶中富含一种黏液，对抗癌防癌有很好的作用。

【性味归经及主治】

木耳菜性寒，味甘、酸；归心、肝、脾、大肠、小肠经；具有清热、解毒、滑肠、润燥、凉血、生肌的功效；适用于便秘、痢疾、疖肿、皮肤炎症等症。

（十一） 芹菜

【概述】

芹菜，有水芹、旱芹、西芹三种，功能相近，药用以旱芹为佳。旱芹香气较浓，称"药芹"。

【营养价值】

① 芹菜富含胡萝卜素、B 族维生素、维生素 C、维生素 P、钙、磷、铁、钠、蛋白质、碳水化合物及膳食纤维等。

② 芹菜叶、茎中含有具有药效的芹菜苷、佛手苷内酯和挥发油等。

【食用功效】

① 芹菜别具芳香，能促进胃液分泌，增加食欲。芹菜是高纤维食物，可以加快粪便在肠内的运转时间，具有预防便秘、结肠癌的作用。

② 芹菜具有降血压、降血脂、防治动脉粥样硬化的作用。临床对于原发性、妊娠性及更年期高血压病均有效。

③ 经常吃些芹菜，可以中和尿酸及体内的酸性物质，对预防痛风有较好效果。

④ 芹菜含利尿有效成分，能消除体内水钠潴留，利尿消肿，并且对神经衰弱、糖尿病亦有辅助治疗作用。

⑤ 肝火过旺、皮肤粗糙及经常失眠、头痛的人可适当多吃些芹菜。脾胃虚寒、肠滑不固者、血压偏低者应少吃芹菜。

【性味归经及主治】

芹菜性凉，味甘、微苦；归肺、胃、肝经；具有清热除烦、平肝、利水消肿、凉血止血的功效；适用于高血压病、头痛、头晕、暴热烦渴、黄疸、水肿、小便热涩不利、妇女月经不调、赤白带下、瘰疬等病症。

（十二） 茼蒿

【概述】

茼蒿，又称同蒿、蓬蒿、蒿菜、菊花菜、塘蒿、蒿子杆、蒿子、桐花菜（在福建等地也叫鹅菜、义菜）。在中国古代，茼蒿为宫廷佳肴，所以又叫皇帝菜。

【营养价值】

① 茼蒿富含维生素 C，以及胡萝卜素、钾、钠、蛋白质、纤维素等。

② 茼蒿可提取的茼蒿素，主要成分为山道年和百部碱，有杀虫的作用。

③ 茼蒿含挥发油，对多种农业病原菌具有一定抑制活性，主成分是樟脑、α-蒎烯、β-蒎烯等。

【食用功效】

① 茼蒿具有调节机体免疫功能、抑制肿瘤转移和生长的作用。

② 茼蒿可以安神养心，润肺补肝，稳定情绪，防止记忆力减退。

③ 茼蒿中含有特殊香味的挥发油，有助于宽中理气、消食开胃、增加食欲，并且其所含粗纤维有助肠道蠕动，促进排便。

④ 茼蒿含有挥发性的精油以及胆碱等物质，具有降血压、补脑的作用。

【性味归经及主治】

茼蒿性平，味甘、辛；归肝、肾经；具有安心气、养脾胃、消痰饮、利肠胃的功效；适用于贫血、骨折、高血压病、肺热咳嗽、黄痰、失眠多梦、夜尿频繁等病症。

（十三） 苋菜

【概述】

苋菜，原名苋，别名雁来红、老少年、老来少、三色苋。苋菜是一种常见的蔬菜，被人们誉为"长寿菜"。苋菜还有较好的药用价值，尤其是红苋菜。

【营养价值】

① 苋菜中富含蛋白质、碳水化合物，其所含的蛋白质比牛奶更能充分被人体吸收。

② 苋菜含丰富的铁、钙、胡萝卜素、维生素 K 等维生素和矿物质。苋菜中铁的含量是菠菜的 1 倍多，钙的含量则是 3 倍多，为鲜蔬菜中的佼佼者。更重要的是，苋菜中不含草酸，所含钙、铁进入人体后很容易被吸收利用。

【食用功效】

① 苋菜可为人体提供丰富的营养物质，有利于强身健体，提高机体的免疫力，有"长寿菜"之称。

② 苋菜叶里含有高浓度赖氨酸，可补充谷物氨基酸组成的缺陷，很适宜婴幼儿和青少年食用，对促进生长发育具有良好的作用，尤对用牛奶、奶粉等代乳品哺喂的婴儿有益。

③ 苋菜有丰富的铁和维生素 K，能促进血液凝固并且还能提高血红蛋白的携氧能力，促进造血等。

④ 苋菜有丰富的钙质，能促进小儿的生长发育，对骨折的愈合具有一定的食疗价值。

⑤ 苋菜具有清热解毒、预防痉挛等功效，还能起到预防便秘的作用，帮助瘦身减肥。

【性味归经及主治】

苋菜性凉，味甘；归肺、大肠经；具有清热解毒、利尿除湿、凉血散瘀、通利大便的功效；适用于目赤目痛、咽喉红肿、痢疾、大便涩滞、漆疮瘙痒等症。

（十四） 芥菜

【概述】

芥菜，别名盖菜，潮州人叫它作"大菜"，是中国的特产蔬菜，在我国栽培历史悠久。

【营养价值】

芥菜含有维生素 C、胡萝卜素、B 族维生素、纤维素、钙、磷、铁等营养物质，其中胡萝卜素和维生素 C 很丰富。

【食用功效】

① 芥菜含有大量的维生素 C，能增加大脑中氧含量，激发大脑对氧的利用，有提神醒脑，解除疲劳的作用。

② 芥菜有解毒消肿、促进伤口愈合的作用。

③ 芥菜中含有食物纤维，可以促进胃肠蠕动，有宽肠通便的作用，可防治便秘，尤宜于老年人及习惯性便秘者食用。

④ 芥菜腌制后有一种特殊鲜味和香味，能促进胃、肠消化功能，增进食欲，可用来开胃，帮助消化。

⑤ 芥菜不能盲目食用，凡是目疾、疮疡、痔或素体热盛的患者都不宜食用芥菜。

【性味归经及主治】

芥菜性温，味辛；归肺、脾、胃经；具有利尿止泻、祛风散血、消肿止痛的功效；适用于咳嗽痰滞、胸膈满闷、疮痈肿痛、耳目失聪、牙龈肿烂、寒腹痛、便秘等症。

（十五）荠菜

【概述】

荠菜，又名地菜，是人们喜爱的一种野菜。原产我国，目前遍布世界，我国自古就采集野生荠菜食用。

【营养价值】

① 荠菜含有膳食纤维、碳水化合物、胡萝卜素、维生素 B_1、维生素 B_2、烟酸、维生素 E、维生素 C、钙、磷、铁、钾、钠、镁、锰、锌、铜和硒等成分。荠菜中胡萝卜素含量较高。

② 荠菜所含氨基酸达 11 种之多，为野菜中味最鲜美的。

③ 荠菜还含有荠菜酸、乙酰胆碱、谷甾醇和季铵化合物等植物活性物质。

【食用功效】

① 荠菜含有丰富的维生素 C，可防止硝酸盐和亚硝酸盐在消化道中转变成致癌物质亚硝胺，可预防胃癌和食管癌。

② 荠菜含有乙酰胆碱、谷甾醇、季铵化合物和大量的粗纤维，可以降低血液及肝里胆固醇和甘油三酯的含量，还有降血压

的作用，有助于防治高血压、冠心病、肥胖症、糖尿病、肠癌及痔等。

③ 荠菜是治疗眼干燥症、夜盲症的良好食物。

④ 荠菜所含的荠菜酸，是有效的止血成分，能缩短出血及凝血时间。

【性味归经及主治】

荠菜性平，微寒，味甘；归心、肝、脾经；具有和脾利水、止血明目的功效；适用于痢疾、水肿、淋证、乳糜尿、吐血、便血、血崩、月经过多、目赤疼痛等症。

（十六） 香椿

【概述】

香椿，又名椿芽、香椿头、古名栲、虎眼，是香椿树的幼芽。香椿一般分为紫椿芽、绿椿芽，尤以紫椿芽最佳。

【营养价值】

① 鲜椿芽中含丰富的胡萝卜素、钙、磷、钾、钠和大量的维生素 C、维生素 E。

② 香椿含香椿素等挥发性芳香族有机物，还含有性激素物质。

【食用功效】

① 香椿可健脾开胃，增加食欲。

② 香椿有补阳滋阴的作用，故有"助孕素"的美称。还有抗衰老和增强机体免疫功能的作用，是保健美容的良好食品。

③ 香椿的挥发气味能透过蛔虫的表皮，使蛔虫不能附着在肠壁上而被排出体外，可用于治蛔虫病。

④ 香椿作菜用，一般都是腌后生食，对食欲缺乏者更有独到的开胃作用。还可将香椿外敷，把香椿洗净捣碎后外敷，可治疗疮、疥疮和肿毒。

⑤ 香椿中含有亚硝酸盐，老叶中含量更高，食用不当会中毒。用沸水焯烫香椿 1min，可去除 2/3 以上亚硝酸盐，还不影响色泽。为减少亚硝酸盐摄入，要选择质地嫩而新鲜的香椿芽，而且一定要用开水焯烫后再烹饪。

【性味归经及主治】

香椿性平，味苦、无毒；归肝、肾、胃经；具有开胃爽神、止血利气、消火解毒、补虚固精的功效；适用于食欲缺乏、疮疡、脱发、目赤、肺热咳嗽等症。

（十七） 芫荽

【概述】

芫荽，别名胡荽、香菜、香荽，是人们熟悉的提味蔬菜，多用作凉拌菜、佐料等。

【营养价值】

① 芫荽含维生素 C，胡萝卜素，维生素 B_1、维生素 B_2 等，同时还含有丰富的矿物质，如钙、铁、磷、镁等。芫荽中所含维生素 C、胡萝卜素的量比普通蔬菜高得多。

② 芫荽含有许多挥发油，其特殊的香气就是挥发油散发出来的。挥发油主要成分为甘露糖醇、正葵醛、壬醛和芳樟醇等。芫荽内还含有苹果酸钾等。

【食用功效】

① 芫荽有和胃调中的功效，能促进胃肠蠕动，具有开胃醒脾的作用。

② 芫荽提取液具有显著的发汗清热透疹的功能，其特殊香味能刺激汗腺分泌，促使机体发汗、透疹。

③ 芫荽能祛除肉类的腥膻味，因此在一些菜肴中加些芫荽，即能起到祛腥膻、增味道的独特功效。

【性味归经及主治】

芫荽性温，味辛；归肺、脾经；具有发汗透疹、消食下气、醒脾和中的功效；适用于麻疹初期、食物积滞、胃口不开、脱肛等症。

（十八） 雪里蕻

【概述】

雪里蕻，别名雪菜、春不老、霜不老，是一年生草本植物芥菜的变种。重庆部分区县也称其香青菜，湖北西北部部分地区也叫腊菜，通常腌着吃。

【营养价值】

① 雪里蕻富含维生素 C，还含有胡萝卜素、B 族维生素、纤维素、钙、磷、铁等营养物质。

② 雪里蕻经腌制后，水溶性维生素会有一定程度的损失。腌制发酵产酸过程越快，维生素保存率越高。

【食用功效】

① 雪里蕻腌制后有一种特殊鲜味和香味，能促进胃、肠消化功能，增进食欲，可用来开胃，帮助消化。

② 常吃雪里蕻，可以醒脑提神、解除疲劳、缓解便秘，更好地促进身体健康。

③ 雪里蕻有解毒的功效，还能抗感染，抑制细菌毒素的毒性，促进伤口愈合，可用来辅助治疗感染性疾病。

④ 雪里蕻含有大量纤维素，有宽肠通便作用，可防治便秘，尤宜于老年人及习惯性便秘者食用。

⑤ 雪里蕻还是减肥的绿色食物代表，可促进排出体内积存的废物，净化身体使之清爽干净，对提高减肥速度很有效果。

【性味归经及主治】

雪里蕻性凉，味甘、辛；归肺、脾、胃经；具有利尿止泻、祛风散血、消肿止痛的作用；适用于小便不利、痢疾、咯血、牙龈肿痛、喉痛声哑、痔肿痛、漆疮瘙痒、跌打损伤、关节疼痛等症。

（十九） 韭菜

【概述】

韭菜，又叫起阳草、长生韭、扁菜等，味道非常鲜美，还有独特的香味，是我们生活中常见的蔬菜。

【营养价值】

① 韭菜含有挥发油、硫化物、蛋白质、脂肪、糖类、胡萝卜素、B 族维生素和维生素 C、纤维素、钙、磷、铁等。

② 韭菜还含有丰富的纤维素，但每 100g 韭菜可溶性纤维仅含 1.4g。

③ 韭菜的独特辛香味是其所含的硫化物形成的，这些硫化物有一定的杀菌消炎作用。

【食用功效】

① 韭菜含有较多的纤维素，能增进胃肠蠕动，对便秘患者有益处，对预防肠癌亦有重要作用。

② 韭菜含有的挥发油和含硫化合物，具有促进食欲、提高机体免疫力、杀菌和调节血脂作用，可预防和治疗高脂血症、心血管疾病等疾病。不过，硫化物遇热易挥发，因此烹调韭菜时需急火快炒起锅。

③ 冬季食用韭菜可以温肾壮阳，因此韭菜一直被认为是补肾壮阳的最佳食物。

④ 韭菜的粗纤维较多，不易消化吸收，所以一次不能吃太多韭菜，否则大量粗纤维刺激肠壁，往往引起腹泻。最好控制在一顿 $100 \sim 200g$，不能超过 $400g$。

【性味归经及主治】

韭菜性温，味甘、辛；归肝、胃、肾经；具有补肾助阳、温中开胃、散瘀血等功效；适用于跌打损伤、噎膈、反胃、肠炎、吐血、鼻衄、胸痛、阳痿、早泄、遗精、多尿等病症。

（二十）韭黄

【概述】

韭黄，也称韭芽、黄韭芽、黄韭，俗称韭菜白。如果韭菜隔绝光线，完全在黑暗中生长，因无阳光供给，不能进行光合作用，合成叶绿素，就会变成黄色，称之为"韭黄"。

【营养价值】

① 韭黄因不见阳光而不能合成叶绿素，其营养价值要稍逊于韭菜。

② 韭黄含蛋白质、糖类、钙、铁、磷、胡萝卜素、维生素 B_2、维生素 C 和烟酸，以及苷类和苦味质等。

【食用功效】

① 韭黄具有驱寒散瘀、增强体力的作用，并能健胃、提神、增进食欲。

② 韭黄对妇女产后调养和生理不适也有舒缓的作用。

③ 多食会上火且不易消化，因此阴虚火旺、有眼病和胃肠虚弱的人不宜多食。

【性味归经及主治】

韭黄性温，味甘；归肝、胃、肾经；具有健胃、提神、止汗固涩等功效；适用于食欲缺乏、阳痿、早泄、遗精、多尿、腹中冷痛、胃中虚热、泄泻、白浊、经闭、白带异常、腰膝隐痛和产后出血等病症。

（二十一） 苦菜

【概述】

苦菜，一般指苦苣菜，又名苦菜、苦荬菜、小鹅菜。

【营养价值】

① 鲜苦菜含蛋白质、糖类、食物纤维、钙、磷、锌、铜、铁、锰等，以及维生素 B_1、维生素 B_2、维生素 C、胡萝卜素、烟酸等。

② 鲜苦菜还含有甘露醇、蒲公英甾醇、蜡醇、胆碱、酒石酸、苦味素等植物化学物。

【食用功效】

① 苦菜中含有蒲公英甾醇、胆碱等成分，有较强的杀菌作用，对黄疸性肝炎、咽喉炎、细菌性痢疾、感冒发热、慢性气管炎、扁桃体炎等均有一定的疗效。

② 苦菜水煎剂对急性淋巴病型白血病、急慢性粒细胞白血病患者的血细胞脱氧酶有明显的抑制作用，还可用于预防宫颈癌、直肠癌、肛门癌等。

③ 苦菜嫩叶中的氨基酸种类齐全，且各种氨基酸之间比例适当。食用苦菜有助于促进人体内抗体的合成，增强机体免疫力促进大脑机能。

④ 苦菜忌浸泡或先切后洗。苦菜在食用时，加热时间忌过久。

【性味归经及主治】

苦菜性寒，味苦；归心、脾、胃经；具有清热解毒、凉血的功效；适用于肠炎、痢疾、黄疸、淋证、咽喉肿痛、痈疮肿毒、乳腺炎、痔瘘、吐血、衄血、咯血、尿血、便血、崩漏等病症。

（二十二） 马兰

【概述】

马兰，又名马兰头、红梗菜、鸡儿肠、田边菊、紫菊、螃蜞头草等，是一种野生的物种。马兰头有红梗和青梗两种，均可食用，药用以红梗马兰头为佳。

【营养价值】

① 马兰中含有丰富的矿物质和 β-胡萝卜素、维生素 E 等，其中钾含量是普通蔬菜的 20 倍，与一般蔬菜相比，其碘、锌、镁、钙等元素含量更丰富。

② 马兰含挥发油，油中的成分有乙酸龙脑脂、甲酸龙脑脂、酚类、倍半萜烯、二聚烯和辛酸等。

【食用功效】

① 马兰是碱性食物，也有很好的抗癌作用。

② 马兰有凉血散瘀、清热利湿、消肿止痛的作用。

③ 野生马兰头假如生长在路边，可能受到汽车尾气的污染，建议少食用。

【性味归经及主治】

马兰头性凉，味辛；归肝、胃、肺经；具有清热解毒、明目、健脾、和胃、润肠的功效；适用于吐血、流鼻血、崩漏、紫癜、创伤出血、黄疸、泻痢、水肿、淋浊、感冒、咳嗽、咽痛喉痹、痈肿、痔、丹毒、小儿疳积、癌症等病症。

（二十三） 芦笋

【概述】

芦笋，学名石刁柏。芦笋的营养价值丰富，比一般蔬菜都要高，富含多种氨基酸、蛋白质和维生素；也正因如此，它在国际市场上有"蔬菜之王"的称号。

【营养价值】

① 芦笋的蛋白质组成具有人体所必需的各种氨基酸，且含量比例恰当，还含有大量以天冬酰胺为主体的非蛋白质含氮物质

和天冬氨酸。

②芦笋含有较多的硒、钼、镁、锰等矿物质，其维生素和微量元素的质量优于普通蔬菜。

【食用功效】

①芦笋有鲜美芳香的风味，膳食纤维柔软可口，能增进食欲、帮助消化。

②经常食用芦笋对心脏病、高血压、心率过速、疲劳症、水肿、膀胱炎、排尿困难等病症有一定的疗效，同时芦笋对心血管病、血管硬化、肾炎、胆结石、肝功能障碍和肥胖症均有益。

③营养学家认为芦笋是健康食品和全面的抗癌食品。用芦笋治淋巴癌、膀胱癌、肺癌和皮肤癌有极好的疗效。对其他癌症、白血病等，也有很好效果。研究认为，芦笋可以使细胞生长正常化，具有防止癌细胞扩散的功能，辅助治疗肿瘤时应保证每天食用才能有效。

④芦笋的营养价值虽高，但是痛风患者不宜多食。

【性味归经及主治】

芦笋性微温，味甘、辛、苦；归肺经；具有清热解毒、生津利水、止咳散结、杀虫止痒的功效；适用于高血压病、动脉粥样硬化、体质虚弱、高脂血症、气血不足、营养不良、贫血、癌症、肥胖症、习惯性便秘、肝功能不全、肾炎水肿、尿路结石等病症。

（二十四） 菜苔

【概述】

菜苔，俗称菜尖或菜心，品质柔嫩，风味可口，是我国的特产蔬菜之一。

【营养价值】

①菜苔含有丰富的维生素和多种矿物元素，以胡萝卜素和维生素C的含量较为突出。菜苔里面含有的钙、铁元素也是很丰富的，但是吸收率一般，这也是蔬菜类食物不是钙、铁良好食物来源的主要原因。

②菜苔还含有一定量的多糖、蛋白质及少量槲皮苷。

【食用功效】

① 菜苔为低脂肪蔬菜，且含有丰富的膳食纤维，能与胆酸盐和食物中的胆固醇及甘油三酯结合，从而减少脂质的吸收，故可用来降血脂。

② 菜苔中所含的植物激素，能够增加酶的形成，对进入人体内的致癌物质有吸附作用，故有防癌功能。

③ 菜苔中含有大量的植物纤维素，能促进肠道蠕动，增加粪便的体积，缩短粪便在肠腔停留的时间，从而治疗多种便秘，预防肠道肿瘤。

④ 菜苔含有大量胡萝卜素和维生素 C，有助于增强机体免疫功能。此外，菜苔还能增强肝脏的排毒机制，对皮肤疮疖、乳痈有治疗作用。

【性味归经及主治】

菜苔性凉，味甘；归肝、脾、肺经；具有活血化瘀、解毒消肿、宽肠通便、强身健体的功效；适用于游风丹毒、手足疖肿、乳痈、习惯性便秘、便秘等症。

（二十五） 芥蓝

【概述】

芥蓝，又名白花芥蓝、芥蓝菜，栽培历史悠久，是中国的特产蔬菜之一。芥蓝以肥嫩的花苔和嫩叶供食用。

【营养价值】

① 芥蓝富含纤维素、糖类、维生素 C 和多种矿物质，是甘蓝类蔬菜中营养比较丰富的一种蔬菜。

② 芥蓝中含有机碱和奎宁，这使它带有一定的苦味。

【食用功效】

① 芥蓝能刺激人的味觉神经，增进食欲，还可加快胃肠蠕动，有助消化。

② 芥蓝中的奎宁，能抑制过度兴奋的体温中枢，起到消暑解热的作用。

③ 芥蓝还含有大量膳食纤维，能防止便秘、降低胆固醇、软化血管、预防心血管疾病。

④ 芥蓝可阻断烟熏、烧烤等产生的致癌物质苯并芘的致癌过程，有明显的防癌作用。

⑤ 芥蓝不宜久食，否则会抑制性激素的分泌，造成不孕不育。

【性味归经及主治】

芥蓝性凉，味甘、辛；归肺经；具有解毒利咽、顺气化痰、解劳乏、平喘的功效；适用于食欲缺乏、便秘、风热感冒、咽喉痛、气喘、高胆固醇血症等病症。

（二十六）莴苣

【概述】

莴苣，也称莴笋。

【营养价值】

莴苣中碳水化合物的含量较低，而无机盐、维生素含量则较丰富。莴苣还含有一定量的微量元素锌、铁，莴苣中的钾离子含量丰富，是钠盐的 27 倍。

【食用功效】

① 莴苣味道清新且略带苦味，可刺激消化酶分泌，增进食欲。其乳状浆液，可增强胃液、消化腺和胆汁的分泌，从而促进各消化器官的功能。

② 莴苣的钾含量大大高于钠含量，有利于体内的水电解质平衡，具有促进利尿、降低血压、预防心律失常和促进乳汁分泌的作用，对高血压病、水肿、心脏病患者有一定的食疗作用。

③ 莴苣含有多种维生素和矿物质，具有调节神经系统功能的作用。经常失眠、神经紧张的人可多食用莴苣。

④ 莴苣的提取物对某些癌细胞有很高的抑制率，故又可用来防癌抗癌。

⑤ 莴苣含有大量植物纤维素，能促进肠壁蠕动，通利消化道，帮助大便排泄，可用于治疗各种便秘。

⑥ 莴苣富含烟酸，烟酸又是胰岛素的激活剂，糖尿病患者经常吃些莴苣，可改善糖的代谢。

【性味归经及主治】

莴苣性凉，味甘；归胃、大肠经；具有利五脏、通经脉、清胃热、清热利尿的功效；适用于糖尿病、高血压病、冠心病、肥胖症、癌症、小便不利、尿血、水肿、产后缺乳、缺铁性贫血等病症。

（二十七） 花椰菜

【概述】

花椰菜，又称花菜、菜花、椰菜花、球花甘蓝。花椰菜有白、绿两种，绿色的又叫西兰花、青花菜。此处以白色为主进行介绍。

【营养价值】

① 花椰菜营养丰富，含有蛋白质、脂肪、磷、铁、胡萝卜素、维生素 B_1、维生素 B_2、维生素 K 和维生素 C 等，尤以维生素 C 丰富。

② 花椰菜是含有类黄酮最多的食物之一。

【食用功效】

① 菜花含有的类黄酮，可以防止感染，阻止胆固醇氧化，防止血小板凝结成块，从而减少心脏病与脑卒中的危险。

② 菜花含有丰富的维生素 K 和维生素 C，对保护血液有益，并可使血管壁加强，不容易破裂。还可增强肝脏的解毒能力，提高机体的免疫力，防止感冒和坏血病的发生。

③ 长期食用菜花可以减少乳腺癌、直肠癌及胃癌等癌症的发病概率。

④ 菜花虽然营养丰富，但常有残留的农药，还容易生菜虫，所以在食用之前，可将菜花放在盐水中浸泡几分钟。

【性味归经及主治】

菜花性平，味甘；归肾、脾、胃经；具有补肾填精、健脑壮骨、补脾和胃的功效；适用于久病体虚、肢体痿软、耳鸣健忘、脾胃虚弱、小儿发育迟缓等症。

（二十八） 西兰花

【概述】

西兰花为日常主要蔬菜之一，与花椰菜、球芽甘蓝、白萝卜和卷心菜等，都属十字花科蔬菜。西兰花营养丰富，营养成分位居同类蔬菜之首，被誉为"蔬菜皇冠"。

【营养价值】

西兰花中的营养成分，不仅含量高，而且十分全面，主要包括蛋白质、碳水化合物、脂肪、矿物质、维生素 C 和胡萝卜素等。西兰花中矿物质成分比其他蔬菜更全面，钙、磷、铁、钾、锌、锰等含量都很丰富，比同属于十字花科的白菜花高出很多。

【食用功效】

① 西兰花中富含类胡萝卜素、叶黄素、玉米黄质和 β-胡萝卜素等多种强抗氧化剂，具有抗癌和提高免疫力的作用。西兰花可以有效降低乳腺癌、直肠癌、胃癌、心脏病和脑卒中的发病率，还有杀菌和防止感染的功效。

② 西兰花中的异硫氰酸酯物质萝卜硫素具有抗炎属性，可预防血管损伤，保护心脏。

③ 西兰花富含膳食纤维，有益消化，清除肠道垃圾，可防止便秘，降低血糖，降低胆固醇，防止过量饮食，控制血脂。

④ 西兰花中的活性物质可以减少过敏物对人体的影响，降低过敏危险。

【性味归经及主治】

西兰花性平，味甘；归脾、肾、胃经；具有补肾填精、健脑壮骨、补脾和胃的功效；适用于癌症、久病体虚、肢体痿软、耳鸣健忘、脾胃虚弱、小儿发育迟缓等病症。

（二十九） 黄花菜

【概述】

黄花菜，也叫金针菜、金菜。黄花菜的花瓣肥厚，和木耳一样都很爽滑，营养价值也很高，被视作"席上珍品"。

【营养价值】

黄花菜干品含有丰富的蛋白质、碳水化合物、钙、磷、铁、胡萝卜素、维生素 B_1、维生素 B_2、烟酸等，磷的含量高于其他蔬菜。黄花菜还含有丰富的卵磷脂。

【食用功效】

① 黄花菜有较好的健脑、抗衰老功效，因其含有丰富的卵磷脂，这种物质是机体中许多细胞，特别是大脑细胞的组成成分，对增强和改善大脑功能有重要作用，同时能清除动脉内的沉积物，对注意力不集中、记忆力减退、脑动脉阻塞等症状有特殊疗效，故人们称之为"健脑菜"。

② 黄花菜能显著降低血清胆固醇的含量，有利于高血压病患者的康复，可作为高血压病患者的保健蔬菜。

③ 黄花菜中含有的有效成分能抑制癌细胞的生长，丰富的粗纤维能促进大便的排泄，因此可作为防治肠道癌的食品。

④ 黄花菜特别适宜孕妇、中老年人、过度劳累者食用。

⑤ 新鲜黄花菜中含有秋水仙碱，可造成胃肠道中毒症状，故不能生食，需加工晒干，吃之前先用开水焯一下，再用凉水浸泡2h以上，食用时火力要大，彻底加热，每次食量不宜过多。

【性味归经及主治】

黄花菜性平，味甘、微苦；归肝、脾、肾经；具有清热利尿、解毒消肿、止血除烦、宽胸膈、养血平肝、利水通乳、利咽宽胸、清利湿热、发奶等功效；适用于眩晕耳鸣、心悸烦闷、小便赤涩、水肿、痔、便血等病症。

（三十） 蕨菜

【概述】

蕨菜，又名蕨苔、如意菜、龙头菜、正爪菜、拳头菜、山蕨菜等。蕨菜味道鲜美，营养丰富，又有一定的药用价值，因此深受人们的喜爱。

【营养价值】

蕨菜嫩叶含胡萝卜素、多种B族维生素、蛋白质、脂肪、糖类、粗纤维、钾、钙、镁、蕨素、蕨苷、乙酰蕨素、蕨菜素、胆碱、甾醇等。

【食用功效】

① 蕨菜的某些有效成分能扩张血管，降低血压。经常食用蕨菜可治疗高血压病、头昏、子宫出血等。

② 蕨菜所含的蕨菜素对细菌有一定的抑制作用，故具有良

好的清热解毒、杀菌消炎之功效。

③ 蕨菜所含粗纤维能促进胃肠蠕动，具有下气通便的作用，能清肠排毒。民间常用蕨菜治疗泄泻痢疾及小便淋漓不通。

④ 由于蕨菜具有"原蕨苷"，牛羊使用过量会导致死亡，人食用会导致癌症的发病率提高，蕨菜也被认为是导致日本胃癌高发病率的原凶之一。

【性味归经及主治】

蕨菜性寒，味甘；归大肠、膀胱经；具有清热、健胃、滑肠、降气、驱风、化痰的功效；适用于湿热腹泻、痢疾、小便小利、妇女湿热带下、大便秘结、习惯性便秘、湿疹、疮疡等病症。

茎、叶、苔、花类食物成分表见表1-5。

四、 瓜类

（一） 黄瓜

【概述】

黄瓜，又名胡瓜、刺瓜、王瓜、青瓜、唐瓜、吊瓜。

【营养价值】

① 黄瓜含水分多，新鲜黄瓜约含水分95％，既是蔬菜也是水果。

② 黄瓜除富含水分外，富含糖类、维生素 B_2、维生素 C、维生素 E、胡萝卜素、烟酸、钾、铁、磷等营养成分。

③ 鲜黄瓜内含有丙醇二酸，可抑制糖类物质转化为脂肪。

④ 黄瓜的苦味成分是葫芦素，具有很强的抗癌作用。

【食用功效】

① 新鲜黄瓜中含有的黄瓜酶能有效促进机体的新陈代谢，扩张皮肤的毛细血管，促进血液循环，增强皮肤的氧化还原作用，因此黄瓜具有美容的效果。同时，黄瓜含有丰富的维生素，能够为皮肤提供充足的养分，有效对抗皮肤衰老。

② 黄瓜中含有细纤维素，这种纤维素能够促进肠道蠕动，帮助排出体内的宿便，有排毒防便秘、预防肾结石的作用。

表 1-5 茎、叶、苔、花类食物成分表

食物名称	食部/g	水分/g	能量/kcal	能量/kJ	蛋白质/g	脂肪/g	碳水化合物/g	不溶性纤维/g	总维生素A/μgRE	胡萝卜素/μg	维生素B₁/mg	维生素B₂/mg	烟酸/mg	维生素C/mg	总维生素E/mg	钙/mg	铁/mg	锌/mg	硒/μg
大白菜	87	94.6	18	76	1.5	0.1	3.2	0.8	20	120	0.04	0.05	0.6	31	0.76	50	0.7	0.38	0.49
小白菜	81	94.5	17	72	1.5	0.3	2.7	1.1	280	1680	0.02	0.09	0.7	28	0.70	90	1.9	0.51	1.17
青菜	87	92.9	23	97	1.8	0.5	3.8	1.1	103	620	0.04	0.11	0.7	36	0.88	108	1.2	0.33	0.79
卷心菜	86	93.2	24	101	1.5	0.2	4.6	1.0	12	70	0.03	0.03	0.4	40	0.50	49	0.6	0.25	0.96
紫甘蓝	86	93.1	19	80	1.2	0.2	6.2	3.0	17	110	0.04	0.04	0.3	39	0.50	100	1.9	0.52	1.69
菠菜	89	91.2	28	116	2.6	0.3	4.5	1.7	487	2920	0.04	0.11	0.6	32	1.74	66	2.0	1.30	0.88
生菜	94	95.8	15	61	1.3	0.3	2.0	0.7	298	1790	0.03	0.06	0.4	13	1.02	34	0.9	0.27	1.15
蕹菜	76	92.9	23	97	2.2	0.3	3.6	1.4	253	1520	0.03	0.08	0.8	25	1.09	99	2.3	0.39	1.20
萝卜缨	100	90.7	17	72	2.6	0.3	1.7	1.4	—	0.02	—	—	77	—	—	—	—	—	—
木耳菜	76	92.8	23	97	1.6	0.3	4.3	1.5	337	2020	0.06	0.06	0.6	34	1.66	166	3.2	0.32	2.60
芹菜	66	94.2	17	71	0.8	0.1	3.9	1.4	10	60	0.01	0.08	0.4	12	2.21	48	0.8	0.46	0.47
茼蒿	82	93	24	98	1.9	0.3	3.9	1.2	252	1510	0/04	0.09	0.6	18	0.92	73	2.5	0.35	0.60
苋菜（绿）	74	90.2	30	123	2.8	0.3	5.0	2.2	352	2110	0.03	0.12	0.8	47	0.36	187	5.4	0.80	0.52
苋菜（紫）	73	88.8	35	146	2.8	0.4	5.9	1.8	248	1490	0.03	0.10	0.6	30	1.54	178	2.9	0.70	0.09

食物名称	食部/g	水分/g	能量/kcal	能量/kJ	蛋白质/g	脂肪/g	碳水化合物/g	不溶性膳食纤维/g	总维生素A/μgRE	胡萝卜素/μg	维生素B_1/mg	维生素B_2/mg	烟酸/mg	维生素C/mg	总维生素E/mg	钙/mg	铁/mg	锌/mg	硒/μg
芥菜（盖菜）	71	94.6	16	69	1.8	0.4	2.0	1.2	283	1700	0.02	0.11	0.5	72	0.64	28	1.0	0.41	0.53
荠菜	88	90.6	31	128	2.9	0.4	4.7	1.7	432	2590	0.04	0.15	0.6	43	1.01	294	5.4	0.68	0.51
香椿	76	85.2	50	211	1.7	0.4	10.9	1.8	117	700	0.07	0.12	0.9	40	0.99	96	2.25	0.42	0.09
苋菜（香菜）	81	90.5	33	139	1.8	0.4	6.2	1.2	193	1160	0.04	0.14	2.2	48	0.80	101	2.9	0.45	0.53
雪里蕻	94	91.5	27	114	2.0	0.4	4.7	1.6	52	310	0.03	0.11	0.5	31	0.74	230	3.2	0.70	0.70
韭菜	90	91.8	29	120	2.4	0.4	4.6	1.4	235	1410	0.02	0.09	0.8	24	0.96	42	1.6	0.43	1.38
韭黄	88	93.2	24	101	2.3	0.2	3.9	1.2	43	260	0.03	0.05	0.7	15	0.34	25	1.7	0.33	.76
苦瓜	100	85.3	46	192	2.8	0.6	10.0	5.4	90	540	0.09	0.11	0.6	19	2.93	66	9.4	0.86	0.50
马兰头	100	91.4	28	119	2.4	0.4	4.6	1.6	340	2040	0.06	0.13	0.8	26	0.72	67	2.4	0.87	0.75
芦笋	90	93.0	22	93	1.4	0.1	4.9	1.9	17	100	0.04	0.05	0.7	45	—	10	1.4	0.41	0.21
菜苔	84	91.3	28	118	2.8	0.5	4.0	1.7	160	960	0.05	0.08	1.2	44	0.52	96	2.8	0.87	6.68
芥蓝	78	93.2	22	92	2.8	0.4	2.6	1.6	575	3450	0.02	0.09	1.0	76	0.96	128	2.0	1.30	0.88
莴苣	62	95.5	15	62	1.0	0.1	2.8	0.6	25	150	0.02	0.02	0.5	4	0.19	23	0.9	0.33	0.54
花椰菜	82	92.4	26	110	2.1	0.2	4.6	1.2	5	30	0.03	0.08	0.6	61	0.43	23	1.1	0.38	0.73
西兰花	83	90.3	36	150	4.1	0.6	4.3	1.6	1202	7210	0.09	0.13	0.9	51	0.91	67	1.0	0.78	0.70
黄花菜	98	40.3	214	897	19.4	1.4	34.9	7.7	307	1840	0.05	0.21	3.1	10	4.92	301	8.1	3.99	4.22
蕨菜	—	88.6	42	177	1.6	0.4	9.0	1.8	183	1100	—	—	—	23	0.78	17	4.2	0.60	—

注：营养成分以每百克食部计。

③ 黄瓜汁对治疗牙龈疾病有益，常吃能使口气更清新。此外，黄瓜还可降低体内尿酸水平，对肾脏具有保护作用。

④ 黄瓜中含有大量的 B 族维生素和电解质，可补充重要营养，从而减轻酒后不适，缓解宿醉。另外，黄瓜中所含的丙氨酸、精氨酸和谷胺酰胺对肝脏病患者，特别是对酒精肝硬化患者有一定的辅助治疗作用。

⑤ 黄瓜能降低胆固醇，调节血压，可预防高血压病，还可辅助治疗糖尿病。

【性味归经及主治】

黄瓜性凉，味甘；归脾、胃、大肠经；具有清热、解毒、利尿的功效；适用于烦渴、咽喉肿痛、火眼、烫伤、糖尿病、肥胖症、水肿等病症。

（二） 冬瓜

【概述】

冬瓜，又名白瓜、白东瓜皮、白冬瓜。

【营养价值】

① 冬瓜除富含水分外，还具有较高的营养价值。冬瓜含有丰富的蛋白质、碳水化合物、维生素以及矿物质等营养成分。

② 冬瓜中膳食纤维含量高达 0.7%。此外，冬瓜还含有丙醇二酸这一物质，有控制糖类转化为脂肪的作用。

【食用功效】

① 冬瓜有改善血糖水平、降低体内胆固醇、降血脂、防止动脉粥样硬化等作用。

② 冬瓜可调节免疫功能，具有保护肾功能、利尿消肿的作用，可用于肾病水肿和心脏病水肿。

③ 冬瓜还有防治癌症的作用。

④ 冬瓜有减肥利尿的作用。冬瓜脂肪、碳水化合物含量少，热量低，且冬瓜中含有丙醇二酸，对防止人体发胖、增进形体健美有重要作用。夏秋季经常吃些冬瓜，对于一般人群或是体重偏高的人群，都是有益的。

⑤ 冬瓜清热生津，避暑除烦，在夏日服食尤为适宜。

【性味归经及主治】

冬瓜性凉，味甘、淡；归肺、大肠、膀胱经；具有清热利水、消肿解毒、生津除烦、利胆的功效；适用于肥胖症、孕妇、肾病水肿、肝硬化腹水、糖尿病、冠心病、高血压病、动脉粥样硬化、癌症等人群食用。

（三） 南瓜

【概述】

南瓜，又称倭瓜、饭瓜、窝瓜、番瓜、北瓜，为葫芦科植物南瓜的果实。

【营养价值】

① 南瓜的碳水化合物含量非常丰富，所以南瓜也可以作为主食。

② 南瓜含有丰富的矿物质，其中微量元素钴的含量是其他任何蔬菜不可比拟的。

③ 南瓜含有丰富的 β-胡萝卜素、B 族维生素、果胶和南瓜多糖。

【食用功效】

① 钴元素是胰岛细胞合成胰岛素所必需的微量元素，所以常吃南瓜有助于防治糖尿病。糖尿病患者可把南瓜制成南瓜粉，以便长期少量食用。

② 南瓜中的果胶可延缓肠道对糖和脂质吸收，预防高血压病、高脂血症等病症；还能黏结和消除体内细菌毒素和其他有害物质，如重金属中的铅、汞和放射性元素，能起到解毒作用；南瓜所含的果胶还可以保护胃胶道黏膜，免受粗糙食品刺激，促进溃疡愈合，适宜于胃病患者。

③ 南瓜能消除致癌物质亚硝胺的突变作用，有防癌功效，并能帮助肝、肾功能的恢复，增强肝、肾细胞的再生能力。

④ 南瓜还是女性的美容佳品，具有美白、祛斑、防皱的功效。

【性味归经及主治】

南瓜性温，味甘；归脾、胃经；具有补中益气、消炎止痛、解毒杀虫、降糖的功效；适用于糖尿病、癌症、泌尿结石、肥胖症、高血压病、冠心病、高脂血症、老年便秘等病症。

（四） 葫芦

【概述】

葫芦，又名瓠瓜、壶卢、蒲瓜、瓠子等，是清热解毒的一道家常菜。

【营养价值】

葫芦含有丰富的维生素 C、胡萝卜素、蛋白质及多种微量元素。葫芦还富含水分、胶质等营养物质。

【食用功效】

① 葫芦有显著的利尿作用。

② 葫芦中能分离出两种胰蛋白酶抑制剂，对胰蛋白酶有抑制作用，从而起到降糖的效果。

③ 葫芦含有较多的胡萝卜素及一种干扰素诱生剂，可提高机体的免疫能力，起到防癌抗癌的作用。

【性味归经及主治】

葫芦瓜性寒，味甘；归肺、胃、肾经；具有清热利尿、除烦止渴、润肺止咳、消肿散结的功效；适用于水肿腹水、烦热口渴、疮毒、黄疸、淋证、痈肿、肾炎、肝硬化腹水等病症。

（五） 西葫芦

【概述】

西葫芦，又名西葫、熊（雄）瓜、白瓜、小瓜、荨瓜、熏瓜，原产于印度，中国北方如山东、河北、北京等各地广泛栽培。

【营养价值】

西葫芦含有较多维生素 C、葡萄糖等其他营养物质，尤其是钙的含量极高，但是吸收率很低。

【食用功效】

① 西葫芦可调节人体代谢，具有减肥、美容的功效。

② 西葫芦含有一种干扰素诱生剂，可刺激机体产生干扰素，

提高免疫力，发挥抗病毒和抗肿瘤的作用。

③ 西葫芦有很高的营养价值，但是在烹饪过程中由于加热等因素，其中营养成分流失较多。

【性味归经及主治】

西葫芦性温，味甘；归脾、胃经；具有清热利尿、除烦止渴、润肺止咳、消肿散结的功效；适用于水肿腹胀、烦渴、疮毒、肾炎、肝硬化腹水等病症。

（六） 佛手瓜

【概述】

佛手瓜，又名安南瓜、寿瓜、丰收瓜、洋瓜、合手瓜、捧瓜等，是一种葫芦科佛手瓜属植物。

【营养价值】

佛手瓜在瓜类蔬菜中营养全面丰富，蛋白质含量较高，热量很低。佛手瓜中钙、锌等矿物质含量丰富，维生素 C 和有机酸更丰富。

【食用功效】

① 经常吃佛手瓜可利尿排钠，可以扩张血管，达到降压之功效，是心脏病、高血压病患者的保健蔬菜。

② 常食含锌高的佛手瓜可以提高儿童智力，也能防止老人记忆退化。

③ 佛手瓜对男女因营养引起的不育症，尤其对男性性功能衰退有较好的疗效。

【性味归经及主治】

佛手瓜性凉，味甘；归脾、胃、肺经；具有祛风解热、健脾开胃、理气和中的功效；适用于消化不良、胸闷气胀、呕吐、头痛、咽干、咳嗽、脾胃湿热等症。

（七） 丝瓜

【概述】

丝瓜，又称天罗、蛮瓜、吊瓜、布瓜。

【营养价值】

丝瓜含蛋白质、脂肪、碳水化合物、钙、磷、铁及维生素 B_1、维生素 C，还有皂苷、植物黏液、木糖胶、丝瓜苦味质、瓜氨酸等。

【食用功效】

① 丝瓜中含防止皮肤老化的 B 族维生素、增白皮肤的维生素 C 等成分，能保护皮肤，消除斑块，使皮肤洁白、细嫩，是不可多得的美容佳品，故丝瓜汁有"美人水"之称。

② 丝瓜含有皂苷类物质，具有一定的强心作用。

③ 丝瓜提取物对乙型脑炎病毒有明显预防作用，在丝瓜组织培养液中还提取到一种具抗过敏性物质泻根醇酸，其有很强的抗过敏作用。

【性味归经及主治】

丝瓜性凉，味甘；归肝、胃经；具有清热化痰、止咳平喘、通络、美容抗癌的功效；适用于痰喘咳嗽、妇女带下、产妇乳汁不足、热病烦渴、筋骨酸痛、便血等症。

(八) 苦瓜

【概述】

苦瓜，又叫癞瓜、凉瓜，具有特殊的苦味，受到大众的喜爱。

【营养价值】

① 苦瓜含有多种维生素，特别是维生素 C、维生素 P 的含量丰富，还含有独特的维生素 B_{17}。

② 苦瓜含有铬和类似胰岛素的物质，有明显的降血糖作用。

③ 苦瓜具有一种独特的苦味成分，即奎宁，能起到消暑解热作用。苦瓜还含有多种植物活性物质，如苦瓜素、苦瓜皂苷等。

【食用功效】

① 苦瓜具有清热消暑的功效，对痢疾、疮肿、中暑发热、痱子过多、结膜炎等病症有一定的功效。

② 苦瓜有明显的降血糖作用。经常食用苦瓜，能促进糖分分解，使过剩的糖分转化为热量，还能改善体内的脂肪平衡，是

糖尿病患者理想的食疗食物。

③ 苦瓜中的有效成分可以抑制正常细胞的癌变并促进突变细胞的复原，具有一定的抗癌作用。

④ 苦瓜的维生素 C 含量很高，具有预防坏血病、保护细胞膜、防止动脉粥样硬化、提高机体应激能力、保护心脏等作用。

⑤ 苦瓜中的苦瓜素被誉为"脂肪杀手"，能使摄取的脂肪和多糖减少。常吃苦瓜还能增强皮层活力，使皮肤变得细嫩健美。

⑥ 苦瓜还有降血脂、预防骨质疏松、调节内分泌、抗氧化、抗菌以及提高人体免疫力等药用和保健功能。

⑦ 苦瓜最好的吃法还是凉拌，因为凉拌能够很好地保留苦瓜中所含有的维生素。

⑧ 由于苦瓜的季节性很强，将苦瓜切片晒干，可用来泡制苦瓜茶，这样一年四季都可食用，还可以将苦瓜制成苦瓜酒。

【性味归经及主治】

苦瓜性寒，味苦；归心、肝、脾、肺经；具有清热、明目、利尿、清心的功效；适用于中暑、暑热烦渴、暑疖、痱子过多、目赤肿痛、痈肿丹毒、烧烫伤、少尿等症。

瓜菜类食物成分表见表 1-6。

五、 茄果类

（一） 辣椒

【概述】

辣椒，常见的有青椒、红椒、灯笼椒、小米椒等，是日常生活中重要的蔬菜和调味品。

【营养价值】

① 辣椒是维生素 C 的宝库，特别是红辣椒比青辣椒要多含有 2 倍左右的维生素 C。

② 辣椒含有对人体有益的胡萝卜素和类胡萝卜素，在人体内可转变为维生素 A，红辣椒比青辣椒多 4 倍以上。

③ 辣椒还含有植物活性物质"辣椒素"，辣椒素可以和哺乳动物体内感觉神经元的香草素受体亚型 1（VR1）结合，从而产

表1-6 瓜菜类食物成分表

食物名称	食部/g	水分/g	能量/kcal	能量/kJ	蛋白质/g	脂肪/g	碳水化合物/g	不溶性纤维/g	总维生素A/μgRE	胡萝卜素/μg	维生素B₁/mg	维生素B₂/mg	烟酸/mg	维生素C/mg	总维生素E/mg	钙/mg	铁/mg	锌/mg	硒/μg
黄瓜	92	95.8	16	65	0.8	0.2	2.9	0.5	15	90	0.02	0.03	0.2	9	0.49	24	0.5	0.18	0.38
冬瓜	80	96.6	12	52	0.4	0.2	2.6	0.7	13	80	0.01	0.01	0.3	18	0.08	19	0.2	0.07	0.22
南瓜	85	93.5	23	97	0.7	0.1	5.3	0.8	148	890	0.03	0.04	0.4	8	0.36	16	0.4	0.14	0.46
葫芦	87	95.3	16	67	0.7	0.1	3.5	0.8	7	40	0.02	0.01	0.4	11	—	16	0.4	0.14	0.49
西葫芦	73	94.9	19	79	0.8	0.2	3.8	0.6	5	30	0.01	0.03	0.2	6	0.34	15	0.3	0.12	0.28
佛手瓜	100	94.3	19	77	1.2	0.1	3.8	1.2	3	20	0.01	0.10	0.1	8	—	17	0.1	0.08	1.45
丝瓜	83	94.3	21	90	1.0	0.2	4.2	0.6	15	90	0.02	0.04	0.4	5	0.22	14	0.4	0.21	0.86
苦瓜	81	93.4	22	91	1.0	0.1	4.9	1.4	17	100	0.03	0.03	0.4	56	0.85	14	0.7	0.36	0.36

注：营养成分以每百克可食部计。

生一种灼烧的感觉，这就是我们所谓的"辣"。

【食用功效】

① 辣椒强烈的香辣味能刺激唾液和胃液的分泌，增加食欲，促进肠道蠕动，帮助消化，防止便秘。

② 辣椒能促进血液循环，降低血脂，减少血栓形成，对心血管系统疾病有一定的预防作用。

③ 辣椒辛温，能发汗，降低体温，缓解肌肉疼痛，清除鼻塞，使呼吸道畅通无阻，因此具有较强的解热镇痛作用，可用以治疗咳嗽、感冒。

④ 辣椒的有效成分辣椒素是一种抗氧化物质，可阻止有关细胞的新陈代谢，从而终止细胞组织的癌变过程，降低癌症的发生率；还有抗衰老的作用。

⑤ 辣椒所含的辣椒素，能够促进脂肪的新陈代谢，防止体内脂肪积存，有利于降脂减肥。

⑥ 辣椒可以防治维生素 C 缺乏病（坏血病），对牙龈出血、贫血、血管脆弱等有辅助治疗作用，对保护视力、防治夜盲症也很有效。

⑦ 辣椒具有杀菌的功效，并能抑制胃腹内的寄生虫存活。

⑧ 过多食用辣味重的辣椒会剧烈刺激胃肠黏膜，引起胃痛、腹泻，并使肛门烧灼刺痛，诱发胃肠疾病，促使痔出血，故食管炎、胃肠炎、胃溃疡、痔患者应少吃或忌食；同时有火热病症或阴虚火旺的人应慎食。

【性味归经及主治】

辣椒性热，味辛；归心、脾经；具有温中散寒、开胃消食的功效；适用于寒滞腹痛、呕吐、泻痢、冻疮、脾胃虚寒、伤风感冒等症。

（二） 番茄

【概述】

番茄又称西红柿。番茄的果实营养丰富，具特殊风味，可以生食，煮食，加工番茄酱、汁或整果罐藏。

【营养价值】

① 番茄含有丰富的胡萝卜素、B 族维生素和维生素 C 等，尤其是维生素 P 的含量居蔬菜之冠，番茄又有"维生素宝库"的称号。

② 番茄富含番茄红素，该物质具有独特的抗氧化能力；番茄还含有苹果酸、柠檬酸、类黄酮、糖类、纤维素和多种矿物质等物质。

【食用功效】

① 番茄里富含的番茄红素、维生素 C 和维生素 E，都有很强的抗癌能力，能有效地减少前列腺癌、胰腺癌、直肠癌、喉癌、口腔癌、乳腺癌等癌症的发病危险。

② 番茄能清除自由基，保持皮肤弹性，使皮肤白皙，有抗衰老的作用。

③ 番茄内的苹果酸和柠檬酸等有机酸，有增加胃液酸度、帮助消化、调整胃肠功能的作用。

④ 番茄可以增强血管柔韧性，还能降低胆固醇的含量，对治疗高脂血症、高血压病、冠心病有益处。

⑤ 番茄多汁，可以利尿，肾炎患者宜食用。番茄还含有一种叫氯化铜的物质，对肝病也有辅助治疗作用。

⑥ 餐前吃番茄容易使胃酸增高，食用者会产生烧心、腹痛等不适症状；而餐后吃番茄，由于胃酸已经与食物混合，就能避免出现这些症状。

⑦ 青色未熟的番茄不宜食用。

【性味归经及主治】

番茄性凉、微寒，味甘、酸；归肺、胃、肝经；具有清热解毒、凉血平肝、生津止渴的功效；适用于口渴、食欲缺乏、糖尿病、牙龈出血、癌症、高血压病、心脏病、肾病、肝炎等病症。

（三） 茄子

【概述】

茄子是餐桌上为数不多的紫色蔬菜。

【营养价值】

① 茄子的营养丰富，含有蛋白质、脂肪、碳水化合物、维

生素、钙、磷、铁等多种营养成分。

② 在茄子的紫皮中含有丰富的维生素 E 和维生素 P，这是其他蔬菜所不能比的。茄子中有丰富的维生素 C 和 B 族维生素。

③ 茄子还含有磷、钙、钾等矿物质和胆碱、皂草苷、葫芦巴碱、水苏碱、龙葵碱等多种生物碱，尤其是紫色茄子中维生素含量更高。

【食用功效】

① 茄子含丰富的维生素 P，能增强细胞间的黏着力，增强毛细血管的弹性，防止微血管破裂出血，使心血管保持正常的功能。此外，茄子还有防治坏血病及促进伤口愈合的功效。

② 茄子中含有龙葵碱，能抑制消化系统肿瘤细胞的增殖，对于防治胃癌有一定效果。

③ 茄子具有降低胆固醇、降低血压的作用。

④ 茄子中所含的 B 族维生素对痛经、慢性胃炎及肾炎水肿等也有一定的辅助治疗作用。

⑤ 茄子中含有皂草苷，可提高供氧能力，改善血液流动，防止血栓，提高免疫力。对男性还有提高性能力之功效。

⑥ 老茄子，特别是秋后的老茄子有较多茄碱，对人体有害，不宜多吃。

⑦ 油炸茄子会造成维生素 P 大量损失，挂糊上浆后炸制能减少这种损失。

【性味归经及主治】

茄子性凉，味甘；归脾、胃、大肠经；具有清热止血、消肿止痛的功效；适用于发热、便秘、坏血病、高血压病、动脉粥样硬化、眼底出血等病症。

（四） 秋葵

【概述】

秋葵，亦称黄秋葵、咖啡黄葵，俗名羊角豆、潺茄。国内南方地区，因其长相酷似辣椒，又称"洋辣椒"。

【营养价值】

① 秋葵中含有黏性液质及果胶、阿拉伯聚糖、半乳聚糖、

鼠李聚糖、蛋白质等。

② 秋葵中含有铁、钙、锌和硒等矿物质和 β-胡萝卜素、维生素 C 等维生素。

③ 秋葵黏液中含有少量类激素的天然物质，能强肾补虚。

【食用功效】

① 秋葵有增强机体免疫力、调节内分泌、抗衰老等功效，还能增强机体的防癌、抗癌能力。

② 秋葵能减缓糖分吸收，抑制胆固醇吸收，改善血脂。

③ 秋葵对皮肤有保健作用，能使皮肤美白、细嫩，还有抗皱的功能。

④ 秋葵有保护胃壁的作用，还能促进胃液分泌，提高食欲，排除毒素，改善消化不良等症。经常食用能增强体力、保护肝脏。

⑤ 秋葵的钙含量很丰富，而草酸含量低，所以钙的吸收利用率较高，对素食者是很好的钙质来源。

⑥ 秋葵能强肾补虚，对男性器质性疾病有辅助治疗作用，享有"植物伟哥"之美誉。

【性味归经及主治】

秋葵性寒，味苦；归肾、胃、膀胱经；具有壮阳、补肾、通气、清热利湿的功效；适用于胃炎、癌症、胃溃疡、贫血、消化不良等病症。

茄果类食物成分表见表 1-7。

六、 葱蒜类

（一） 洋葱

【概述】

洋葱，为百合科草本植物，又名葱头、球葱、圆葱、皮牙子等。传统的中国菜中较少用到洋葱，但在国外它是餐桌上的"常客"，而且被誉为"菜中皇后"。

【营养价值】

① 洋葱富含钾、维生素 C、叶酸、锌、硒及纤维素等营养素。

表 1-7　茄果类食物成分表

食物名称	食部/g	水分/g	能量 /kcal	能量 /kJ	蛋白质/g	脂肪/g	碳水化合物/g	不溶性纤维/g	总维生素A/μgRE	胡萝卜素/μg	维生素B₁/mg	维生素B₂/mg	烟酸/mg	维生素C/mg	总维生素E/mg	钙/mg	铁/mg	锌/mg	硒/μg
辣椒(红,小)	80	88.8	38	159	1.3	0.4	8.9	3.2	232	1390	0.03	0.06	0.8	144	0.44	37	1.4	0.30	1.90
辣椒(青,尖)	84	91.9	27	114	1.4	0.3	5.8	2.1	57	340	0.03	0.04	0.5	62	0.88	15	0.7	0.22	0.62
甜椒	82	93.0	25	103	1.0	0.2	5.4	1.4	57	340	0.03	0.03	0.9	72	0.59	14	0.8	0.19	0.38
番茄	97	94.4	20	85	0.9	0.2	4.0	0.5	92	550	0.03	0.03	0.6	19	0.57	10	0.4	0.13	0.15
茄子	93	93.4	23	97	1.1	0.2	4.9	1.3	8	50	0.02	0.04	0.6	5	1.13	24	0.5	0.23	0.48
秋葵	88	86.2	45	189	2.0	0.1	11.0	3.9	52	310	0.05	0.09	1.0	4	1.03	45	0.1	0.23	0.51

注：营养成分以每百克食部计。

② 洋葱含有两种特殊的营养物质——槲皮素和前列腺素 A。这两种特殊营养物质，令洋葱具有了很多其他食物不可替代的健康功效。洋葱是蔬菜中唯一含前列腺素 A 的食物。

③ 洋葱中还含有植物杀菌素，如大蒜素等。

【食用功效】

① 洋葱有很强的杀菌、抗病毒能力，可预防感冒。

② 洋葱含有丰富的微量元素硒和前列腺素 A 等，能降低外周血管阻力，降低血黏度，因而具有降血压、增加冠状动脉血流量、预防血栓形成的作用。经常食用对高血压病、高脂血症和心脑血管病患者都有保健作用。

③ 洋葱能清除体内氧自由基，增强新陈代谢能力，抗衰老，预防骨质疏松，是适合中老年人的保健食物。

④ 洋葱易产生挥发性气体，凡患有皮肤瘙痒性疾病和患有眼疾、眼部充血者应少食，不可过量食用。

【性味归经及主治】

洋葱性微温，味甘、辛；归胃、脾、大肠经；具有健胃宽中、理气进食、发散风寒、健胃润肠、解毒杀虫的功效；适用于食欲缺乏、大便不畅、痢疾、肠炎、虫积腹痛、创伤溃疡、赤白带下、高血压病、高脂血症等病症。

（二）大蒜

【概述】

大蒜，也叫作蒜头，属于百合科植物，但是大蒜种类很多，根据蒜头颜色，可以分为白皮蒜和紫皮蒜；根据蒜瓣的大小，分为大半蒜和小半蒜。

【营养价值】

① 大蒜含有蛋白质、糖类、胡萝卜素、维生素 B_1、维生素 B_2、烟酸、膳食纤维以及硒、磷、铁、镁等矿物质。

② 大蒜中含挥发油约 0.2%，油中主要成分为大蒜辣素，是由大蒜中所含的蒜氨酸受大蒜酶的作用水解产生，还含多种烯丙基、丙基和甲基组成的硫醚化合物等。

【食用功效】

① 大蒜可促进消化液的分泌，增强食欲，去腥味。

② 大蒜挥发油中所含的大蒜辣素等具有明显的抗炎灭菌作用，其杀菌能力可达到青霉素的 1/10，对病原菌、病毒和寄生虫都有杀灭作用，有预防流行性感冒、防止伤口感染、治疗感染性疾病和驱虫的功效。

③ 大蒜具有抗氧化作用，它的抗氧化性优于人参，可提高机体免疫力，延缓衰老。

④ 大蒜中含有"蒜胺"，对大脑的益处比 B 族维生素还强。平时让儿童多吃些葱蒜，可使脑细胞的生长发育更加活跃。

⑤ 大蒜中含硒较多，对人体中胰岛素合成下降有调节作用，所以糖尿病患者多食大蒜有助减轻病情。

⑥ 大蒜能保护肝脏，诱导肝细胞脱毒酶的活性，可以阻断亚硝胺致癌物质的合成，从而预防癌症的发生。

⑦ 大蒜的有效成分具有明显的降血脂及预防冠心病和动脉粥样硬化的作用，并可防止血栓的形成。

⑧ 大蒜还可以去除风湿，破冷风，对于风寒湿冷类关节炎，有不错的抑制作用。

⑨ 大蒜植物活性物质遇热会很快失去作用，因此烹调时不宜久煮，最好大火快炒，防止有效成分被破坏。

【性味归经及主治】

大蒜性温、平，味辛；归脾、胃、肺经；具有解毒、消肿、杀虫的功效；适用于痈肿疔肿、癣疮、肺结核、顿咳、痢疾、泄泻、虫积腹痛等病症。

（三）青蒜

【概述】

青蒜，是大蒜幼苗发育到一定时期的青苗，它生长在农田里，具有蒜的香辣味道，以其柔嫩的蒜叶和叶鞘供食用。

【营养价值】

青蒜含有丰富的维生素 C 以及蛋白质、胡萝卜素、维生素 B_1、维生素 B_2 等营养成分。它的辣味主要来自其含有的辣素，这种辣素具有消积食的作用。

【食用功效】

① 青蒜含有辣素，其杀菌能力可达到青霉素的 1/10，对病原菌和寄生虫都有良好的杀灭作用，还可以起到预防流行性感冒、防止伤口感染、治疗感染性疾病和驱虫的功效。

② 青蒜具有明显的降血脂及预防冠心病和动脉粥样硬化的作用，并可防止血栓的形成。同时青蒜能保护肝脏，诱导肝细胞脱毒酶的活性，可以阻断亚硝胺致癌物质的合成，从而预防癌症的发生。

③ 青蒜能够促进维生素 B_1 的吸收，加速新陈代谢，迅速恢复体力；并有助于胃酸的分泌和食物的消化，宜于治疗饮食积滞证。

④ 青蒜烹炒时不宜过烂，以免破坏其所含辣素的功效，使其杀菌作用下降。

【性味归经及主治】

青蒜性温，味辛；归脾、胃、肺经；具有消食、行滞气、暖脾胃、消症积、解毒、杀虫的功效；适用于饮食积滞、脘腹冷痛、水肿胀满、泄泻、痢疾、疟疾、百日咳、痈疽肿毒、白秃癣疮、蛇虫咬伤、感冒等病症。

（四）蒜薹

【概述】

蒜薹，又称蒜毫。它是从抽薹大蒜中抽出的花茎，人们喜欢吃的蔬菜之一。

【营养价值】

蒜薹的营养成分很高，有蛋白质、脂肪、碳水化合物、膳食纤维、维生素 A、维生素 C、维生素 E、胡萝卜素、维生素 B_1、维生素 B_2、烟酸、钙、磷、钾、钠、镁、铁、锌、硒、铜、锰等人体所需营养成分，以及大蒜素、大蒜新素等成分。

【食用功效】

① 蒜薹含有辣素，对病原菌和寄生虫都有良好的杀灭作用，可以起到预防流行性感冒、防止伤口感染和驱虫的功效。

② 蒜薹外皮含有丰富的纤维素，可刺激大肠排便，调治便

秘。多食用蒜薹，能预防痔的发生，降低痔的复发次数，并对轻中度痔有一定的治疗效果。

③ 蒜薹具有防治动脉粥样硬化、降血脂等作用，可预防冠心病，防止血栓的形成。

④ 蒜薹能保护肝脏，并有防癌作用。

【性味归经及主治】

蒜薹性温，味辛；归脾、胃、肺经；具有温中下气、补虚、调和脏腑、活血、防癌、杀菌的功效；适用于便秘、痔、腹痛、腹泻、痢疾、高脂血症、感冒、癌症等病症。

（五） 大葱

【概述】

大葱，是葱的一种，葱常作为一种很普遍的香料调味品或蔬菜食用，在东方烹调中占有重要的角色，而在山东则有大葱蘸酱的食用方法。

【营养价值】

① 大葱含有蛋白质、糖类、胡萝卜素、食物纤维、维生素以及磷、铁、镁等矿物质。葱叶部分比葱白部分含有更多的维生素 A、维生素 C 及钙。

② 大葱中具有挥发油，油中的主要成分为蒜素，又含有二烯丙基硫醚、硫化丙烯、草酸钙等。

【食用功效】

① 大葱有一种独特的香辣味，来源于挥发性硫化物葱素，能刺激唾液和胃液分泌，增进食欲。

② 大葱能兴奋神经，改善促进循环，解表清热；还可以刺激上呼吸道，使黏痰易于咳出。

③ 大葱油中所含大蒜素，具有明显的抵御细菌、病毒的作用，尤其对痢疾杆菌和皮肤真菌抑制作用更强。

④ 大葱所含的蒜素可以抑制癌细胞的生长，还可降低胃液内的亚硝酸盐含量，对预防胃癌及多种癌症有一定作用。大葱可明显地减少结肠癌的发生。

⑤ 大葱有舒张小血管、促进血液循环的作用，可防止血压

升高所致的头晕，使大脑保持灵活，并预防老年痴呆。

⑥ 大葱可降低胆固醇在血管内的堆积。常吃葱，即便脂多体胖，其胆固醇并不增高，而且体质强壮。

⑦ 大葱中的各种维生素能保证人体激素正常分泌，还能有效刺激性欲，从而"壮阳补阴"。

【性味归经及主治】

葱白性温，味辛；归肺、胃经；具有发汗解表、散寒通阳的功效；适用于风寒感冒、恶寒发热、头痛鼻塞、阴寒腹痛、痢疾泄泻、虫积内阻、乳汁不通、二便不利等症。

（六） 小葱

【概述】

小葱，别名香葱、绵葱、火葱、四季葱，是一种常用调料，一般都是生食或拌凉菜用。

【营养价值】

① 小葱的主要营养成分是蛋白质、糖类、胡萝卜素、食物纤维以及磷、铁、镁等矿物质等。小葱的矿物质和胡萝卜素含量相对大葱较高。

② 小葱具有葱油，油中的主要成分为蒜素，又含有二烯丙基硫醚、硫化丙烯等。

【食用功效】

① 小葱含有具刺激性气味的挥发油和辣素，能祛除腥膻等油腻厚味菜肴中的异味，产生特殊香气，刺激消化液的分泌，健脾开胃，增进食欲。

② 小葱具有刺激身体汗腺的作用，可达到发汗散热的功效；葱油还能刺激上呼吸道，使黏痰易于咳出。小葱富含蒜素和辣素，有较强的杀菌功效。因此，常与姜、红糖一起熬制成的"葱姜水"，是治疗风寒感冒的一剂中药。

③ 小葱中含有一种果胶，可减少结肠癌的发生，葱内的蒜辣素也可以抑制癌细胞的生长，具有抗癌作用。

④ 葱有舒张小血管、促进血液循环、降低胆固醇的作用，有助于防止血压升高所致的头晕，使大脑保持灵活，预防阿尔茨

海默病。

　　⑤ 小葱中含有大量维生素，可以保证人体激素正常分泌，具有壮阳补阴的功效。

【性味归经及主治】

　　小葱性微温，味辛；归肺、胃经；具有健脾开胃、增进食欲、发表散寒、祛风胜湿、解毒消肿的功效；适用于风寒感冒、头痛、寒湿、红肿、痛风、疮疡等症。

　　葱蒜类食物成分表见表1-8。

七、菌藻类

　　菌类是个庞大的家族，无处不在。现在，已知的菌类大约有10多万种。菌类植物结构简单，没有根、茎、叶等器官，一般不具有叶绿素等色素。菌类植物可分为细菌门、粘菌门和真菌门三类彼此并无亲缘关系的生物。

　　食用菌是人们可以食用的大型真菌的总称，具体指大型真菌中能形成具有胶质或肉质的子实体或菌核类组织，并能食用或药用的菌类。以下就餐桌上常见的食用菌进行介绍。

（一）平菇

【概述】

　　平菇，又名侧耳、糙皮侧耳、蚝菇、黑牡丹菇，中国台湾又称秀珍菇，是担子菌门下伞菌目侧耳科的一种，是一种相当常见的灰色食用菇。

【营养价值】

　　① 平菇里面含有的脂肪和淀粉很少，而氨基酸和矿物质很多。平菇中含有人体所必需的8种氨基酸，其含量占所有氨基酸总量的35%以上。

　　② 新鲜平菇含粗蛋白、碳水化合物、纤维、维生素 B_1、维生素 B_2、烟酸、钙、铁、钾、钠、磷。

【食用功效】

　　① 平菇中的蛋白多糖等，能够诱发干扰素的合成，从而提高人体免疫力，具有防癌、抗癌的作用。

表 1-8 葱蒜类食物成分表

食物名称	食部/g	水分/g	能量 /kcal	能量 /kJ	蛋白质/g	脂肪/g	碳水化合物/g	不溶性纤维/g	总维生素A/μgRE	胡萝卜素/μg	维生素B₁/mg	维生素B₂/mg	烟酸/mg	维生素C/mg	总维生素E/mg	钙/mg	铁/mg	锌/mg	硒/μg
洋葱	90	89.2	40	169	1.1	0.2	9.0	0.9	3	20	0.03	0.03	0.3	8	0.14	24	0.6	0.23	0.92
大蒜(蒜头)	85	66.6	128	536	4.5	0.2	27.6	1.1	5	30	0.04	0.06	0.6	7	1.07	39	1.2	0.88	3.09
大蒜(紫皮)	89	63.2	139	580	5.2	0.2	29.6	1.2	3	20	0.29	0.06	0.8	7	0.68	10	1.3	0.64	5.54
青蒜	84	90.4	34	141	2.4	0.3	6.2	1.7	98	590	0.06	0.04	0.6	16	0.80	24	0.8	0.23	1.27
蒜苔	90	81.8	66	274	2.0	0.1	15.4	2.5	80	480	0.04	0.07	0.2	1	1.04	19	4.2	1.04	2.17
大葱	82	91.0	33	138	1.7	0.3	6.5	1.3	10	60	0.03	0.05	0.5	17	0.30	29	0.7	0.40	0.67
小葱	73	92.7	27	112	1.6	0.4	4.9	1.4	140	840	0.05	0.06	0.4	21	0.49	72	1.3	0.35	1.06

注：营养成分以每百克可食部计。

② 平菇能改善人体的新陈代谢，调节植物神经，减少人体血清胆固醇，降低血压。平菇是糖尿病和肥胖症患者的理想食品。

③ 平菇有调节妇女更年期综合征的作用，对改善人体新陈代谢、增强体质都有一定的好处。

【性味归经及主治】

平菇性平，味甘；归脾，大肠经；具有健脾胃、益气血、益智安神、美容的功效；适用于体质虚弱、气血不足、癌症、高血压病、高脂血症、动脉粥样硬化、冠心病等病症。

（二）香菇

【概述】

香菇，又名花菇、香蕈、香信、香菌、冬菇，在民间素有"山珍""植物皇后"美誉。

【营养价值】

① 香菇具有高蛋白、低脂肪的营养特点。此外，香菇含有丰富的糖类、维生素和矿物质。

② 香菇还含有多种对人体有益的植物化学物，如麦角固醇、香菇多糖、灵芝多糖及 40 多种酶等。

【食用功效】

① 香菇有提高机体免疫力、降胆固醇、降血压的作用，适宜高脂血症、高血压病患者食用。

② 香菇抑制癌细胞的生长，能起到防癌的作用。

③ 香菇对腹壁脂肪较厚的患者，有一定的减肥效果。

④ 泡发香菇的水不要丢弃，因为很多营养物质都溶在水中。

【性味归经及主治】

香菇性平、凉，味甘；归肝、胃经；具有补肝肾、益胃和中、健脾胃、益气血、益智安神、美容解毒的功效；适用于食欲缺乏、身体虚弱、小便失禁、大便秘结、形体肥胖、肿瘤、高脂血症、疮疡等病症。

（三） 榛蘑

【概述】

榛蘑，为真菌植物门真菌蜜环菌的子实体，主要分布在黑龙江山区林区，被称为"东北第四宝"。小鸡炖榛蘑是我国东北非常有名的菜品。

【营养价值】

① 榛蘑含有大量的磷、铁、钙等矿物质，还含有丰富的蛋白质、胡萝卜素以及维生素 C。榛蘑富含油脂，所含脂溶性维生素更易被人体吸收。

② 榛蘑还含有紫杉酚等植物活性物质。

【食用功效】

① 榛蘑对于身体虚弱、易饥饿的人有大补的作用。

② 榛蘑富含维生素 E，可以有效地延缓衰老、润泽肌肤。此外，多食用榛蘑对长期在电脑前工作的人非常有好处，可以起到防辐射和保护视力的功效。

③ 榛蘑中含有的紫杉酚是一种很好的抗癌成分，可以有效抑制卵巢癌。

④ 榛蘑富含纤维素，有助于人体的消化，对便秘有很好的防治作用。

⑤ 榛蘑有降低胆固醇的作用，能够有效地降低心脑血管疾病的发病率。

【性味归经及主治】

榛蘑性温，味甘；归脾、肝经；具有清目、利肺、益肠胃、祛风活络、强筋壮骨的功效；适用于夜盲、皮肤干燥、腰腿疼痛、佝偻病、消化道感染等病症。

（四） 金针菇

【概述】

金针菇，学名毛柄金钱菌，因其菌柄细长，似金针菜，故称金针菇。

【营养价值】

① 金针菇富含蛋白质，且含人体必需氨基酸成分较全，其

中赖氨酸和精氨酸含量尤其丰富。

② 金针菇含有多种维生素和矿物质等营养素。金针菇含锌量比较高，对增强智力尤其是对儿童的身高和智力发育有很好的促进作用，被称为"增智菇"。

③ 金针菇还含有金针菇多糖、朴菇素等物质，能增强机体对癌细胞的抗御能力。

【食用功效】

① 金针菇能有效地增强机体的生物活性，促进体内新陈代谢，有利于食物中各种营养素的吸收和利用，具有抵抗疲劳的作用。

② 金针菇可降低胆固醇，能防治心脑血管疾病；还能预防肝脏疾病和肠胃道溃疡，增强机体正气，防病健身。

③ 金针菇多糖对肺癌有明显的抑制作用，其强度与云芝多糖相近。从金针菇中提取的朴菇素，也能有效地抑制肿瘤的生长。

④ 常食金针菇可以提高机体免疫力，也有抗菌消炎的作用。

【性味归经及主治】

金针菇性凉，味甘；归脾、大肠经；具有抗疲劳、抗菌消炎、清除重金属、抗癌的功效；适用于营养不良、糖尿病、肥胖症、高血压病、高脂血症、癌症、习惯性便秘等病症。

（五） 草菇

【概述】

草菇，又名兰花菇、苞脚菇，是一种重要的热带亚热带菇类。

【营养价值】

① 草菇所含的蛋白质由 18 种氨基酸组成，其中人体必需的 8 种氨基酸草菇全都具备。

② 草菇还含有丰富的糖类、纤维素、维生素 B_1、维生素 C 以及较多的磷、钙、铁、钠、钾等元素。

【食用功效】

① 草菇的氮浸出物和嘌呤异种蛋白可以抑制癌细胞的生长，不但可以治疗消化道肿瘤，还可以增强肝脏和肾脏的活力。

② 草菇所含纤维素有促进肠蠕动的作用，可以缓解便秘，

预防肠癌，同时还可以减少人体对碳水化合物的吸收，降低血糖含量，有利于糖尿病患者。

③ 草菇有提高人体抵抗力和免疫功能的作用。

④ 草菇有一定的解暑作用，适宜炎夏季节食用。但是，脾胃虚寒的人不宜多食。

【性味归径及主治】

草菇性凉、寒，味甘、微咸、无毒；归脾、肝经；具有补脾益气、消食祛热、滋阴壮阳、清暑热等功效；适用于高血压病、癌症、糖尿病、产后缺乳、坏血病、创伤等病症。

（六）口蘑

【概述】

口蘑一般指双孢菇，最常见的食用菌种之一，肉质肥厚。

【营养价值】

① 双孢菇富含蛋白质，还含有丰富的维生素 B_1、维生素 B_2、烟酸、维生素 C、维生素 D 和多种矿物质等。

② 双孢菇还含有蘑菇多糖、异蛋白、酪氨酸酶、胰蛋白酶、麦芽糖酶等植物活性物质。

【食用功效】

① 双孢菇所含的蘑菇多糖和异蛋白具有一定的抗癌活性，可抑制肿瘤的发生。

② 双孢菇所含的酪氨酸酶能溶解一定的胆固醇，对降血压、降血脂有一定作用。

③ 双孢菇所含的胰蛋白酶、麦芽糖酶等均有助于食物的消化。

④ 双孢菇含有多种抗病毒成分，这些成分对治疗由病毒引起的疾病有很好的效果。

⑤ 双孢菇很早就被用于中药，具有镇痛功效，对关节炎等疾病有一定的疗效。

【性味归经及主治】

口蘑味甘，性平；归肺、心经；具有宣肺解表、益气安神的功效；适用于小儿麻疹、心神不安、失眠、贫血、高血压病、关节炎、癌症等病症。

（七） 杏鲍菇

【概述】

杏鲍菇，又名刺芹侧耳，因其具有杏仁的香味和菌肉肥厚如鲍鱼的口感而得名。

【营养价值】

① 杏鲍菇含有 18 种氨基酸，其中人体必需的 8 种氨基酸齐全，是一种营养保健价值极高的食用菌。

② 杏鲍菇含有碳水化合物、维生素及铁、钙、镁、铜、锌等矿物质。

③ 杏鲍菇还含有杏鲍菇多糖等植物活性物质。

【食用功效】

① 经常食用杏鲍菇，可以有效地清除血清胆固醇、降低血脂，防治动脉粥样硬化等心血管疾病。

② 杏鲍菇可以提高人体免疫功能，具有抗癌、美容等作用。

③ 杏鲍菇中丰富的膳食纤维对于增强肠胃蠕动也有很好的促进作用，能帮助便秘患者润肠通便，排除体内毒素，进而保持皮肤光泽，改善肤色暗沉的状况，驻颜护肤。

④ 杏鲍菇内含铁质丰富，可以有效地改善缺铁性贫血、溶血性贫血和失血性贫血等症状。

⑤ 杏鲍菇有助于胃酸的分泌和食物的消化，对于对胃溃疡和消化不良有很好的食疗作用。

【性味归经及主治】

杏鲍菇性平，味甘；归脾、胃、肾经；具有补虚、益气开胃、健脾止泻的功效；适用于尿频、水肿、高胆固醇血症、高血压病、心血管疾病、癌症等病症。

（八） 茶树菇

【概述】

茶树菇，又名茶薪菇、茶菇，因多生于茶树上而得名，有"中华神菇"之称，属高档食用菌类。原产于江西广昌境内高山密林地区。

【营养价值】

① 茶树菇是极高蛋白、低脂肪、低糖分的纯天然无公害保健食用菌。茶树菇含有人体所需的 18 种氨基酸，特别是含有人体所不能合成的 8 种氨基酸。

② 茶树菇有丰富的 B 族维生素和多种矿物质元素，如铁、钾、锌、硒等元素都高于其他菌类。

③ 茶树菇还含有抗癌多糖等植物活性物质。

【食用功效】

① 茶树菇含有大量的抗癌多糖，有很好的抗癌作用。因此，人们把茶树菇称作"中华神菇""保健食品""抗癌尖兵"。

② 茶树菇可提高人体免疫力，增强人体防病能力；常食还可起到抗衰老、美容等作用。

【性味归经及主治】

茶树菇性平，味甘，无毒；归脾、胃、肾经；具有益气开胃、健脾止泻、提高免疫力的功效；适用于尿频、尿床、水肿、气喘、高胆固醇血症、高血压病、心血管疾病、癌症、小儿低热等病症。

（九） 猴头菇

【概述】

猴头菇，又叫猴头菌，是一种药食两用的真菌。只因外形酷似猴头而得名，是中国传统的名贵菜肴。有"山珍猴头、海味鱼翅"之称。

【营养价值】

① 猴头菇含高质量蛋白质，其蛋白质含氨基酸多达 17 种，其中人体必需的氨基酸占 8 种。另外，猴头菇还富含各种维生素和矿物质。

② 猴头菇还含有挥发油、多糖类等成分，是猴菇菌片、复方胃宁片等制剂的原料，广泛应用于医药领域。

【食用功效】

① 猴头菇可增进食欲、增强胃黏膜屏障功能，适宜患有胃

病包括慢性胃炎、胃及十二指肠溃疡者食用。

② 猴头菇能提高淋巴细胞转化率，提高机体免疫能力，有抗肿瘤的作用。对消化道肿瘤有明显抗癌功效。

③ 猴头菇还是良好的滋补食品，对营养不良、神经衰弱有良好疗效。

④ 猴头菇可提高机体耐缺氧能力，增加心脏血液输出量，加速机体血液循环，适宜心血管疾病患者食用。

⑤ 猴头菇还有降低血糖和血脂的作用。

【性味归经及主治】

猴头菇性平、味甘；归脾、胃、心经；具有健胃、补虚、抗癌、益肾精的功效；适用于食少便溏、胃及十二指肠溃疡、神经衰弱、食管癌、胃癌、眩晕、阳痿等病症。

（十）松茸

【概述】

松茸，学名松口蘑，别名松蕈、合菌、台菌，是松栎等树木外生的菌根真菌，具有独特的浓郁香味，被誉为"菌中之王"。

【营养价值】

① 松茸的主要营养成分为多糖类、多肽类、氨基酸类、菌蛋白类、矿物质及醇类。

② 子实体中含有18种氨基酸、14种人体必需微量元素、49种活性营养物质、5种不饱和脂肪酸、8种维生素、2种糖蛋白、丰富的膳食纤维和多种活性酶。

③ 松茸含有3种珍贵的活性物质，分别是双链松茸多糖、松茸多肽和全世界所有植物中独一无二的抗癌物质——松茸醇，是世界上最珍贵的天然药用菌类。

【食用功效】

① 食用松茸可以增强人体免疫力、降低血糖、强化心脏、调节血压、抗血栓、抗病毒等，还有保护牙齿的作用。

② 松茸具有超强的抗基因突变能力和强抗癌作用，列菌类抗癌之前茅。其中松茸醇被广泛应用于预防癌症和癌症术后康复。

【性味归经及主治】

松茸性温，味淡；归肾、胃经；具有补肾强身、理气化痰的功效；适用于治腰膝酸软、头昏目眩、湿痰之咳嗽、胸膈痞满、恶心呕吐、肢体困倦、癌症等症。

（十一） 竹荪

【概述】

竹荪，又名竹笙、竹参，是鬼笔科竹荪属中著名的食用菌，常见并可供食用的有4种：长裙竹荪、短裙竹荪、棘托竹荪和红托竹荪。

【营养价值】

① 竹荪中蛋白质的含量高，且脂肪含量低。蛋白质中谷氨酸含量高，是竹荪味道鲜美的主要原因。

② 竹荪含有多种维生素和钙、磷、钾、镁、铁等矿物质，还含有丰富的粗纤维。

③ 竹荪子实体中含有多种酶和高分子多糖，其多糖为异多糖。

【食用功效】

① 竹荪中含有能抑制肿瘤的成分，可增强肌体对肿瘤细胞的抵抗力，因此，具有良好的防癌、抗癌作用。

② 竹荪能够保护肝脏，减少腹壁脂肪的积存，有俗称"刮油"的作用。

③ 竹荪对高血压病、神经衰弱、肠胃疾病等也具有保健作用。

【性味归经及主治】

竹荪性寒，味甘，无毒；归脾、胃经；具有补气养阴、润肺止咳、清热利湿的功效；适用于虚热咳、喉炎、痢疾、妇女带下、高血压、高脂血症、癌症等病症。

（十二） 灵芝

【概述】

灵芝，又称林中灵、琼珍，是多孔菌科真菌灵芝的子实体。

【营养价值】

灵芝主含氨基酸、多肽、蛋白质、真菌溶菌酶，以及糖类、麦角甾醇、三萜类、香豆精苷、挥发油、硬脂酸、苯甲酸、生物碱、维生素 B_2 及维生素 C 等；孢子还含甘露醇、海藻糖等。

【食用功效】

① 灵芝所含多糖物质可加速核酸与蛋白质的代谢，促进造血，增强体质；还可增加冠状动脉血流量，降低心肌耗氧，增强心肌收缩力，对抗动脉粥样硬化形成。

② 灵芝可升高白细胞的数量，有镇痛、镇咳、祛痰和平喘的作用。

③ 灵芝可保护肝脏，降低血清谷丙转氨酶，促进肝细胞再生。

④ 灵芝还有抗癌和抗衰老作用。

【性味归经及主治】

灵芝性平，味甘；归肝、肺、肾经；具有补气安神、止咳平喘的功效；适用于眩晕不眠、心悸气短、虚劳咳喘等症。

（十三）黑木耳

【概述】

黑木耳，又名黑菜，桑耳、本菌、树鸡、木蛾、木茸，因形似耳，加之其颜色黑褐色而得名。

【营养价值】

① 黑木耳含有蛋白质、脂肪、碳水化合物和多种维生素与无机盐，其中铁的含量极为丰富，为猪肝的 4 倍多。

② 黑木耳还富含维生素 K、果胶以及多种对人体有益的植物化学物，如木耳多糖、发酵素和植物碱等。

【食用功效】

① 黑木耳是缺铁性贫血患者的首选食物。

② 黑木耳能减少血液凝块，预防血栓症等的发生，有防治动脉粥样硬化和冠心病的作用，但有出血性疾病的人不宜食用。

③ 黑木耳中的胶质可把残留在人体消化系统内的灰尘、杂质吸附集中起来排出体外，从而起到清洗胃肠的作用，对胆结石、肾结石等内源性异物也有比较显著的化解功能。

④ 木耳还含有多种抗肿瘤活性物质，能增强机体免疫力，经常食用可防癌、抗癌，而且有养血驻颜、祛病延年的作用。

【性味归经及主治】

黑木耳性平，味甘；归胃、大肠经；具有滋补、润燥、养血益胃、活血止血、润肺、润肠的功效；适用于癌症、高血压病、动脉粥样硬化等病症。

（十四） 银耳

【概述】

银耳，又名白木耳、雪耳，为银耳科植物银耳的子实体。银耳自古被列为饮食和养生的上品。银耳性质平和，可与多种食材搭配，煲汤、煮、炖均佳，是秋冬季进补佳品。

【营养价值】

银耳含蛋白质、碳水化合物、脂肪、粗纤维、无机盐、水分及少量 B 类维生素。银耳的蛋白质中含 17 种氨基酸，其中含量最大的是脯氨酸；无机盐中主要含硫、铁、镁、钙、钾等。银耳中还含有丰富的胶质。

【食用功效】

① 银耳能提高肝脏解毒能力，保护肝脏功能，它不但能增强机体抗肿瘤的免疫能力，还能增强肿瘤患者对放疗、化疗的耐受力。

② 银耳富有天然特性胶质，加上它的滋阴作用，长期服用可以润肤，并有祛除脸部黄褐斑、雀斑的功效。

③ 银耳是含膳食纤维的减肥食品，它的膳食纤维可助胃肠蠕动，减少脂肪吸收。

【性味归经及主治】

银耳性平，味甘、淡；归肺、胃、肾经；具有润肺生津、滋阴养胃、益气安神、强心健脑、止血的功效；适用于肺热咳嗽、肺燥干咳、痰中带血、胃阴不足、咽干口燥、大便秘结、便秘下血、月经不调、鼻衄、崩漏、心悸失眠、血管硬化症、高血压病等病症。

（十五） 发菜

【概述】

发菜，又称发状念珠藻，是蓝藻门念珠藻目的一种藻类。发菜一般生长在贫瘠的土壤和沙漠地区，它的形状很细很长，和人类的头发很相似，因此，人们将这种东西叫作发菜。

【营养价值】

发菜含蛋白质丰富，而且还含有糖类、钙、铁、碘、藻胶、藻红元等营养成分，脂肪含量极少，故有山珍"瘦物"之称。

【食用功效】

① 发菜具有调节神经功能的作用，并可作为高血压病、冠心病、高脂血症、动脉粥样硬化、慢性支气管炎等病症辅助食疗的理想食物。

② 发菜对妇女月经不调、营养不良、手术后和外伤愈合阶段的患者有补益作用。

【性味归经及主治】

发菜性寒，味甘，无毒；归肝、肾、膀胱经；具有清热消滞、软坚化痰、理肠除垢、解毒滋补、通便利尿、化湿去腻、散结和降血压的功效；适用于老年慢性支气管炎、肺炎、支气管扩张、肺痈、高血压病、肥胖症、佝偻病等病症。

（十六） 海带

【概述】

海带，是一种在低温海水中生长的大型海生褐藻植物，属海藻类植物。

【营养价值】

① 海带富含碘、钙、磷、硒等多种人体必需的矿物质，含有丰富的胡萝卜素、维生素 B_1 以及纤维素等。

② 海带的有效成分甘露醇是一种疗效显著的利尿药。

③ 海带中还含有丰富的岩藻多糖、昆布多糖、褐藻氨酸等多种植物活性物质。

【食用功效】

① 经常食用海带，能预防地方性甲状腺肿大。

② 海带有显著的利尿作用，可辅助治疗各种水肿。

③ 海带中的多种活性成分有降血脂、抑制动脉粥样硬化以及防癌、抗癌作用。

④ 海带中丰富的纤维素可以有效地防止直肠癌和便秘的发生。

⑤ 海带含有较多的碱性物质，有助于体内酸碱平衡，保持身体健康。

【性味归经及主治】

海带性寒，味咸；归肝、肺、肾、胃经；具有软坚化痰、祛湿止痒、清热行水的功效；适用于糖尿病、心血管病、铅中毒、缺钙、癌症、肥胖症、甲状腺肿、噎膈、疝气、睾丸肿痛、带下、水肿、脚气等病症。

（十七） 紫菜

【概述】

紫菜是在海中互生藻类的统称。

【营养价值】

① 食用紫菜一般蛋白质含量为 $24\% \sim 28\%$，远远高于一般的蔬菜，且必需氨基酸含量多。紫菜的脂肪含量低，多在 1% 以下。

② 紫菜含有丰富的碘、钙、铁等矿物质以及胡萝卜素、维生素 B_1 多种维生素。紫菜含植物中几乎不存在的维生素 B_{12}，以干物质计，维生素 B_{12} 的含量与鱼肉相近。

③ 紫菜中蛋白质、铁、磷、钙、维生素 B_1、胡萝卜素等含量居各种蔬菜之前列，故紫菜又有"营养宝库"的美称。

【食用功效】

① 紫菜可以用于治疗因缺碘而引起的甲状腺肿大。

② 紫菜辅助治疗水肿、贫血的作用，还可以促进儿童、青少年骨骼和牙齿的健康生长。

③ 紫菜能活跃脑神经，增强记忆，达到预防衰老和减缓记忆力衰退的作用，还有改善忧郁症的功效。

【性味归经及主治】

紫菜性寒，味甘、咸；归肺经；具有化痰软坚、清热利水、补肾养心的功效；适用于甲状腺肿、水肿、慢性支气管炎、咳嗽、脚气、高血压病等病症。

（十八）海冻菜

【概述】

海冻菜，又名石花菜、红丝、凤尾等，是红藻的一种。海冻菜通体透明，犹如胶冻，口感爽利脆嫩，还是提炼琼脂的重要原料。琼脂可用来制作冷食、果冻或微生物的培养基。

【营养价值】

① 海冻菜含有丰富的矿物质和多种维生素，还含有丰富的多糖类物质。

② 海冻菜含有褐藻酸盐类和硫酸脂等物质。

③ 海冻菜含有丰富的纤维素。

【食用功效】

① 海冻菜具有降血脂功能，对高血压病、高脂血症有一定的防治作用。

② 琼脂能在肠道中吸收水分，使肠内容物膨胀，增加粪便体积，刺激肠壁，引起便意；所以经常便秘的人可以适当食用一些海冻菜。

【性味归经及主治】

海冻菜性寒、味甘、咸；归肝、肺经；具有清肺化痰、清热燥湿、滋阴降火、凉血止血、解暑的功效；适用于肠炎、肾盂肾炎、肛周肿瘤、乳腺癌、子宫癌等病症。

菌藻类食物成分表见表 1-9。

表 1-9　菌藻类食物成分表

食物名称	食部/g	水分/g	能量/kcal	能量/kJ	蛋白质/g	脂肪/g	碳水化合物/g	不溶性纤维/g	总维生素A/µgRE	胡萝卜素/µg	维生素B₁/mg	维生素B₂/mg	烟酸/mg	维生素C/mg	总维生素E/mg	钙/mg	铁/mg	锌/mg	硒/µg
平菇	93	92.5	24	101	1.9	0.3	4.6	2.3	2	10	0.06	0.16	3.1	4	0.79	5	1.0	0.61	1.07
香菇(干)	95	12.3	274	1148	20.0	1.2	61.7	31.6	3	20	0.19	1.26	20.5	5	0.66	83	10.5	8.57	6.42
香菇(鲜)	100	91.7	26	108	2.2	0.3	5.2	3.3	5	—	Tr	0.08	2.0	1	—	2	0.3	0.66	2.58
金针菇	100	90.2	32	133	2.4	0.4	6.0	2.7	5	30	0.15	0.19	4.1	2	1.114	—	1.4	0.39	0.28
草菇	100	92.3	27	111	2.7	0.2	4.3	1.6	—	—	0.08	0.34	8.0	—	0.40	17	1.3	0.60	0.02
口蘑	100	9.2	277	1157	38.7	3.3	31.6	17.2	—	—	0.07	0.08	44.3	···	8.57	169	19.4	9.04	—
猴头菇	100	92.3	21	88	2.0	0.2	4.9	4.2	—	—	0.01	0.04	0.2	4	0.46	19	2.8	0.40	1.28
松茸	100	16.1	207	867	20.3	3.2	48.2	47.8	—	—	0.01	1.48	—	—	3.09	14	86.0	6.22	98.44
黑木耳(干)	100	15.5	265	1107	12.1	1.5	65.6	29.9	17	100	0.17	0.44	2.5	—	11.34	247	97.4	3.18	3.72

食物名称	食部/g	水分/g	能量 /kcal	能量 /kJ	蛋白质/g	脂肪/g	碳水化合物/g	不溶性纤维/g	总维生素A/μgRE	胡萝卜素/μg	维生素B$_1$/mg	维生素B$_2$/mg	烟酸/mg	维生素C/mg	总维生素E/mg	钙/mg	铁/mg	锌/mg	硒/μg
银耳(干)	96	14.6	261	1092	10.0	1.4	67.3	30.4	8	50	0.05	0.25	5.3	—	1.26	36	4.1	3.03	2.95
发菜(干)	100	11.1	259	1082	20.2	0.5	60.8	35.0	—	—	0.15	0.54	0.9	6	0.07	1048	85.2	1.68	5.23
海带	100	94.4	13	55	1.2	0.1	2.1	0.5	—	—	0.02	0.15	1.3	…	1.85	46	0.9	0.16	9.54
海带(干)	98	70.5	90	374	1.8	0.1	23.4	6.1	40	240	0.01	0.10	0.8	…	0.85	38	4.7	0.65	5.84
紫菜(干)	100	12.7	250	1046	26.7	1.1	44.1	21.6	228	1370	0.27	1.02	7.3	2	1.82	264	54.9	2.74	7.22
海冻菜	100	15.6	314	1314	5.4	0.1	72.9	—	—	—	0.06	0.20	3.3	…	14.84	167	2.0	1.94	15.19

注：营养成分以每百克食部计。

第四节　水果类

水果是人体矿物质和维生素的主要来源。水果中的糖类主要以葡萄糖、蔗糖形式存在，极易被人体吸收。此外，水果中还含有各种芳香物质和色素，使其具有特殊的香味和颜色，赋予水果良好的感官性状。水果中的有机酸以苹果酸、柠檬酸和酒石酸为主，此外还有乳酸、琥珀酸等，有机酸因水果种类、品种和成熟度不同而异。有机酸促进食欲，有利于食物的消化作用，同时有机酸可使食物保持一定酸度，对维生素 C 的稳定性具有保护作用。水果中的维生素 C 含量一般较高，但维生素 C 极易与奶制品中的蛋白质凝结成块，不但影响消化吸收，还会使人出现腹胀、腹痛、腹泻等病症。故食用水果后，一般不要马上喝牛奶或吃乳制品。

由于水果的品种繁多，故也只将其中比较有代表性的几种加以介绍。

一、 苹果

【概述】

苹果，是最常见的水果之一，其果实味甜，口感爽脆，且含丰富的营养，是世界四大水果之冠，苹果、葡萄、柑橘和香蕉并称为世界四大水果。苹果通常为红色，不过也有黄色和绿色。

【营养价值】

① 苹果含有丰富的糖类、有机酸、果胶、蛋白质、钙、磷、钾、铁、维生素 A、B 族维生素、维生素 C 和膳食纤维，另含有苹果酸、酒石酸、胡萝卜素，是所有蔬果中营养价值最接近完美的。

② 苹果含有丰富的水溶性膳食纤维果胶、苹果酸、柠檬酸等。

③ 苹果中还含有多酚及黄酮类天然化学抗氧化物质和大量的粗纤维。

【食用功效】

① 苹果有"智慧果""记忆果"的美称。苹果不仅含有丰富的糖类、维生素和矿物质等大脑必需的营养素，而且更重要的是富含锌元素。锌是促进生长发育的关键元素，还是构成与记忆力息息相关的核酸与蛋白质的必不可少的元素。

② 苹果的香气是治疗抑郁和压抑感的良药。在诸多气味中，苹果的香气对人的心理影响最大，它具有明显的消除心理压抑感的作用。

③ 苹果中的苹果酸和柠檬酸能够提高胃液的分泌，促进消化。

④ 苹果能够有效地防止高血脂、高血压、高血糖，并有预防大肠癌以及铅中毒的作用。

⑤ 苹果汁有很强大的杀灭传染性病毒的作用。

⑥ 多吃苹果可改善呼吸系统功能，保护肺部免受污染和烟尘的影响。

【性味归经及主治】

苹果性平，味甘、酸；归脾、肺经；具有生津止渴、润肺除烦、健脾益胃、养心益气、润肠、止泻、解暑、醒酒的功效；适用于慢性胃炎、消化不良、慢性腹泻、神经性结肠炎、便秘、高血压病、高脂血症、肥胖症、解酒、癌症、贫血等病症。

二、 梨

【概述】

梨，蔷薇科梨属植物。梨的颜色一般为外皮呈现出金黄色或暖黄色，里面果肉则为通亮白色，鲜嫩多汁，口味甘甜，核味微酸。

【营养价值】

① 梨含有 85% 左右的水分，含有丰富的果糖和葡萄糖，还含有一定量的矿物质、维生素以及苹果酸等。

② 梨中富含膳食纤维。

【食用功效】

① 梨富含膳食纤维，可降低胆固醇含量，有助于减肥。

② 梨具有降低血压、养阴清热的功效。煮熟的梨还有助于肾脏排泄尿酸，有预防痛风、风湿病和关节炎的作用。

③ 梨具有清心润肺的作用，对肺结核、气管炎和上呼吸道感染的患者所出现的咽干、痒痛、声哑、痰稠等症皆有效。

④ 梨还适宜于肝炎、肝硬化患者以及肾功能不佳者食用。

⑤ 梨性寒凉，故一次不要吃得过多。脾胃虚寒者、发热的人不宜吃生梨，但可将梨切块煮熟后食用。

【性味归经及主治】

梨性凉，味甘、微酸；归肺、胃经；具有生津止渴、益脾止泻、和胃降逆、清心润肺的功效；适用于热病伤阴或阴虚所致的干咳、口渴、便秘、多痰、高血压病、心脏病、肝炎、肝硬化、急慢性支气管炎、小儿百日咳等病症。

三、 香蕉

【概述】

香蕉，芭蕉科芭蕉属植物的果实。

【营养价值】

① 香蕉属高热量水果，每 100g 果肉的热量可达 90 多千卡。在一些热带地区香蕉还作为主要粮食。

② 香蕉每 100g 果肉含碳水化合物 22g、蛋白质 1.4g、脂肪 0.2g；此外，还含多种矿物质和维生素。

③ 香蕉还含有较多的膳食纤维。

【食用功效】

① 香蕉富含维生素 A，能促进生长，增强对疾病的抵抗力。

② 香蕉能平稳血清素和褪黑素，还具有让肌肉松弛的作用。所以香蕉能减轻心理压力，解除忧郁。睡前吃香蕉，还有镇静的作用。

③ 香蕉可以预防脑卒中和高血压病，起到降压、保护血管的作用。

④ 香蕉能有效维护皮肤、毛发的健康，对手足皮肤皲裂十分有效，而且还能令皮肤光润细滑。

⑤ 香蕉还有润肠通便、润肺止咳、清热解毒、助消化和滋补的作用。

⑥ 香蕉不易保存，且不宜放在冰箱内存放。胃酸过多者不宜吃，胃痛、消化不良、腹泻者也应少吃。

【性味归经及主治】

香蕉性寒，味甘；归肺、大肠经；具有清热、通便、解酒、降血压、抗癌的功效；适用于口干烦渴、肺结核、便秘、痔、高血压病、冠心病、动脉粥样硬化、癌症、食管溃疡等病症。

四、 葡萄

【概述】

葡萄为著名水果，生食或制成葡萄干，也可酿造成葡萄酒。

【营养价值】

① 葡萄含糖量高达 $10\%\sim30\%$，以葡萄糖为主。

② 葡萄中含有矿物质钙、钾、磷、铁以及维生素 B_1、维生素 B_2、维生素 B_6、维生素 C 和维生素 P 等，还含有多种人体所需的氨基酸。

③ 葡萄皮和葡萄籽中含有丰富的抗氧化物质原花青素。

④ 葡萄中还含有多种果酸和黄酮类物质。

【食用功效】

① 葡萄中的多种果酸有助于消化，适当多吃些葡萄，能健脾和胃。

② 鲜葡萄中的黄酮类物质，能防止胆固醇斑块的形成，比阿司匹林效果更好，对预防动脉粥样硬化、心脑血管病有一定作用。葡萄越呈黑色，含黄酮类物质越多，若将葡萄皮和葡萄籽一起食用，对心脏的保护作用更佳。

③ 经常食用葡萄对神经衰弱、疲劳过度有益。

④ 把葡萄制成葡萄干后，糖和铁的含量会相对增高，是妇女、儿童和体弱贫血者的滋补佳品。

⑤ 葡萄富含原花青素，具有抗氧化、防癌、抗癌的作用。由于原花青素主要存在于葡萄皮和葡萄籽中，故可以多选用葡萄干这种食物，将葡萄皮与葡萄籽一起食入。

葡萄性平，味甘、酸；归肝、肺、肾经；具有补气血、益肝肾、生津液、强筋骨、除烦的功效；适用于肾炎、高血压病、水肿、贫血、神经衰弱、过度疲劳、体倦乏力、未老先衰、肺虚咳嗽、盗汗等病症。

五、 柑橘

【概述】

橘子常与柑子一起被统称为柑橘，颜色鲜艳，酸甜可口。

【营养价值】

① 柑橘富含维生素 C、β-胡萝卜素等多种维生素和矿物质。橘皮中的胡萝卜素、维生素 C、维生素 P 比果肉含量还高。

② 柑橘含有橘皮苷、枸橼酸、柠檬酸、苹果酸、果胶、柠檬油、香豆素、黄酮类化合物、柠檬苦素类似物等物质。

③ 柑橘还含有一种叫"诺米灵"的抗癌物质。

【食用功效】

① 柑橘中的橘皮苷、枸橼酸等物质，可加强毛细血管的韧性，降血压，扩张冠状动脉，解除疲劳，预防动脉粥样硬化，适宜于高血压病、冠心病患者食用。

② 柑橘富含维生素 C，具有美白抗皱、防止雀斑的作用，令皮肤更加光滑。

③ 橘子内侧的薄皮除维生素 C 外，还可提供丰富的果胶，可以促进通便，并且可以降低胆固醇。

④ 在鲜柑橘汁中，有一种抗癌功能很强的物质"诺米灵"，它能使致癌化学物质分解，抑制和阻断癌细胞的生长，使人体内除毒酶的功能成倍提高，阻止致癌物对细胞核的损伤，保护基因的完好。

【性味归经及主治】

柑橘性大寒，味甘、酸；归肺、胃经；具有开胃理气、止咳润肺的功效；适用于低钾血症、高血压病、冠心病、脑血管病变、急慢性气管炎、咳嗽有痰、消化不良、食欲缺乏等病症。

六、 脐橙

【概述】

脐橙，原名甜橙。别名黄果树、橙、香橙、橙子。

【营养价值】

脐橙果肉酸甜适度，富有香气，营养与橘子相似。脐橙含有丰富的维生素 B_1、维生素 B_2、维生素 P、维生素 C、胡萝卜素、钙、铁、镁、钾，还含有柠檬油、香豆素、黄酮类化合物、柠檬苦素类似物、类胡萝卜素、柠檬酸、苹果酸、果胶等防癌物质。

【食用功效】

① 橙子含有大量维生素 C 和胡萝卜素，能增强机体抵抗力，可以抑制致癌物质的形成，还能软化和保护血管，促进血液循环，降低胆固醇和血脂。

② 橙汁含类黄酮和柠檬素，可以促进高密度脂蛋白（HDL）增加，降低患心脏病的可能。

③ 食用橙子或饮橙汁，还有解油腻、消积食、止渴、醒酒的作用。经常食用橙子对预防胆囊疾病有效。

④ 橙皮可作为健胃剂、芳香调味剂，而且有止咳化痰功效，对慢性支气管炎有效。橙子发出的气味还有利于缓解人们的心理压力。

【性味归经及主治】

脐橙性凉，味甘、酸；归肺经；具有生津止渴、开胃下气、解酒的功效；适用于食欲缺乏、胸腹胀满作痛、腹中雷鸣、便溏、腹泻等症。

七、 金橘

【概述】

金橘，又称金枣、金柑、小橘子。金橘皮色金黄、皮薄肉嫩、汁多香甜。它皮肉难分，洗净后可连皮带肉一起吃下。

【营养价值】

① 金橘果实含丰富的维生素 A、维生素 C、维生素 P 等维生素，其中 80% 的维生素 C 集中在果皮上，每 100g 高

达 200mg。

② 金橘含有特殊的挥发油、金橘苷等特殊物质，具有令人愉悦的香气，是颇具特色的水果。

【食用功效】

① 金橘果实含丰富的维生素 A 和维生素 C，可预防色素沉淀、增进皮肤光泽与弹性、减缓衰老、避免肌肤松弛生皱；也可增强机体的抗寒能力，防治感冒，预防癌症。

② 金橘含维生素 P，能强化微血管弹性，可防治高血压病、动脉粥样硬化、心脏病。

③ 金橘还有行气解郁、消食化痰、生津止渴、利咽醒酒的作用。

④ 脾弱气虚者不宜多食，糖尿病患者、口舌碎痛、牙龈肿痛者忌食。

【性味归经及主治】

金橘性温，味辛、甘、酸；归肝、胃经；具有行气解郁、生津消食、化痰利咽、醒酒的功效；适用于胸闷郁结、咳嗽痰多、食欲缺乏、咽喉肿痛、醉酒口渴、伤食过饱、急慢性支气管炎、肝炎、胆囊炎、高血压病、血管硬化等病症。

八、 柚子

【概述】

柚子，又名柚、文旦、香栾、朱栾、内紫等。

【营养价值】

柚子味道酸甜，略带苦味，含有非常丰富的糖类、有机酸、维生素 B_1、维生素 B_2、维生素 C、维生素 P 和钙、磷、镁、铬等营养成分。

【食用功效】

① 柚子富含维生素 C，可促进伤口愈合；还可以预防感冒，缓解咽喉疼痛。

② 柚子含有生理活性物质皮苷，所以可降低血液的黏滞度，减少血栓的形成，对脑血管疾病，如脑血栓、脑卒中等有较好的预防作用。

③ 鲜柚肉含类似胰岛素的成分，是糖尿病患者的理想食品。

④ 柚子能降低血液中的胆固醇水平，还有助于预防肠癌和胃癌的发生。

⑤ 柚子含钾丰富，是心脑血管病及肾脏病患者最佳的食疗水果。

【性味归经及主治】

柚子性寒，味甘、酸；归肺、胃经；具有下气、化痰，消食、解酒的功效；适用于糖尿病、气郁胸闷、腹冷痛、消化不良、慢性支气管炎、痰多、咳嗽、疝气等病症。

九、 芒果

【概述】

芒果，为著名热带水果之一。

【营养价值】

① 芒果果肉含糖类、粗纤维、B族维生素、维生素C、β-胡萝卜素及多种人体需要的矿物质和氨基酸。芒果所含有的β-胡萝卜素成分特别高，是所有水果中少见的。维生素C含量也不低。

② 芒果是少数富含蛋白质的水果，芒果中还含有芒果苷、芒果酸等化合物。

【食用功效】

① 芒果能延缓细胞衰老，提高脑功能，还有祛痰止咳的功效。

② 芒果有利于防治心血管疾病，对于眩晕症、梅尼埃病、高血压晕眩、恶心呕吐等均有益。

③ 芒果有益于视力的改善，润泽皮肤，是女性的美容佳果，但多吃易饱。

④ 芒果含有芒果苷、芒果酸等化合物，有明显的抗脂质过氧化和防癌、抗癌的作用。

⑤ 过敏体质者要慎吃芒果，一般人也不宜大量进食芒果，否则皮肤会发黄，并对肾脏造成损害。

【性味归经及主治】

芒果性凉，味甘、酸；归脾、肺、胃经；具有益胃止呕、解渴利尿的功效；适用于男性性功能减退，女性经血少、闭经，高血压，口渴咽干，食欲缺乏，癌症，晕眩呕吐，咽痛音哑，咳嗽痰多等病症。

十、 荔枝

【概述】

荔枝是夏季人们喜爱吃的水果之一，与香蕉、菠萝、龙眼号称"南国四大果品"。

【营养价值】

荔枝含有丰富的葡萄糖、蔗糖、叶酸、精氨酸、色氨酸、多种维生素、柠檬酸、果胶以及磷、铁等，是有益于人体健康的水果。

【食用功效】

① 荔枝具有健脾生津、理气止痛之功效，适用于身体虚弱和气滞血瘀所致的经前腹痛或产后腹痛等病症。

② 荔枝含有丰富的维生素，可促进微细血管的血液循环，防止雀斑的发生，令皮肤更加光滑。

③ 荔枝富含维生素 C，有助于增强机体免疫力，提高抗病能力。

④ 荔枝有营养脑细胞、改善失眠的作用，对于健忘、神疲等症有补气安神的作用。

【性味归经及主治】

荔枝性温，味甘、酸；归心、肝、脾经；具有养血、生津、理气、止痛、除口臭的功效；适用于体质虚弱、贫血、脾虚腹泻等病症。

十一、 桂圆

【概述】

桂圆，又称龙眼，益智。鲜桂圆果肉呈乳白色、半透明，味甜如蜜，干后果肉变为暗褐色、质柔韧，称龙眼肉，可食用，也可药用。

【营养价值】

桂圆含有糖、蛋白质和多种维生素、微量元素等营养成分。干品中蛋白质和碳水化合物及矿物质含量明显提高，但受加工影响，维生素C含量则下降。桂圆还含有多种氨基酸、皂素、甘氨酸、鞣质、胆碱等。

【食用功效】

① 桂圆含有大量有益人体健康的营养元素，所以特别适合体弱贫血、年老体衰、久病体虚的人经常食用；也是产后妇女理想的调补食品。其主要功能是滋补强体、补心安神、养血壮阳、益脾开胃、润肤美容。

② 桂圆可提高热量、补充营养，促进血红蛋白再生，从而达到补血的效果。

③ 桂圆对子宫癌细胞的抑制率超过90%，女性更年期是妇科肿瘤好发的阶段，适当吃些桂圆有利健康。

④ 龙眼肉除了对全身有补益作用外，还对脑细胞特别有效，能增强记忆，消除疲劳。

【性味归经及主治】

桂圆性温，味甘；归心、脾经；具有开胃、养血益脾、补心安神、补虚长智的功效；适用于贫血、失眠、神经衰弱、气血不足、产后体虚、营养不良、记忆力下降等病症。

十二、 菠萝

【概述】

菠萝，是热带水果之一。福建和台湾地区称之为旺梨或者旺来，新加坡、马来西亚一带称为黄梨，大陆及香港称作菠萝。

【营养价值】

菠萝含有大量的果糖、葡萄糖、B族维生素、维生素C、磷、柠檬酸、果胶和蛋白酶等物质，另外，还含多种有机酸及菠萝朊酶等。

【食用功效】

① 菠萝含有一种叫"菠萝朊酶"的特殊物质，它能分解蛋

白质，还有溶解阻塞于组织中的纤维蛋白和血凝块的作用，能改善局部的血液循环，消除炎症和水肿。

② 菠萝有利尿作用，适当食用对肾炎、高血压病患者有益。

③ 菠萝具有健胃消食、补脾止泻、清胃解渴等功用。

④ 有的人对菠萝过敏，最好在食用前把菠萝放在淡盐水中浸泡 20min，再用凉开水浸洗，除去咸味后再食用。

【性味归经及主治】

菠萝性平，味甘、酸；归肾、胃经；具有解烦、健脾解渴、消肿祛湿、醒酒的功效；适用于肾炎、高血压病、支气管炎、消化不良等病症。

十三、 杨梅

【概述】

杨梅，又称圣生梅、白蒂梅、树梅，具有很高的药用和食用价值。

【营养价值】

① 杨梅果肉中含有丰富的糖类、粗纤维、钙、铁、镁及维生素 C 等。

② 杨梅中还含有柠檬酸、草酸、乳酸等有机酸。

【食用功效】

① 杨梅鲜果味酸，可开胃生津，提高食欲，促进消化。

② 杨梅具有收敛消炎作用，对大肠杆菌、痢疾杆菌等细菌有抑制作用，故能治疗痢疾腹痛等症。

③ 杨梅富含维生素 C，对防癌、抗癌有积极作用。杨梅果仁中所含的氰胺类、脂肪油等也有抑制癌细胞的作用。

④ 杨梅有阻止体内的糖向脂肪转化的功能，有助于减肥。

⑤ 杨梅鲜果能和中消食，生津止渴，是夏季祛暑之良品，可以预防中暑、去痧、解除烦渴。

【性味归经及主治】

杨梅性温，味甘、酸；归肺、胃经；具有止渴、止泻、止呕、消食、利尿的功效；适用于肥胖、习惯性便秘、癌症、咽喉炎、痢疾、肠胃炎等病症。

十四、 石榴

【概述】

石榴，别名安石榴、山力叶、丹若等，石榴是石榴科植物石榴的果实。安徽怀远县是中国石榴之乡。

【营养价值】

① 石榴果实中含有维生素 C、B 族维生素、有机酸、糖类以及钙、磷、钾等矿物质，而脂肪、蛋白质的含量较少，其中维生素 C 的含量比苹果高 1~2 倍。

② 石榴还含有生物碱、熊果酸等。

【食用功效】

① 石榴味酸，含有生物碱、熊果酸等，有明显的收敛作用，能够涩肠止血，加之其具有良好的抑菌作用，所以是治疗痢疾、泄泻、便血、遗精、脱肛等病症的良品。

② 石榴富含维生素 C，能提高机体免疫力，且有美白护肤的作用。

③ 石榴皮以及石榴树根皮均含有石榴皮碱，具有广谱抗菌作用，亦对人体的寄生虫有麻醉作用，是驱虫杀虫的良药。

④ 石榴花性味酸涩而平，若晒干研末，则具有良好的止血作用，亦能止赤白带下。石榴花泡水洗眼，尚有明目效能。

【性味归经及主治】

石榴性温，味甘、酸、涩；归肺、肾、大肠经；具有生津止渴、收敛固涩、止泻止血的功效；适用于口干舌燥、腹泻、扁桃体发炎等症。

十五、 山楂

【概述】

山楂，又名山里果、山里红。

【营养价值】

山楂含有丰富的钙、铁、磷、维生素 C 以及红色素、果胶等、其中维生素 C 的含量特别突出。

【食用功效】

① 山楂食用后有生津开胃、助消化的功效。

② 山楂还有降血脂的功效，可预防动脉粥样硬化、高脂血症、冠心病。

③ 山楂片泡水还有利尿、防治便秘的功效。

④ 常食山楂可提高机体免疫力。

【性味归经及主治】

山楂性温，味甘、酸；归肝、脾、胃经；具有消食健胃、活血化瘀的功效；适用于消化不良、心血管疾病、癌症、肠炎、经期延迟、产后瘀血等病症。

十六、　樱桃

【概述】

樱桃，别名车厘子、莺桃、荆桃、楔桃、英桃、牛桃、樱珠等。

【营养价值】

① 樱桃中维生素 A 和胡萝卜素的含量均比葡萄、苹果高很多。

② 樱桃中还含有 B 族维生素、维生素 C、维生素 E，及钙、磷等元素，以及花青素等。

【食用功效】

① 经常食用樱桃能养颜驻容，使皮肤红润嫩白、去皱消斑。

② 樱桃可以缓解贫血，又可增强体质、健脑益智。

③ 樱桃中含有丰富的花青素、维生素 E 等抗氧化物质，能提高机体免疫力、延缓衰老、消除肌肉酸痛等。

④ 樱桃可以治疗烧烫伤，起到收敛止痛、防止伤处起泡化脓的作用；同时樱桃还能治疗轻、重度冻伤。

【性味归经及主治】

樱桃性温，味甘；归肝、脾经；具有解表透疹、补中益气、健脾和胃、祛风除湿的功效；适用于消化不良、食欲缺乏、瘫痪、风湿腰痛、体质虚弱、头发稀少、贫血等病症。

十七、 桃子

【概述】

桃子，素有"寿桃"和"仙桃"的美称，因其肉质鲜美，又被称为"天下第一果"。

【营养价值】

桃肉含蛋白质、脂肪、碳水化合物、粗纤维、钙、磷、铁、胡萝卜素、维生素 B_1，以及有机酸（主要是苹果酸和柠檬酸）、糖类（主要是葡萄糖、果糖、蔗糖、木糖）和挥发油。

【食用功效】

① 桃含钾多，而含钠少，非常适合水肿患者食用。

② 桃富含果胶，这类物质在大肠中能吸收大量的水分，促进肠道蠕动，经常食用可预防便秘。

③ 鲜桃下树后极其不耐贮存，应趁鲜食用。食用前还要将桃毛洗净，以免引起皮疹；或吸入呼吸道，引起咳嗽、咽喉刺痒等症状。

④ 糖尿病患者慎食。

【性味归经及主治】

桃性温，味甘、酸；归胃、大肠经；具有养阴、生津、润燥、活血的功效；适用于口渴、便秘、痛经、虚劳喘咳、疝气疼痛、遗精、自汗、盗汗、低血糖、低血钾、缺铁性贫血、肺病、肝病等病症。

十八、 猕猴桃

【概述】

猕猴桃，也称奇异果，果形一般为椭圆状。因猕猴喜食，故名猕猴桃。

【营养价值】

① 猕猴桃含有丰富的糖类、膳食纤维、维生素和微量元素，尤其维生素 C、β-胡萝卜素、叶酸的含量较高。

② 猕猴桃还含有猕猴桃碱、蛋白水解酶、鞣质、果胶、柠檬酸、苹果酸、肌醇等植物活性物质。

【食用功效】

① 猕猴桃含有丰富的膳食纤维和抗氧化物质，如谷胱甘肽

等，有利于抑制癌症基因的突变，有防癌、抗癌的作用。

② 猕猴桃富含精氨酸，能有效地改善血液流动，阻止血栓的形成。

③ 猕猴桃还含有大量的天然糖醇类物质肌醇和血清促进素，能有效地调节糖代谢，调节细胞内的激素和神经的传导效应，具有稳定情绪、镇静心情的作用。

④ 猕猴桃富含维生素C，可防治坏血病，还有降低血液胆固醇水平、扩张血管、降低血压的作用。对冠心病、高血压病、心肌梗死、动脉粥样硬化、糖尿病等有特别的功效。

⑤ 猕猴桃性质寒凉，脾胃功能较弱的人不宜食用过多。

【性味归经及主治】

猕猴桃性寒，味甘、酸；归脾、胃经；具有清热生津、健脾止泻、止渴利尿的功效；适用于食欲缺乏、消化不良、反胃呕吐、烦热、黄疸、消渴、尿道结石、疝气、痔、癌症、高血压病、冠心病等病症。

十九、草莓

【概述】

草莓，又叫红莓、地莓等，鲜美红嫩，果肉多汁，酸甜可口，香味浓郁。

【营养价值】

草莓含有丰富的维生素C、维生素A、维生素E、维生素PP、维生素B_1、维生素B_2、胡萝卜素、鞣酸、天冬氨酸、草莓胺、果胶、纤维素、叶酸、铜、铁、钙、鞣花酸与花青素等营养物质。

【食用功效】

① 草莓富含丰富的胡萝卜素与维生素A，可缓解夜盲症，维护上皮组织健康，明目养肝，促进生长发育。

② 草莓中富含膳食纤维，可促进胃肠道的蠕动，促进胃肠道内的食物消化，改善便秘，预防痔疮、肠癌的发生。

③ 草莓可以预防坏血病，对防治动脉粥样硬化、冠心病也有较好的功效。

④ 草莓中含有的草酸钙较多，尿路结石患者不宜吃得过多。

【性味归经及主治】

草莓性凉，味甘、酸；归脾、肺经；具有润肺生津、健脾、消暑、解热、利尿的功效；适用于风热咳嗽、口舌糜烂、咽喉肿毒、便秘、高血压病、癌症等病症。

二十、 圣女果

【概述】

圣女果，常被称为小西红柿，中文正式名叫作樱桃番茄。樱桃番茄与其他番茄一样，既可生食也可熟食，但更适宜生食。

【营养价值】

① 圣女果富含胡萝卜素、维生素 C、维生素 PP、维生素 B_2 和钙、磷、钾、镁、铁、锌、铜和碘等多种元素，还含有糖类、有机酸、纤维素等。

② 圣女果维生素的含量是普通番茄的 1.7 倍，其中维生素 PP 的含量居果蔬之首。

③ 圣女果还含有谷胱甘肽、番茄红素等植物活性物质。

【食用功效】

① 圣女果含有丰富的抗氧物质，可以防止自由基对皮肤的破坏，延缓衰老，具有明显的美容、抗皱的效果。

② 圣女果中含有谷胱甘肽和番茄红素等物质，能增加人体抵抗力，防癌抗癌。特别是对前列腺癌，圣女果可以起到有效的预防和治疗效果。

③ 圣女果中维生素 PP 的含量居果蔬之首，有保护皮肤、维护胃液正常分泌、促进红细胞的生成的作用，对肝病有辅助治疗作用，还有美容、防晒的效果。

④ 圣女果含大量的维生素 C，可改善牙龈出血、皮下出血等症状，还有美白、抗皱的作用。

⑤ 不宜空腹大量食用圣女果，否则易与胃酸结合生成难溶解的块状结石，堵塞胃的幽门出口处，使胃内压力升高，造成胃不适、胃胀痛。

【性味归经及主治】

圣女果性微寒，味甘、酸；归肝、肺、胃经；具有生津止渴、健胃消食、清热解毒的功效；适用于食欲缺乏、高血压病、肾脏病、心脏病、肝炎、眼底病等病症。

二十一、 杏

【概述】

中国杏主要有三类栽培品种，按用途可分为食用杏类、仁用杏类和加工用杏类。此处以食用杏类为例。

【营养价值】

① 杏含丰富的维生素和糖类，还含有钙、磷、铁等矿物质。

② 杏果实中含类黄酮、维生素 B_{17} 较多。

【食用功效】

① 杏是维生素 B_{17} 含量最为丰富的果品，而维生素 B_{17} 又是极有效的抗癌物质，所以常食杏有预防癌症的作用。

② 杏富含类黄酮，类黄酮有预防心脏病和减少心肌梗死的作用，故常食杏脯、杏干，对心脏病患者有益。

③ 杏还有润肠通便、降气止咳的功效。

④ 杏味酸，性大热，且有滑胎作用，孕妇慎食。

⑤ 杏吃多了，会造成腹痛腹泻的情况，故肠胃消化不好的人应该少吃。

【性味归经及主治】

杏性温，味甘、酸；归肺、大肠经；具有润肺、止咳、定喘、生津、止渴的功效；适用于急慢性支气管炎咳嗽、肺癌、鼻咽癌、乳腺癌、头发稀少、中老年便秘等病症。

二十二、 李子

【概述】

李子，别名嘉庆子、布霖、玉皇李、山李子，其果实口味甘甜。

【营养价值】

李子含丰富的维生素和糖类，还含有钙、磷、铁、谷酰胺、丝氨酸、甘氨酸、脯氨酸、苏氨酸、丙氨酸等成分。

【食用功效】

① 李子能促进胃酸和胃消化酶的分泌，增加肠胃蠕动，因而食李能促进消化，增加食欲。

② 新鲜李肉中含有多种氨基酸，如谷酰胺、丝氨酸、甘氨酸、脯氨酸等，对于治疗肝硬化、腹水大有益处。

③ 李子核仁中含苦杏仁苷和大量的脂肪油，有显著的利水降压作用，并可加快肠道蠕动，促进干燥的大便排出，同时也具有止咳祛痰的作用。

④ 经常食用李子，对皮肤有很好的效果，并且还能祛除粉刺、青春痘等。

⑤ 李子不能多吃，否则会伤及脾胃，影响身体的健康。

【性味归经及主治】

李子性平，味甘、酸；归肝、肾经；具有生津止渴、清肝除热、利水的功效；适用于发热、口渴、肝病腹水、肝硬化、头皮屑多、小便不利等病症。

二十三、 甜瓜

【概述】

甜瓜是葫芦科甜瓜属一年生蔓性草本植物，栽培悠久，品种繁多，例如普通甜瓜、哈密瓜、白兰瓜等均属不同的品系。此处以普通甜瓜为例。

【营养价值】

① 甜瓜含有大量碳水化合物且水分充沛，还含有纤维素、苹果酸、果胶物质、维生素 A、维生素 C、烟酸以及钙、磷、铁等元素。

② 甜瓜是夏令消暑瓜果，其营养价值可与西瓜媲美。甜瓜除了水分和蛋白质的含量低于西瓜外，其他营养成分均不少于西瓜，而芳香物质、矿物质、糖分和维生素 C 的含量则明显高于西瓜。

③ 甜瓜类的蒂，含苦毒素、葫芦素 B、维生素 E 等。

【食用功效】

① 甜瓜可消暑清热、生津解渴、除烦躁。

② 多食甜瓜，有利于人体心脏和肝脏以及肠道系统的活动，

促进内分泌和造血功能。

③ 甜瓜中的转化酶可将不溶性蛋白质转变成可溶性蛋白质，帮助肾病患者吸收营养，对肾病患者有益。

④ 甜瓜蒂中的葫芦素 B 能保护肝脏，减轻慢性肝损伤，对原发性肝癌也有一定疗效。

⑤ 甜瓜蒂含有的苦毒素，有催吐作用；另外，甜瓜子有驱杀蛔虫、丝虫等作用。

⑥ 糖尿病患者慎食。

【性味归经及主治】

甜瓜性寒，味甘，果实无毒，瓜蒂含毒性；归心、胃、大肠经；具有清热解暑、除烦止渴、利尿的功效；适用于暑热所致的胸膈满闷不舒、食欲缺乏、烦热口渴、热结膀胱、小便不利等症。

二十四、 哈密瓜

【概述】

哈密瓜是甜瓜的一个转变，又名雪瓜、贡瓜，是一类优良甜瓜品种，果型圆形或卵圆形，出产于新疆。味甜，果实大，以哈密所产最为著名，故称为哈密瓜。

【营养价值】

① 哈密瓜含有糖类、纤维素，还有苹果酸、果胶物质、维生素 A、维生素 C、烟酸以及钙、磷、铁等元素。

② 哈密瓜还含有丰富的抗氧化剂类黄酮，如玉米黄质等。

【食用功效】

① 哈密瓜有补益机体、消除疲倦、安神、去口臭的作用。

② 哈密瓜富含各种维生素和矿物质，可预防冠心病和各种癌症。

③ 哈密瓜富含维生素 A，有助于维持健康的皮肤，减少患白内障的风险，并改善视力。

④ 哈密瓜含铁量丰富，对人体造血功能有显著的促进作用，所以可以用来作为贫血的食疗之品。

⑤ 哈密瓜有利小便、止渴、除烦热、生津止渴、防暑气等

作用，是夏季解暑的佳品。

⑥ 哈密瓜等甜瓜类的蒂含苦毒素，具有催吐的作用，能刺激胃壁的黏膜引起呕吐，适量的内服可急救食物中毒，是一种很好的催吐剂。

⑦ 糖尿病患者慎食。

【性味归经及主治】

哈密瓜性寒，味甘；归心、胃经；具有清暑热、解烦渴、利小便的功效；适用于肾病、胃病、咳嗽痰喘、贫血、便秘等病症。

二十五、 番木瓜

【概述】

番木瓜，又称木瓜、乳瓜、万寿果，素有"百益果王"之称。果实长于树上，外形像瓜，故名之木瓜。

【营养价值】

① 木瓜中富含蛋白质、维生素 A、维生素 B_1、维生素 B_2、维生素 C 及矿物质铁、钙、钾等。其中维生素 A 及维生素 C 的含量特别高。

② 木瓜还含有木瓜酵素、黄酮类物质、天然植物多糖以及有机酸等。

【食用功效】

① 木瓜可有效补充人体的养分，增强机体的抗病能力。

② 木瓜含丰富的黄酮类物质及维生素 A，能刺激女性激素分泌，并刺激卵巢分泌雌激素，使乳腺畅通，故有通乳及丰胸的作用；木瓜还可以促进肌肤代谢，帮助溶解毛孔中堆积的皮脂及老化角质，让肌肤显得更明亮、更清新。

③ 木瓜可作为塑身美容的佳品，因其所含的木瓜酵素及多种酶可分解蛋白质、糖类，促进新陈代谢，及时把多余脂肪排出体外，去除赘肉。

④ 木瓜富含胡萝卜素和维生素 C，能有效对抗全身细胞的氧化，有美容护肤、延缓衰老的功效。

⑤ 木瓜果肉中含有的番木瓜碱和木瓜蛋白酶具有抗结核杆

菌及寄生虫（如绦虫、蛔虫、鞭虫、阿米巴原虫）等作用，故可用于杀虫抗结核。

⑥ 木瓜吃太多会维生素 A 中毒，全身发黄，水肿。

【性味归经及主治】

木瓜性温，味酸；归肝、脾经；具有消食、催乳、清热、祛风的功效；适用于慢性萎缩性胃炎、产后缺乳、风湿筋骨痛、跌打扭挫伤、消化不良、肥胖症等病症。

二十六、 西瓜

【概述】

西瓜为夏季之水果，果肉味甜，能降温去暑；种子含油，可作消遣食品；果皮药用，有清热、利尿、降血压之效。

【营养价值】

① 西瓜瓤肉含糖量一般为 5%～12%，包括葡萄糖、果糖和蔗糖。甜度随成熟后期蔗糖的增加而增加。

② 西瓜还含有大量的苹果酸、氨基酸、番茄素及丰富的维生素 C 等物质。瓜瓤的红色就是由番茄红素所形成的。

③ 西瓜皮富含维生素 C、维生素 E。

【食用功效】

① 由于西瓜有利尿的作用，再加上水分大，所以吃西瓜后排尿量会增加，从而减少胆色素的含量，并使大便畅通，对治疗黄疸有一定作用。

② 西瓜的利尿作用还能使盐分排出体外，减轻水肿，特别是腿部水肿，对因长时间坐在电脑前而双腿麻木肿胀的女性来说，西瓜是一种天然的美腿水果。

③ 西瓜含有丰富的钾元素，能够迅速补充在夏季容易随汗水流失的钾，避免由此引发的肌肉无力和疲劳感，驱走倦怠情绪。

④ 新鲜的西瓜汁和鲜嫩的瓜皮可以滋润皮肤，增加皮肤弹性，减少皱纹，美白，增添光泽。常吃西瓜还可以使头发秀美稠密。

⑤ 由于西瓜水分多，会加重心脏和肾脏的负担，所以充血

性心力衰竭者和慢性肾病患者应忌食。

⑥ 糖尿病患者不宜多吃西瓜，因为西瓜含糖量高，会迅速升高血糖，加重病情。

【性味归经及主治】

西瓜性寒，味甘；归心、胃、膀胱经；具有清热解暑、生津止渴、利尿除烦的功效；适用于高血压病、急慢性肾炎、胆囊炎、高热、口疮等病症。

二十七、 大枣

【概述】

大枣又名红枣。

【营养价值】

① 大枣含有大量的糖类物质，主要为葡萄糖，还含有果糖、蔗糖及由葡萄糖和果糖组成的低聚糖、阿拉伯聚糖及半乳醛聚糖等。

② 大枣含有大量的维生素 C、维生素 B_1、维生素 B_2、胡萝卜素、烟酸和维生素 A 等多种维生素，素有"天然维生素丸"的美称。

③ 大枣还含有苹果酸、生物碱、芦丁等对人体有益的物质。

【食用功效】

① 大枣能提高人体免疫力，防病抗衰老，养颜益寿；并可促进白细胞新陈代谢，抑制癌细胞增殖；对病后体虚的人也有良好的滋补作用。

② 鲜枣含丰富的维生素 C，可使体内多余的胆固醇转变为胆汁酸，降低胆固醇，减少结石形成。

③ 大枣对防治骨质疏松、产后贫血有重要作用，其效果通常是药物不能比拟的。

④ 大枣所含的芦丁，能使血管软化，从而降低血压，对高血压病有防治功效。

⑤ 大枣还有宁心安神、益智健脑、增强食欲、抗过敏、除腥臭的功效。

⑥ 大枣有很好的增强肌力、消除疲劳、扩张血管、增加心

肌收缩力、改善心肌营养的作用。

⑦ 但是过多食用大枣会引起胃酸过多和腹胀，故不可一次大量进食。龋齿疼痛者，不宜食用。腐烂的大枣不宜食用。

【性味归经及主治】

大枣性温，味甘；归脾、胃经；具有补益脾胃、滋养阴血、养心安神的功效；适用于营养不良、贫血、过敏性紫癜、高血压病、心血管病、肝炎、肝硬化、癌症等病症。

二十八、 柿子

【概述】

柿子，别称半果，或者米果、猴果等。

【营养价值】

① 柿子营养价值很高，含有丰富的蔗糖、葡萄糖、果糖、蛋白质、胡萝卜素、维生素C、瓜氨酸、碘、钙、磷、铁。

② 柿子含有较多的果胶，有比较好的润肠通便作用。

③ 柿子未成熟的果实含多鞣酸，柿子中的鞣酸绝大多数集中在皮中，在柿子脱涩时，不可能将其中的鞣酸全部脱尽，如果连皮一起吃更容易形成胃柿石。

【食用功效】

① 柿子可以清除内火，有润肺、止咳、养胃的作用。

② 新鲜柿子含碘很高，能够防治地方性甲状腺肿大。

③ 柿子是女性的美容食材，有很好的瘦身美颜作用，还可以有效地预防和治疗黄褐斑。

④ 柿子含丰富的果胶，可润肠通便，保持肠道正常菌群生长，纠正便秘。

⑤ 吃过多柿子或未成熟的柿子，容易形成胃柿石，引起恶心、呕吐、胃溃疡，甚至胃穿孔等。柿子在饭后吃就不易形成胃柿石。

⑥ 柿子叶可治疗失眠。用柿子叶煎服当茶饮，每天喝1～2次，两周之后效果明显。

【性味归经及主治】

柿子性寒，味甘、涩；归心、肺、大肠经；具有清热、润肺、止渴的功效；适用于高血压病、甲状腺肿、痔等病症。

二十九、 枇杷

【概述】

枇杷，是我国南方特有的水果。枇杷果肉柔软多汁，酸甜可口、味道鲜美，口感较佳，营养丰富。

【营养价值】

① 枇杷具有很高的营养价值，富含纤维素、果胶、胡萝卜素、苹果酸、柠檬酸、钾、磷、铁、钙及维生素 A、B 族维生素、维生素 C 等人体所需的各种营养元素。

② 枇杷中还含有机酸、苦杏仁苷等植物活性物质。

【食用功效】

① 枇杷中含丰富粗纤维和 B 族维生素，能够促进氧化和全身新陈代谢，促进脂肪分解，有减肥的作用。

② 枇杷中所含的有机酸，能刺激消化腺分泌，对增进食欲、帮助消化吸收、止渴解暑有一定的作用。

③ 枇杷中含有苦杏仁苷，能够润肺、止咳、祛痰，治疗各种咳嗽；还能辅助治疗胃癌哕逆不止、饮食不入；枇杷叶可晾干制成茶叶，有泄热下气、和胃降逆之功效，可治疗各种呕吐呃逆。

④ 枇杷果实及叶有抑制流行性感冒病毒作用，常吃可以预防感冒。

⑤ 除了枇杷肉，枇杷叶及枇杷核也是常用的中药材。枇杷叶具清肺胃热、降气化痰功能，用于肺热干咳、胃痛、流鼻血、胃热呕秽；枇杷核则用于治疗疝气、消除水肿、利关节。

⑥ 脾虚泄泻者、糖尿病患者不适宜吃枇杷。

【性味归经及主治】

枇杷性平，味甘、酸；归肺、胃经；具有润肺止咳、止渴和胃、利尿清热等功效；适用于肺热咳嗽、久咳不愈、咽干口渴、胃气不足等症。

三十、 椰子

【概述】

椰子，别名胥余、胥耶、越王头、椰粟，为棕榈科植物椰子的成熟果实，我国主要产于广东、海南、云南、广西、福建等省。椰肉色白如玉，芳香滑脆；椰汁清凉甘甜。椰肉、椰汁是老少皆宜的美味佳果。

【营养价值】

椰汁及椰肉含丰富的蛋白质、果糖、葡萄糖、蔗糖、脂肪、维生素 B_1、维生素 E、维生素 C、钾、钙、镁等。

【食用功效】

① 长期饮用椰汁，可补充人体细胞内液，增强新陈代谢，并能扩充血容量，可提高人体的抗病能力并滋润、增白皮肤。

② 椰子肉汁可杀灭肠道寄生虫，疗效可靠，无毒副作用，是理想的杀虫消疳的中药及食品。

③ 椰子有补气益气、调理肠胃、排毒解毒、消除水肿、养颜的作用。孕妇可适度吃一些椰子，可美颜，还可为体内的胎儿供足营养。

④ 椰肉及椰汁含有大量的糖类，糖尿病患者忌食。

⑤ 椰子汁可以直接喝，也有发酵为椰子酒饮用的。

【性味归经及主治】

椰子性平，味甘；归胃、脾、大肠经；具有补益脾胃、生津、利尿、杀虫、止血等功效；适用于润肤、阳痿、食欲缺乏、小儿疳积、绦虫病、姜片虫、吐血等病症。

三十一、 山竹

【概述】

山竹是东南亚的一种水果，又名莽吉柿、山竺、山竹子、倒捻子、凤果。被称为"水果皇后"。

【营养价值】

① 山竹果肉含丰富的膳食纤维、糖类、维生素及镁、钙、磷、钾等矿物元素。

② 山竹维生素含量全面，除了 B 族维生素外，尚含维生素 A、维生素 E 和维生素 C。

③ 无机盐方面，山竹中钾的含量最高，超过 100mg。

④ 山竹富含羟基柠檬酸、山酮素等植物活性成分。

【食用功效】

① 山竹含有丰富的蛋白质和糖类，对机体有很好的补养作用。对体弱、营养不良、病后都有很好的调养作用。

② 山竹富含羟基柠檬酸，对抑制脂肪合成、抑制食欲和降低体重有良好功效；山竹富含的山酮素则具有止痛抗菌、抗病毒、抗突变等作用。

③ 山竹的营养价值较高，在夏季等季节可以适量多食用，但是山竹性寒，应该尽量少与西瓜等寒凉食物同食，而且糖尿病患者应该忌食。

④ 在泰国，人们将榴莲与山竹视为"夫妻果"。如果吃了过多榴莲上了火，吃上几个山竹就能缓解。

【性味归经及主治】

山竹性平，味甘、酸；归脾、肺、大肠经；具有健脾生津、止泻的功效；适用于脾虚腹泻、口渴口干、烧伤、烫伤、湿疹、口腔炎等病症。

三十二、 榴莲

【概述】

榴莲是热带著名水果之一，被誉为"水果之王"。它的气味浓烈，"爱之者赞其香，厌之者怨其臭"。果实球形，表面有很多硬刺，营养丰富，为热带著名果品之一。

【营养价值】

① 榴莲含有大量的糖分，热量高，还含有丰富的膳食纤维。

② 榴莲维生素含量丰富，以维生素 A、维生素 C 含量较突出。

③ 榴莲含有人体必需的矿物质，其中，钾和钙的含量较高。

④ 榴莲所含氨基酸的种类齐全，含量丰富，其中谷氨酸含量特别高。

【食用功效】

① 榴莲可以补充身体需要的能量和营养，达到强身健体、滋阴补阳的功效。身体虚弱、病后及妇女产后可用之来补养身体。

② 榴莲是热性水果，食用后可以起到活血散寒的作用，特别适合体寒、痛经、怕冷的女性食用，还可用于妇女产后催乳。

③ 榴莲中含有丰富的膳食纤维，可以促进肠蠕动，治疗便秘。但需要注意的是，吃榴莲治便秘要多喝开水，不然，丰富的纤维没水吸附，反而会适得其反。

④ 榴莲富含维生素 C，有增强人体免疫功能、美容、抗衰老、防癌等功效；榴莲因富含维生素 A，也可起到防癌、抗癌的作用。

⑤ 榴莲皮只食用里面白色的部分，加点瘦肉或者鸡一起来煲汤，味道十分的鲜甜，具有补血益气、滋润养阴等作用。

【性味归经及主治】

榴莲性热，味辛、甘；归肝、肺、肾经；具有滋阴强壮、疏风清热、利胆退黄的功效；适用于精血亏虚、须发早白、衰老、黄疸、疥癣、皮肤瘙痒、痛经等症。

三十三、 柠檬

【概述】

柠檬，又称柠果、洋柠檬、益母果等，是世界上最有药用价值的水果之一。

【营养价值】

柠檬富含维生素 C、糖类、钙、磷、铁、维生素 B_1、维生素 B_2、烟酸、奎宁酸、柠檬酸、苹果酸、橙皮苷、柚皮苷、柠檬苦素、香豆精、高量钾元素和低量钠元素等，对人体十分有益。其中，以维生素 C 的含量最为突出。

【食用功效】

① 柠檬水可以排除体内有害物质，有排毒、清肠的作用。

② 柠檬维生素 C 含量极为丰富，能防止和消除皮肤色素沉着，起到美白的作用。在晚上临睡前的 1h 饮用柠檬水效果会比较好，充分利用晚上吸收的时段，第二天就能够看到美白效果，同时还能够让肌肤更加细嫩。

③ 喝柠檬水还可以防治心血管疾病，因为柠檬水能缓解钙离子促使血液凝固的作用，可预防和辅助治疗高血压病和心肌梗死。

④ 柠檬水中含有大量柠檬酸盐，能够抑制钙盐结晶，从而阻止肾结石形成，甚至可以使部分慢性肾结石患者的结石减少。

⑤ 柠檬苦素在抑制癌细胞生长方面有一定效果，有研究显

示，柠檬苦素能抑制白血病、宫颈癌、乳腺癌和肝癌等。

⑥ 柠檬皮有丰富的钙、橙皮苷、柚皮苷等物质，为了达到理想的效果，最好还是连皮榨汁或连皮浸蜜最有营养。

⑦ 柠檬有一定的酸性，多食伤胃，易影响消化功能，容易胃酸、胃寒的人群最好不要经常食用，加入适量的蜂蜜一起饮用效果会比较好。

⑧ 食用柠檬切记要多刷牙，免得柠檬汁酸性物质残留在牙齿，形成蛀牙。柠檬水最好与正餐至少隔半个小时，以免影响消化。

【性味归经及主治】

柠檬性大寒，味甘、酸；归肝、胃经；具有化痰、止咳、生津、健脾的功效；适用于暑热口干烦渴、消化不良、肾结石、高血压病、心肌病等病症。

三十四、 橄榄

【概述】

橄榄，又名青果，卵圆形至纺锤形，成熟时黄绿色，外果皮厚，核硬，两端尖。

【营养价值】

① 橄榄果肉内含蛋白质、碳水化合物、脂肪、维生素 C、维生素 E 以及钙、磷、硒、铁等矿物质，且易被人体吸收，尤适于女性、儿童食用。特别是青橄榄富含超氧化物歧化酶、维生素 C 及多种微量元素。

② 橄榄果实中还含有滨蒿内酯、东莨菪内酯、没食子酸、逆没食子酸、短叶苏木酚、金丝桃苷和一些三萜类化合物，及挥发油、黄酮类化合物等活性物质。

【食用功效】

① 橄榄有清热解毒、利咽化痰、生津止渴的作用，可用于辅助治疗各种疾病所引起的咽喉肿痛、烦渴、咳嗽痰血等。

② 橄榄能有效清除体内自由基，能滋润肌肤，增加肌肤弹性光泽，缩短色素的周期，减少黑色素的形成，美容肌肤，延缓人体衰老。

③ 橄榄具有激活脂类分解酶的作用，具有降脂、调脂双重

功效，是降脂减肥最佳的天然珍品。

④ 橄榄中含有丰富的油柑酸等成分，具有较强的抗菌作用，同时橄榄对真菌有较强的抑制作用，其果汁或叶子捣烂外用，可治疗皮炎、湿疹等。

⑤ 橄榄还有防癌、抗癌的作用。

【性味归经及主治】

橄榄性平，味甘、酸；归肺、胃经；具有清热、利咽喉、解酒毒的功效；适用于咽喉疼痛、烦热口渴、肺热咳嗽咯血、醉酒、急性痢疾、坏血病、高胆固醇血症、动脉粥样硬化等病症。

三十五、 无花果

【概述】

无花果是一种开花植物，隶属于桑科榕属。果实皮薄无核、味道甘甜，具有很高的营养价值和药用价值。

【营养价值】

① 无花果热量较低，被称为低热量食品，是一种减肥、保健食品。

② 无花果果实中含有葡萄糖、果糖、蔗糖、柠檬酸以及少量苹果酸、琥珀酸等。乳汁中还含有淀粉糖化酶、酯酶、脂肪酶、蛋白酶等。

③ 无花果的干果、未成熟果实和植物的乳汁中均含抗肿瘤的成分，未成熟果实的乳浆中含有补骨脂素、佛柑内酯等活性成分，其成熟果实的果汁中可提取一种芳香物质苯甲醛，都具有防癌、抗癌、增强机体抗病能力的作用。

【食用功效】

① 从未成熟的无花果果实中所得的乳汁可以有效地预防多种癌症的发生和恶化，能抑制大鼠移植性肉瘤、小鼠自发性乳腺癌，致使肿瘤坏死；又能延缓移植性腺癌、骨髓性白血病、淋巴肉瘤的发展，使其退化，并对正常细胞不会产生毒害。

② 无花果能帮助人体对食物的消化，促进食欲；无花果还有非常显著的轻泻作用。

③ 无花果所含的脂肪酶、水解酶等有降低血脂和分解血脂的功

能，可减少脂肪在血管内的沉积，起到降血压和预防冠心病的作用。

④ 无花果有抗炎消肿之功，可治疗咽喉肿痛。

⑤ 无花果还有治疗痔及通乳的作用，孕妇宜适量吃些无花果。

⑥ 没有成熟的无花果禁止食用。

【性味归经及主治】

无花果性平，味甘；归肺、脾、胃经；具有清热生津、健脾开胃、滋养润肠、催乳的功效；适用于食欲缺乏、消化不良、腹泻、痔、高血压病、癌症、阴虚咳嗽、咽喉肿痛、乳汁稀少、便秘、痈肿、癣疾等病症。

三十六、 桑葚

【概述】

桑葚，为桑科落叶乔木桑树的成熟果实，又叫桑果、桑枣。成熟的桑葚子质油润，酸甜适口，以个大、肉厚、色紫红、糖分足者为佳。

【营养价值】

桑葚果营养丰富，富含多种维生素和矿物质，还含膳食纤维、鞣酸、苹果酸等。

【食用功效】

① 常食桑葚果可以明目，缓解眼睛疲劳、干涩的症状。

② 桑葚果有改善皮肤血液供应、营养肌肤、使皮肤白嫩及乌发等作用；并具有免疫促进作用，能延缓衰老。

③ 桑葚可以促进血红细胞的生长，防止白细胞减少，对治疗糖尿病、贫血、高血压病、高脂血症、冠心病、神经衰弱等症具有辅助功效。

④ 桑葚油能降低体内的胆固醇和甘油三酯的含量，具有抗动脉粥样硬化的作用。

【性味归经及主治】

桑葚性寒，味甘、酸；归心、肝、肾经；具有补血滋阴、生津润燥的功效；适用于眩晕耳鸣、心悸失眠、须发早白、便秘、津伤口渴、内热消渴、血虚便秘、补肝、肝肾阴亏等症。

水果类食物成分表见表1-10。

表 1-10 水果类食物成分表

食物名称	食部/g	水分/g	能量/kcal	能量/kJ	蛋白质/g	脂肪/g	碳水化合物/g	不溶性纤维/g	总维生素A/μgRE	胡萝卜素/μg	维生素B₁/mg	维生素B₂/mg	烟酸/mg	维生素C/mg	总维生素E/mg	钙/mg	铁/mg	锌/mg	硒/μg
苹果	76	85.9	54	227	0.2	0.2	13.5	1.2	3	20	0.06	0.02	0.2	4	2.12	4	0.6	0.17	0.12
梨	82	85.8	50	211	0.4	0.2	13.3	3.1	6	33	0.03	0.06	0.3	6	1.34	9	0.5	0.46	1.14
香蕉	59	75.8	93	38.9	1.4	0.2	22	1.2	10	60	0.02	0.04	0.7	8	0.24	7	0.4	0.18	0.87
葡萄	86	87.7	44	185	0.5	0.2	10.3	0.4	8	50	0.04	0.02	0.2	25	0.70	5	0.4	0.18	0.20
柑橘	77	86.9	51	215	0.7	0.2	11.9	0.4	148	890	0.08	0.04	0.4	28	0.92	35	0.2	0.08	0.30
脐橙	74	87.4	48	202	0.8	0.2	11.1	0.6	27	160	0.05	0.04	0.3	33	0.56	20	0.4	0.14	0.31
金橘	89	84.7	58	242	1.0	0.1	13.7	1.4	62	370	0.04	0.03	0.3	35	1.58	56	1.0	0.21	0.62
蜜橘	76	88.2	45	189	0.8	0.4	110.3	1.4	277	1660	0.05	0.04	0.2	19	0.45	19	0.2	0.10	0.45
柚子	69	89.0	42	177	0.8	0.2	9.5	0.4	2	10	—	0.03	0.3	23	—	4	0.3	0.40	0.70
芒果	60	90.6	35	146	0.6	0.2	8.3	1.3	150	897	0.01	0.04	0.3	23	1.21	Tr	0.2	0.09	1.44
荔枝	73	81.9	71	296	0.9	0.2	16.6	0.5	2	10	0.10	0.04	1.1	41	—	2	0.4	0.17	0.14
桂圆	50	81.4	71	298	1.2	0.1	16.6	0.4	3	20	0.01	0.14	1.3	43	—	6	0.4	0.40	0.08
桂圆肉	100	17.1	317	1328	4.6	1.0	73.5	2.0	—	—	0.04	1.03	8.9	27	—	39	3.9	0.65	3.28
菠萝	68	88.4	44	182	0.5	0.1	10.8	1.3	3	20	0.04	0.02	0.2	18	—	12	0.6	0.14	0.24
杨梅	82	92.0	30	125	0.8	0.2	6.7	1.0	7	40	0.01	0.05	0.3	9	0.81	14	1.0	0.14	0.31
石榴	57	79.1	73	304	1.4	0.2	18.7	4.8	—	—	0.05	0.03	—	9	4.91	9	0.3	0.19	—
樱桃	80	88.0	46	194	1.1	0.2	10.2	0.3	35	210	0.02	0.02	0.6	10	2.22	11	0.4	0.23	0.21
桃子	86	86.4	51	212	0.9	0.1	12.2	1.3	3	20	0.01	0.03	0.7	7	1.54	6	0.8	0.34	0.24

注：营养成分以每百克食部计。

食物名称	食部/g	能量/kcal	能量/kJ	水分/g	蛋白质/g	脂肪/g	碳水化合物/g	不溶性纤维/g	总维生素A/μgRE	胡萝卜素/μg	维生素B₁/mg	维生素B₂/mg	烟酸/mg	维生素C/mg	总维生素E/mg	钙/mg	铁/mg	锌/mg	硒/μg
猕猴桃	83	61	257	83.4	0.8	0.6	14.5	2.6	22	130	0.05	0.02	0.3	62	2.43	27	0.2	0.57	0.28
草莓	97	32	134	91.3	1.0	0.2	7.1	1.1	5	30	0.02	0.03	0.3	47	0.71	18	1.8	0.14	0.70
杏	91	38	160	89.4	0.9	0.1	9.1	1.3	75	450	0.02	0.03	0.6	4	0.95	14	0.6	0.20	0.20
李子	91	38	157	90.0	0.7	0.2	8.7	0.9	25	150	0.03	0.02	0.4	5	0.74	8	0.6	0.14	0.23
甜瓜	78	27	111	92.9	0.4	0.1	6.2	0.4	5	30	0.02	0.03	0.3	15	0.47	14	0.7	0.09	0.40
哈密瓜	71	34	143	91.0	0.5	0.1	7.9	0.2	153	920	—	0.01	—	12	—	4	—	0.13	1.10
番木瓜	86	29	121	92.2	0.4	0.1	7.0	0.8	145	870	0.01	0.02	0.3	43	0.30	17	0.2	0.25	1.80
西瓜	56	26	108	93.3	0.6	0.1	5.8	0.3	75	450	0.02	0.03	0.2	6	0.10	8	0.3	0.10	0.17
大枣（干）	88	317	1328	14.5	2.1	0.4	81.1	9.5	—	—	0.08	0.15	1.6	7	—	54	2.1	0.45	1.54
枣（鲜）	87	125	524	67.4	1.1	0.3	30.5	1.9	40	240	0.06	0.09	0.9	243	0.78	22	0.3	3.80	3.33
柿子	87	74	308	80.6	0.4	0.1	18.5	1.4	20	120	0.02	0.02	0.3	30	1.12	9	0.2	0.08	0.24
椰子	33	241	1007	51.8	4.0	12.1	31.3	4.7	—	—	0.01	0.01	0.5	6	—	2	1.9	0.92	—
柠檬	66	37	156	91.0	1.1	1.2	6.2	1.3	…	…	0.05	0.02	0.6	22	1.14	101	0.8	0.65	0.50
橄榄	80	57	240	83.1	0.8	0.2	15.1	4.0	22	130	0.01	0.01	0.7	3	—	49	0.2	0.25	0.35
无花果	100	65	272	81.3	1.5	0.1	16.0	3.0	5	30	0.03	0.02	0.1	2	1.82	67	0.1	1.42	0.67

第五节　坚果类

　　坚果又称壳果，这类食物食用部分多为坚硬果核内的种仁子叶或胚乳，营养价值很高。一般将坚果类食物分成两个亚类：一是树坚果，主要包括杏仁、腰果、榛子、松子、核桃、栗子、开心果等；二是种子，主要包括花生、葵花子、南瓜子、西瓜子等。

一、　花生

【概述】

　　花生，又名落花生、地果、唐人豆。花生滋养补益，有助于延年益寿，所以民间又称"长生果"。

【营养价值】

　　① 花生含有大量的蛋白质和脂肪；不饱和脂肪酸的含量很高，大部分为亚油酸。

　　② 花生含有胆碱、维生素 A、B 族维生素、维生素 E、维生素 K、钙、磷、铁、硒及锌等 20 多种微营养素。

　　③ 花生还含白藜芒醇，这是一种具有抗癌作用的物质。

【食用功效】

　　① 花生果实中的脂肪油和蛋白质，对妇女产后乳汁不足者有滋补气血、养血通乳的作用。

　　② 花生果实中钙含量极高，可促进儿童骨骼发育，防止老年人骨骼退行性病变发生。

　　③ 花生可改善血液循环，延缓脑功能衰退，抑制血小板凝集，防止脑血栓形成，增强记忆。

　　④ 花生油中含有的亚油酸，可使人体内胆固醇分解为胆汁酸排出体外，避免胆固醇在体内沉积，可以防治高脂血症、动脉粥样硬化、冠心病。

　　⑤ 花生、花生油中的白藜芦醇是肿瘤疾病的天然化学预防剂，可以防治肿瘤类疾病。

　　⑥ 花生中的维生素 K 有止血作用。花生红衣的止血作用比

花生更高出50倍，对多种出血性疾病都有良好的止血功效。但是，由于花生能增进血凝，促进血栓形成，故患血黏度高或有血栓的人不宜食用。

【性味归经及主治】

花生性平，味甘；归脾、肺经；具有润肺、和胃、补脾的功效；适用于高血压病、高脂血症、冠心病、产妇缺乳、营养不良等病症。

二、 瓜子

瓜子品种主要有葵花子、西瓜子、南瓜子等。瓜子的蛋白质含量较高，热量较低，不含胆固醇，还含有丰富的铁、锌、钙、钾、镁等矿物质。瓜子还是维生素 B_1 和维生素 E 的良好来源。

（一） 西瓜子

【概述】

西瓜子，别称黑瓜子、寒瓜子，为葫芦科植物西瓜的种子，可供食用或药用。

【营养价值】

西瓜子含脂肪油、蛋白质、维生素 B_2、戊聚糖、淀粉、粗纤维、α-氨基-β-丙酸，又含尿素酶、α-半乳糖苷酶、β-半乳糖苷酶和蔗糖酶，还含一种皂苷样成分，有降压作用，并能缓解急性膀胱炎之症状。

【食用功效】

① 西瓜子可以清肺经，起到祛痰止咳的功效，对咳嗽痰多和咯血等症均有良好的辅助效果。

② 西瓜子中含有丰富的油脂，有健脾开胃的效果。另外，没有食欲或便秘时食用西瓜子可以润肠通便。

③ 西瓜子中富含不饱和脂肪酸，而不饱和脂肪酸有利于降低血压，防治动脉粥样硬化。所以西瓜子是适合高血压病患者食用的小吃。

④ 西瓜子壳较硬，嗑得太多容易形成"瓜子牙"，对牙齿不利，而且长时间不停地嗑瓜子会伤津液，导致口干舌燥，甚至引起口腔黏膜损伤、溃疡等，特别是咸瓜子不宜吃得太多。

⑤ 瓜子类的食品也尽量不要给婴幼儿食用，以免掉进气管，引起窒息发生危险。

【性味归经及主治】

西瓜子性平，味甘；归心、胃、膀胱经；具有清肺化痰的功效；适用于咳嗽痰多和咯血等症。

（二）葵花籽

【概述】

葵花籽，又叫葵瓜子，是向日葵的果实，可供食用和油用。

【营养价值】

① 葵花籽种仁的蛋白质可与大豆、瘦肉、鸡蛋、牛奶相比；各类糖的含量为12%。

② 脂肪的含量优于动物脂肪和植物类油脂，因为其含有的不饱和脂肪酸，以亚油酸为主，占55%。葵花籽种仁含油率为50%～55%，已成为仅次于大豆位居第二的油料作物。

③ 葵花籽中钾、钙、磷、铁、镁也十分丰富，尤其是钾的含量较高，每100g含钾量达920mg；还含有维生素A、维生素B_1、维生素B_2、维生素E和食用纤维。

【食用功效】

① 葵花籽中丰富的钾元素对保护心脏功能，对预防高血压病非常有益；葵花籽中所含的植物固醇和磷脂，能够抑制人体内胆固醇的合成，防止动脉粥样硬化。

② 葵花籽中的铁可预防贫血的发生。

③ 葵花籽能安定情绪，能治疗抑郁症、神经衰弱、失眠症及各种心因性疾病，还能增强人的记忆力。

④ 葵花籽对癌症也有一定的预防功效，尤其是葵花籽能降低结肠癌的发病率。

⑤ 葵花籽和南瓜籽都富含锌，每天嚼食几粒葵花籽或南瓜籽，可使皮肤光洁，延缓皱纹的形成。

⑥ 葵花籽富含维生素E及精氨酸，对维护性功能和精子的质量有益，而且可以提高人体免疫功能。同时维生素E能够防止细胞遭受自由基的损伤，具有柔嫩、美白肌肤的作用。

【性味归经及主治】

葵花子性平，味甘；归大肠经；具有补虚损、降血脂、抗癌的功效；适用于神经衰弱、失眠、高血压病、动脉粥样硬化、高脂血症、癌症、蛲虫病等病症。

（三） 南瓜子

【概述】

南瓜子，即白瓜子，葫芦科南瓜属植物南瓜的种子，生吃、熟吃都可以。

【营养价值】

南瓜子富含蛋白质、脂肪酸，还含有多种维生素、泛酸和钴、锌等矿物质。

【食用功效】

① 南瓜子有很好地杀灭体内寄生虫（如蛲虫、钩虫、绦虫等）的作用，对血吸虫的幼虫也具有很好的杀灭作用，且没有毒性和任何副作用。

② 南瓜子富含脂肪酸，可使前列腺保持良好功能；所含的活性成分可消除前列腺炎初期的肿胀，同时还有预防前列腺癌的作用；适宜男性经常食用，每天吃 50g 即可。

③ 南瓜子含有丰富的泛酸，可以缓解静止性心绞痛，并有降压的作用。

【性味归经及主治】

南瓜子性平，味甘；归胃、大肠经；具有驱虫、消肿的功效；适用于脾虚营养不良、消瘦乏力、脾虚水肿、产后缺乳、百日咳、咳嗽咽干、绦虫病、蛔虫病、血吸虫病等病症。

三、 松子

【概述】

松子，又称"开口松子"，是松树的种子。

【营养价值】

松子营养价值很高，含有丰富的蛋白质、脂肪，钙、磷、锰等矿物质以及维生素 E 等。松子中的脂肪成分主要为亚油酸、亚麻油酸等不饱和脂肪酸，有软化血管和防治动脉粥样硬化的作用。

【食用功效】

① 松子有很好的软化血管、延缓衰老的作用；还有防止因胆固醇增高而引起心血管疾病的作用。

② 松子中含磷较为丰富，对大脑和神经有很好的补益作用，是学生和脑力劳动者的健脑佳品，对老年痴呆也有很好的预防作用。

③ 经常食用松子可以润肠通便、强身健体，提高机体抗病能力。

④ 松子对老年慢性支气管炎、支气管哮喘、便秘、风湿性关节炎、神经衰弱和头晕眼花患者，均有一定的辅助治疗作用。

【性味归经及主治】

松子性温，味甘；归肝、肺、大肠经；具有滋阴养液、补益气血、润燥滑肠的作用；适用于老年体质虚弱、大便干结、腰痛、眩晕、慢性支气管炎、久咳无痰、心脑血管病等病症。

四、 核桃

【概述】

核桃，又称胡桃、羌桃，为胡桃科植物，与扁桃、腰果、榛子并称为世界著名的"四大干果"。

【营养价值】

① 核桃仁含有丰富的蛋白质、脂肪。脂肪中的主要成分是亚油酸甘油酯，食后不但不会使胆固醇升高，还能减少肠道对胆固醇的吸收。

② 核桃含有人体必需的钙、锌、磷、铁等多种矿物质，以及胡萝卜素和维生素 E、维生素 B_2 等多种维生素。

【食用功效】

① 核桃食用后不但不会使胆固醇升高，还能减少肠道对胆固醇的吸收，因此可作为高血压病、动脉粥样硬化患者的滋补品。

② 核桃中的油脂可供给大脑基质的需要，其所含的微量元

素锌和锰是脑垂体的重要成分，故常食用核桃有益于大脑的营养补充，是健脑益智的佳品。

③ 核桃还有防止细胞老化、延缓衰老的作用。

④ 核桃有温肺定喘、润肠通便的功效，适用于咳嗽、气喘、大便燥结。

⑤ 核桃含有较多脂肪，所以不宜一次吃得太多。另有一种山核桃，又叫野核桃，其营养与核桃基本相同。

【性味归经及主治】

核桃性平，味甘；归肺、肾、大肠经；具有补肾固精强腰、温肺定喘、润肠通便的功效；适用于肾虚喘嗽、腰痛、脚弱、阳痿、遗精、小便频数、石淋、大便燥结等症。

五、 杏仁

【概述】

杏仁，分为甜杏仁及苦杏仁两种。中国南方产的杏仁属于甜杏仁（又名南杏仁），味道微甜、细腻，多用于食用，还可作为原料加入蛋糕、曲奇和菜肴中，具有润肺、止咳、滑肠等功效，对干咳无痰、肺虚久咳等症有一定的缓解作用；北方产的杏仁则属于苦杏仁（又名北杏仁），带苦味，多作药用，具有润肺、平喘的功效，对于因伤风感冒引起的多痰、咳嗽、气喘等症状疗效显著。

【营养价值】

① 杏仁富含蛋白质、脂肪、糖类、B 族维生素、维生素 C、维生素 E、维生素 P 以及钙、磷、铁等营养成分。

② 杏仁含有丰富的油脂，单不饱和脂肪酸含量较高。

③ 杏仁中不仅蛋白质含量高，且含有大量的膳食纤维。

④ 杏仁还含有丰富的黄酮类和多酚类成分。

⑤ 杏仁含丰富的维生素 B_{17}，维生素 B_{17} 是极有效的抗癌物质。

【食用功效】

① 杏仁被称为"抗癌之果"。杏仁含有丰富的维生素 B_{17}，因此可以抗氧化，防止自由基侵袭细胞，具有预防肿瘤的作用。此外，苦杏仁中含有一种生物活性物质——苦杏仁苷，可以进入

血液专杀癌细胞，可以改善癌症患者的症状，延长患者生存期。

② 杏仁丰富的维生素 C 和多酚类成分，不但能够降低人体内胆固醇的含量，还能显著降低心脏病和很多慢性病的发病危险。

③ 甜杏仁能促进皮肤微循环，使皮肤红润光泽，具有美容的功效。同时，杏仁富含维生素 E，也具有美容的功效。

④ 杏仁有许多的药用、食用价值，但不可以大量食用，过量服用可致中毒。其有毒成分主要是氢氰酸，甜杏仁的氢氰酸含量约为苦杏仁的 1/3。所以，食用前必须将杏仁在水中浸泡多次，并加热煮沸，以消除其中的有毒物质。

【性味归经及主治】

甜杏仁性平，味甘、辛；归肺、大肠经；具有宣肺止咳、降气平喘、润肠通便、杀虫解毒的功效；适用于咳嗽、喘促、喉痹咽痛、肠燥便秘、虫毒疮疡等症。

苦杏仁性微温，味苦，有小毒；归肺、大肠经；具有止咳平喘、润肠通便、抗炎、镇痛、抗肿瘤、降血糖、降血脂、美容的功效；适用于咳嗽气喘、肠燥便秘、癌症等病症。

六、 榛子

【概述】

榛子，又称山板栗、尖栗、棰子等。它果形似栗子，果仁肥白而圆，含油脂量很大，吃起来特别香美。

【营养价值】

榛子营养丰富，果仁中除含有蛋白质、脂肪、糖类外，胡萝卜素、维生素 B_1、维生素 B_2、维生素 E 含量丰富，钙、磷、铁含量也高于其他坚果。

【食用功效】

① 由于榛子富含油脂，使其所含的脂溶性维生素更易被人体吸收，对体弱、病后虚弱、易饥饿的人都有很好的补养作用。

② 榛子的维生素 E 含量高，能有效地延缓衰老，防治血管硬化，润泽肌肤。

③ 榛子中含有抗癌化学成分紫杉酚，它是红豆杉醇中的活跃成分，这种药可以治疗卵巢癌和乳腺癌以及其他一些癌症，可

延长患者的生命期。

【性味归经及主治】

榛子性平，味甘；归脾、胃经；具有调中、开胃、滋养气血、明目的功效；适用于不欲饮食、体倦乏力、形体消瘦、肢体疲软、病后体虚、视物不明等症。

七、栗子

【概述】

栗子，素有"干果之王"的美誉，在国外它还被称为"人参果"。根据外形分类大致为两种，一种为锥栗，主要生产在福建以北山区；扁平个大的为板栗，主要在中国北部多省都有。

【营养价值】

① 栗子的淀粉含量很高，产生的能量较高。栗子的碳水化合物可多达 62%～70%，鲜栗子有 40% 之多，是马铃薯的 2.4 倍。

② 栗子当中的蛋白质含量是 4%～5%，虽然不如花生、核桃多，但是也比煮熟后的米饭要高。

③ 栗子还含有丰富的不饱和脂肪酸和维生素、矿物质。鲜栗子所含的维生素 C 比含维生素 C 丰富的西红柿要多，更是苹果的十多倍；鲜栗子所含的矿物质也很全面，有钾、镁、铁、锌、锰等，含量比苹果、梨等普通水果高得多，尤其是含钾突出，比号称富含钾的苹果还高 4 倍。

【食用功效】

① 栗子能防治高血压病、冠心病、动脉粥样硬化、骨质疏松等疾病，是抗衰老、延年益寿的滋补佳品。

② 栗子含有维生素 B_2，常吃栗子对治疗日久难愈的小儿口舌生疮和成年人口腔溃疡有益。

③ 栗子含有丰富的维生素 C，能够维持牙齿、骨骼、血管肌肉的正常功用，可以预防和治疗骨质疏松、腰腿酸软、筋骨疼痛、乏力等。

④ 栗子有"肾之果"的美名，可治疗由一般肾虚引起的腰腿无力。因此栗子对老年肾亏、小便频繁有益。老年人尤其适合

经常食用，但因为板栗所含的糖分比较高，故一次不宜食用太多，尤其是糖尿病患者。

【性味归经及主治】

栗子性温，味甘；归脾、肾、胃经；具有养胃健脾、补肾强筋、活血止血的功效；适用于脾胃虚弱、反胃、泄泻、体虚腰酸腿软、吐血、衄血、便血、金疮、折伤肿痛、瘰疬肿毒等症。

八、 白果

【概述】

白果，又名鸭脚子、灵眼、佛指柑，银杏、公孙树子，是银杏的种仁。个如杏核大小，色洁白如玉。白果主要分为药用白果和食用白果两种，药用白果略带涩味，食用白果口感清爽。

【营养价值】

白果果仁除含有淀粉、蛋白质、脂肪、糖类之外，还含有维生素 C、钙、磷、铁、钾、镁以及银杏酸、黄酮苷、白果酚、苦内脂、五碳多糖等成分。

【食用功效】

① 白果具有通畅血管、改善大脑功能、延缓老年人大脑衰老、增强记忆能力、治疗阿尔茨海默病和脑供血不足等功效。

② 白果可以保护肝脏，减少心律失常，防止过敏反应中致命性的支气管收缩，还可以应用于哮喘、移植排异、心肌梗死、脑卒中和透析。

③ 经常食用白果，可以滋阴养颜抗衰老，扩张微血管，促进血液循环，使人肌肤、面部红润，精神焕发，延年益寿。

④ 白果对高血压病、高脂血症、冠心病、动脉粥样硬化、脑功能减退等疾病具有特殊的预防和治疗效果。

⑤ 儿童生吃 7～15 枚，即可引起中毒，炒熟后毒性降低，但一次食入量也不能过多。

【性味归经及主治】

白果性平，味甘、略苦涩，有毒；归肺、肾经；具有敛肺定喘、止带浊、缩小便的功效；适用于喘咳痰多、赤白带下、小便白浊、小便频数、遗尿等症。

九、 莲子

【概述】

莲子，又称莲实、莲米、莲肉，为睡莲科植物莲的干燥成熟种子。我国大部分地区均有出产，而以江西广昌、福建建宁出产的莲子品质最佳。

【营养价值】

莲子含有丰富的蛋白质、脂肪和碳水化合物；钙、磷和钾的含量也非常丰富。

【食用功效】

① 莲子是老少皆宜的滋补品，对于久病、产后或老年体虚者，更是常用营养佳品。

② 莲子有养心安神的功效。中老年人特别是脑力劳动者经常食用，可以健脑，增强记忆力，助睡眠，提高工作效率，并能预防阿尔茨海默病的发生。

③ 莲子心味道极苦，其所含的生物碱却有显著的强心作用，能扩张外周血管，降低血压；莲子所含非结晶形生物碱 N-9 也有降血压作用；莲心碱则有较强抗钙及抗心律失常的作用。

④ 莲子所含的氧化黄心树宁碱对鼻咽癌有抑制作用。

⑤ 莲子碱有平抑性欲的作用，对于青年人梦多、遗精频繁或滑精者，服食莲子有良好的止遗涩精作用。

⑥ 莲心还有很好的去心火的功效，治疗口舌生疮。

【性味归经及主治】

莲子性平，味甘、涩；归心、脾、肾经；具有补脾止泻、益肾涩清、养心安神的功效；适用于夜寐多梦、失眠健忘、心烦口渴、腰痛脚弱、耳目不聪、遗精、淋浊、久痢、虚泻、崩漏带下、癌症、胃虚不欲等病症。

十、 芝麻

【概述】

芝麻有黑白两种，食用以白芝麻为好，补益药用则以黑芝麻为佳。日常生活中，人们吃的多是芝麻制品，如芝麻酱和香油。

【营养价值】

① 芝麻的油脂含量高达 61.7% 左右，以油酸、亚油酸、棕榈酸、甘油酯为主要成分。

② 芝麻氨基酸种类与瘦肉相似。

③ 芝麻还含有芝麻素、麻油酚、卵磷脂、蔗糖、多缩戊糖及钙、磷、铁等物质和维生素 A、维生素 D、维生素 E 等。芝麻含钙量比蔬菜和豆类都高得多，仅次于虾皮。

【食用功效】

① 芝麻具有强大的抗氧化、抑制胆固醇形成的能力，对于防止器官老化、动脉粥样硬化、心肌梗死以及皮肤粗糙和皱纹出现等有明显效果。

② 芝麻含钙量高，对骨骼、牙齿的发育都大有益处。

③ 芝麻含铁量高，经常食用不仅对调整偏食、厌食有积极的作用，还能治疗和预防缺铁性贫血。

④ 常吃芝麻能增加皮肤弹性。黑芝麻还对脱发有一定的疗效。

【性味归经及主治】

芝麻性平，味甘；归肝、肺、肾经；具有滋补肝肾、生津润肠、润肤护发、明目的功效；适用于肾不足所致的眩晕、眼花、视物不清、腰酸腿软、耳鸣耳聋、发枯发落、头发早白、产妇缺乳、糖尿病、痔等病症。

十一、 腰果

【概述】

腰果是一种肾形坚果，又名鸡腰果、介寿果。

【营养价值】

① 腰果含有较高的热量，主要来源是脂肪，其次是碳水化合物和蛋白质。腰果中脂肪多为不饱和脂肪酸，油酸占总脂肪酸的 67.4%，亚油酸占 19.8%。

② 腰果还含有维生素 A、维生素 B_1、维生素 B_2 等多种维生素和锰、铬、镁、硒等矿物质。

【食用功效】

① 腰果有补充体力、消除疲劳的效果，适合易疲倦的人食用。

② 腰果有很好的软化血管的作用，能保护脑血管和防治心血管疾病。腰果是高脂血症、冠心病患者的食疗佳果。

③ 经常食用腰果还可以起到润肠通便、润肤美容、延缓衰老、提高机体抗病能力以及增进性欲等作用。

④ 腰果还具有催乳的功效，有益于产后泌乳。

⑤ 腰果中含有大量的蛋白酶抑制剂，能控制癌症病情。

【性味归经及主治】

腰果性平，味甘；归脾、肾经；具有护肤美容、软化血管、消除疲劳、抗癌的功效；适用于心脏病、动脉粥样硬化、心肌梗死、高脂血症、脑卒中、癌症、皮肤干燥、产后缺乳、疲劳等病症。

十二、 开心果

【概述】

开心果，又名无名子、阿月浑子。开心果以能使人开心、解除烦闷的功效而得名。

【营养价值】

① 开心果果仁含有丰富的油脂、维生素 E 等成分。

② 开心果还富含烟酸、泛酸、钙、锌、铜等营养成分。

【食用功效】

① 经常食用开心果能强身健体，提高免疫力，抗衰老，并具有护肤美容的功效。

② 开心果中含有丰富的油脂，有利于大脑的生理功能；还有润肠通便的作用，有助于机体排毒。

③ 开心果还可以补充钙、锌、铜等矿物质，能促进骨骼健康，预防骨质疏松。

④ 开心果含有很高的热量，并且含有较多的脂肪，凡是肥胖、血脂高的人都应少吃。

【性味归经及主治】

开心果性温，味甘；归肝、胃经；具有润肠通便、疏肝理气、明目、温肾暖脾、调中益气的功效；适用于神经衰弱、贫血、营养不良、肾虚腰冷、阳痿、脾虚冷痢等症。

坚果类食物成分表见表 1-11。

表 1-11　坚果类食物成分表

食物名称	食部/g	水分/g	能量 /kcal	能量 /kJ	蛋白质/g	脂肪/g	碳水化合物/g	不溶性纤维/g	总维生素A/μgRE	胡萝卜素/μg	维生素B₁/mg	维生素B₂/mg	烟酸/mg	维生素C/mg	总维生素E/mg	钙/mg	铁/mg	锌/mg	硒/μg
花生(炒)	71	4.1	601	2516	21.7	48	23.8	6.3	10	60	0.13	0.12	18.9	—	14.97	284	6.9	2.82	7.10
西瓜子(炒)	43	4.3	582	2434	32.7	44.8	14.2	4.5	—	—	0.04	0.08	3.4	—	1.23	28	8.2	6.76	23.44
葵花籽(炒)	52	2.0	625	2616	22.6	52.8	17.3	4.8	5	30	0.43	0.26	4.8	—	26.46	72	6.1	5.91	2.00
南瓜子(炒)	68	4.1	582	2436	36.0	46.1	7.9	4.1	—	—	0.08	0.16	3.3	—	27.28	37	6.5	7.12	27.03
松子(炒)	31	3.6	644	2693	14.1	58.5	21.4	12.4	5	30	—	0.11	3.8	—	25.20	161	5.2	5.49	0.62
核桃(干)	43	5.2	646	2704	14.9	58.8	19.1	9.5	5	30	0.15	0.14	0.9	1	43.21	56	2.7	2.17	4.62
山核桃(熟)	30	2.2	612	2559	7.9	50.8	34.6	7.8	—	—	0.02	0.09	1.0	—	14.08	133	5.4	12.59	—

食物名称	食部/g	水分/g	能量/kcal	能量/kJ	蛋白质/g	脂肪/g	碳水化合物/g	不溶性纤维/g	总维生素A/μgRE	胡萝卜素/μg	维生素B_1/mg	维生素B_2/mg	烟酸/mg	维生素C/mg	总维生素E/mg	钙/mg	铁/mg	锌/mg	硒/μg
杏仁	100	5.6	578	2419	22.5	45.4	23.9	8.0	—	—	0.08	0.56	—	26	18.53	97	2.2	4.30	15.65
榛子（炒）	21	2.3	611	2555	30.5	50.3	13.1	8.2	12	70	0.21	0.22	9.8	—	25.20	815	5.1	3.75	2.4
栗子（熟）	78	46.6	214	897	4.2	1.5	46.0	1.2	40	240	0.19	0.13	1.2	36	—	15	1.7	—	—
白果（干）	67	9.9	355	1485	13.2	1.3	72.6	—	—	—	—	0.10	—	—	24.70	54	0.2	0.69	14.50
莲子（干）	100	9.5	350	1463	17.2	2.0	67.2	3.0	—	—	0.16	0.08	4.2	5	2.71	97	3.6	2.78	3.36
芝麻（白）	100	5.3	536	2244	18.4	39.6	31.5	9.8	—	—	0.36	0.26	3.8	—	38.28	620	14.1	4.21	4.06
芝麻（黑）	100	5.7	559	2340	19.1	46.1	24.0	14.0	—	—	0.66	0.25	5.9	—	50.40	780	22.7	6.13	4.70
腰果	100	2.4	559	2338	17.3	36.7	41.6	3.6	8	49	0.27	0.13	1.3	—	3.17	26	4.8	4.30	34.00

注：营养成分以每百克食部计。

第六节　畜肉类及其制品

畜肉类蛋白质含量为 $10\%\sim20\%$，其中肌浆中蛋白质占 $20\%\sim30\%$，肌原纤维占 $40\%\sim60\%$，间质蛋白占 $10\%\sim20\%$。畜肉蛋白中所含人体必需的氨基酸充足，在种类和比例上接近人体需要，利于消化吸收，是优质蛋白质。但间质蛋白主要是胶原蛋白和弹性蛋白，其中色氨酸、酪氨酸、蛋氨酸含量少，蛋白质利用率低。畜肉中含有能溶于水的含氮浸出物，使肉汤具有鲜味。脂肪在一般畜肉中的含量为 $10\%\sim36\%$，而在肥肉中高达 90%，其在动物体内的分布，随肥瘦程度、部位有很大差异。畜肉类脂肪以饱和脂肪为主，熔点较高，其主要成分为三酰甘油，也含少量卵磷脂、胆固醇和游离脂肪酸。胆固醇含量在肥肉中为 $109mg/100g$，在瘦肉中为 $81mg/100g$，内脏约为 $200mg/g$，脑中最高，约为 $2571mg/100g$。畜肉的碳水化合物主要以糖原形式存在于肝脏和肌肉中。畜肉的矿物质含量为 $0.8\%\sim1.2\%$，其中钙含量为 $7.9mg/g$，含铁、磷较高，铁以血红素形式存在，不受食物其他因素影响，生物利用率高，是膳食铁的良好来源。畜肉中 B 族维生素含量丰富，内脏如肝脏中富含维生素 A 以及维生素 B_2。

畜肉属于红肉，含有一种恶臭乙醛，过多摄入不利健康。

一、猪肉

【概述】

猪肉又名豚肉，是主要家畜之一——猪科动物家猪的肉。

【营养价值】

① 猪肉能为人体提供优质蛋白质，但在所有畜肉中，猪肉的蛋白质含量最低，脂肪含量最高。瘦猪肉含蛋白质较高，每 $100g$ 可含高达 $29g$ 的蛋白质。

② 猪肉可提供血红蛋白（有机铁）和促进铁吸收的半胱氨酸，能改善缺铁性贫血。

③ 猪肉含有 B 族维生素及钙、磷等成分，还含有较多的脂肪和胆固醇。

【食用功效】

① 猪肉是日常生活的主要副食品，经常食用可以使身体感到更有力气。

② 猪肉具有补虚强身、滋阴润燥、丰肌泽肤的作用。凡病后体弱、产后血虚、面黄羸瘦者，皆可用之作营养滋补之品。

③ 肥胖和血脂较高者不宜多食，烧焦的肉最好不要食用。

【性味归经及主治】

猪肉性平，味甘、咸；归脾、肾、胃经；具有补肾养血、滋阴润燥的功效；适用于阴虚不足、头晕、贫血、老人燥咳无痰、大便干结、营养不良等病症。

二、 猪肝

【概述】

猪肝是动物体内储存养料和解毒的重要器官，含有丰富的营养物质，具有营养保健功能，是最理想的补血佳品之一。

【营养价值】

① 猪肝中铁质丰富，其营养含量是猪肉的十多倍。

② 猪肝中维生素 A 的含量远远超过奶、蛋、肉、鱼等食品，还含有维生素 B_2、维生素 C 等。

③ 猪肝中含有维生素 C 和微量元素硒，能增强人体的免疫力。

④ 猪肝中胆固醇较高。

【食用功效】

① 猪肝富含铁，食用猪肝可调节和改善造血系统的生理功能，适合贫血患者食用。

② 猪肝因富含维生素 A，能保护眼睛，维持正常视力，防止眼睛干涩、疲劳；还能维持肌肤健康，尤其是电脑前工作的人尤为适合食用。

③ 猪肝含多种有抗氧化活性的营养元素，如维生素 C、维生素 A 和硒等，能增强人体的免疫力，有抗氧化、防衰老的作

用，并能抑制肿瘤细胞的产生。

④ 高胆固醇血症、高血压病和冠心病患者应少食。

【性味归经及主治】

猪肝性温，味甘、苦；归肝经；具有补肝、明目、养血的功效；适用于血虚萎黄、夜盲、目赤、水肿、脚气、癌症、贫血等病症。

三、 猪皮

【概述】

猪皮是一种蛋白质含量很高的肉制品原料。以猪皮为原料加工成的皮花肉、皮冻、火腿等肉制品，韧性好，色、香、味、口感俱佳。

【营养价值】

① 猪皮所含蛋白质的主要成分是胶原蛋白，约占 85%，其次为弹性蛋白。

② 猪皮的胆固醇含量较高。

【食用功效】

① 猪皮中含有大量的胶原蛋白质，能有效地改善机体生理功能和皮肤组织细胞的储水功能，使细胞得到滋润，保持湿润状态，防止皮肤过早褶皱，延缓皮肤的衰老过程；而且对人的皮肤、筋腱、骨骼、毛发都有重要的生理保健作用。

② 猪皮胆固醇含量高，患有肝病疾病、动脉粥样硬化、高血压病的患者应少食或不食为好。

③ 猪皮还适宜妇女血枯、月经不调者食用。

【性味归经及主治】

猪皮性凉，味甘、咸；归胃经；具有滋阴补虚、养血益气的功效；适用于心烦、鼻衄、齿衄、大便出血、痔出血、贫血、紫癜、月经过多、崩漏等病症。

四、 猪心

【概述】

猪心为猪的心脏，是补益食品。

【营养价值】

① 猪心含有蛋白质、脂肪、钙、磷、铁、维生素 B_1、维生素 B_2、维生素 C 以及烟酸等，这对加强心肌营养、增强心肌收缩力有很大的作用。

② 猪心胆固醇含量偏高。

【食用功效】

① 猪心虽不能完全改善心脏器质性病变，但可以增强心肌营养，常用于心神异常之病变，配合镇心化痰之药应用，效果更明显。适宜心虚多汗、自汗、惊悸恍惚、怔忡、失眠多梦之人、精神分裂症、癫痫者食用。

② 猪心胆固醇含量偏高，高胆固醇血症者应忌食。

【性味归经及主治】

猪心性平，味甘、咸；归心经；具有养血安神、补血等功效；适用于心脏病、惊悸、怔忡、自汗、不眠等病症。

五、 猪肚

【概述】

猪肚为猪科动物猪的胃。

【营养价值】

猪肚中含有大量的钙、钾、钠、镁、铁等元素和维生素 A、维生素 E、蛋白质、脂肪等成分。

【食用功效】

① 猪肚可供给能量，促进新陈代谢、提高身体免疫力。

② 猪肚可促进生长发育及身体组织器官的修复。

③ 高胆固醇血症、高血压病和冠心病患者应少食或不食。

【性味归经及主治】

猪肚性微温，味甘；归脾、胃经；具有补虚损、健脾胃的功效；适用于虚劳羸弱、泻泄、下痢、消渴、小便频数、小儿疳积等症。

六、 猪舌

【概述】

猪舌，又名口条、招财。猪舌肉质坚实，无骨，无筋膜、韧带，熟后无纤维质感。

【营养价值】

① 猪舌含有丰富的蛋白质、维生素 A、烟酸、铁、硒等营养元素。

② 猪舌头含较高的胆固醇。

【食用功效】

① 猪舌可供给能量，使人精力充沛。

② 猪舌可促进生长发育及身体组织器官的修复。

③ 高胆固醇血症、高血压病和冠心病更患者应少食或不食。

【性味归经及主治】

猪舌性平，味甘、咸；归脾、胃经；具有滋阴润燥的功效；适用于病后体弱、产后血虚、面黄赢瘦等症。

七、 猪大肠

【概述】

猪肠是用于输送和消化食物的，有很强的韧性，并像猪肚那样厚，还有适量的脂肪，猪大肠也叫肥肠，是一种常见的猪内脏副食品。

【营养价值】

猪大肠中含有较多的脂肪，胆固醇也较高；含有一定量的蛋白质，并含有钙、铁、镁以及维生素 A、维生素 D 等成分。

【食用功效】

① 猪大肠可供给大量能量，补充体力。

② 凡血甘油三酯、血胆固醇高者应尽量少食或不食。

【性味归经及主治】

猪大肠性微寒，味甘；归大肠经；具有主治清热、祛风、止血的功效；适用于肠风便血、血痢、痔漏、脱肛等症。

八、 猪蹄

【概述】

猪蹄，又叫猪脚、猪手，是指猪的脚部（蹄）和小腿，在中国又叫元蹄。

【营养价值】

① 猪蹄中含有较多的蛋白质、脂肪和碳水化合物，并含有钙、磷、镁、铁以及维生素 A、维生素 D、维生素 E、维生素 K 等有益成分，其中以胶原蛋白含量最为突出。

② 猪蹄脂肪含量并不是很高，但胆固醇较高。

【食用功效】

① 猪蹄能防治皮肤干瘪起皱、增强皮肤弹性和韧性，对延缓衰老和促进儿童生长发育都具有特殊意义。人们把猪蹄称为"美容食品"。

② 猪蹄对于经常性的四肢疲乏、腿部抽筋、麻木、消化道出血等患者有一定辅助疗效，适用于大手术后及重病恢复期间的老人食用。

③ 猪蹄有助于青少年生长发育和减缓中老年妇女骨质疏松的速度。

④ 猪蹄有壮腰补膝和通乳之功，可用于肾虚所致的腰膝酸软和产妇产后缺少乳汁之症。若作为通乳食疗应少放盐、不放味精。

⑤ 晚餐吃的太晚时或临睡前不宜吃猪蹄，以免增加血黏度。患有肝病、动脉粥样硬化及高血压病的患者应少食或不食。

【性味归经及主治】

猪蹄性平，味甘、咸；归脾、肾、胃经；具有补虚弱、填肾精、健腰膝、美容的功效；适用于血虚、术后、产后缺乳、年老体弱、骨质疏松等。

九、 猪血

【概述】

猪血，又名液体肉、血豆腐、血花。以色正新鲜、无夹杂猪毛和杂质、质地柔软、非病猪之血为优。

【营养价值】

猪血富含蛋白质、维生素 B_2、维生素 C、维生素 K、钴、铁、磷、钙、烟酸等营养成分。其中以铁的含量最为丰富。

【食用功效】

① 猪血中的血浆蛋白被人体内的胃酸分解后，产生一种解毒、清肠分解物，能够与侵入人体内的粉尘、有害金属微粒发生化合反应，易于毒素排出体外。长期接触有毒、有害粉尘的人，特别是每日驾驶车辆的司机，应多吃猪血。

② 猪血中富含铁，对贫血而面色苍白者有改善作用，是排毒养颜的理想食物。

③ 猪血中含有的钴是防止人体内恶性肿瘤生长的重要微量元素，这在其他食品中是难以获得的。

④ 猪血含有维生素K，能促使血液凝固，因此有止血作用。

⑤ 疑有上消化道出血者，应忌食猪血，以免干扰诊断。

【性味归经及主治】

猪血性平，味咸；归心、肝经；具有解毒清肠、补血美容、理血祛瘀、止血、利大肠的功效；适用于干血痨、血虚头风、肠道寄生虫等症及粉尘污染人群。

十、　火腿

【概述】

火腿，是腌制或熏制的猪腿，经盐渍、烟熏、发酵和干燥而制成。火腿又名火肉、兰熏。中国历史上以浙江金华火腿驰名天下。世界著名的火腿品种有法国烟熏火腿、苏格兰整只火腿、德国陈制火腿、意大利火腿、苹果火腿等。

【营养价值】

① 火腿内含丰富的蛋白质和适度的脂肪。

② 火腿含有维生素A和铁、钠、钾、铜等矿物质。

【食用功效】

① 火腿制作经冬历夏，经过发酵分解，各种营养成分更易被人体所吸收，具有养胃生津、益肾壮阳、固骨髓、健足力等作用，适宜气血不足、脾虚久泻、胃口不开、体质虚弱、虚劳怔忡、腰脚无力者食用。

② 江南一带常以之煨汤作为产妇或病后开胃增食的食品；因火腿有加速创口愈合的功能，也可作为手术后的补益食品。

③ 火腿肉是坚硬的干制品，要炖烂很不容易，如果在炖之前在火腿上涂些白糖，然后再放入锅中，就比较容易炖烂，且味道更为鲜美；用火腿煮汤时也可以加少量米酒，能让火腿更鲜香，且能降低咸度。

【性味归经及主治】

火腿肉性温，味甘咸；归脾、胃经；具有健脾开胃、生津益血、滋肾填精、增食欲、固骨髓、健足力和愈创口的功效；可用以治疗虚劳怔忡、脾虚少食、久泻久痢、腰腿酸软等症。

十一、 牛肉

【概述】

牛肉是肉类食品之一。中国的人均牛肉消费量仅次于猪肉。

【营养价值】

① 牛肉的蛋白质含量高、脂肪含量低，蛋白质的氨基酸组成比猪肉更接近人体需要，营养价值更高，脂肪含量很低，却富含亚油酸。

② 牛肉中的肉毒碱和肌氨酸含量比任何其他食品都高，它对增长肌肉、增强力量特别有效。

③ 牛肉还富含维生素 B_6、维生素 B_{12}、铁、锌、镁等营养物质。

【食用功效】

① 牛肉能提高机体抗病能力、促进蛋白质的新陈代谢和合成，对生长发育及手术后、病后调养的人在补充失血和修复组织等方面特别适宜。

② 牛肉对运动员增长肌肉、增强肌肉力量，起着非常重要的作用；还可提高运动员耐、缺氧能力，适应高强度训练。

③ 牛肉富含铁元素，对治疗贫血有很好的效果。

④ 牛肉的肌肉纤维较粗糙不易消化，故老人、幼儿及消化力弱的人宜烧熟煮烂后食用。

【性味归经及主治】

牛肉性平，味甘；归脾、胃经；具有补脾胃、益气盆、强筋骨、化痰息风、止渴止涎的功效；适用于久病体虚、营养不良、贫血、面黄目眩、筋骨酸软等症，也适用于术后以及体力劳动者和运动员。

十二、 牛舌

【概述】

牛舌是牛的舌头，外有一层老皮。欧洲人吃牛舌，熏、腌、烩、炖皆宜，甚至罐装出售；韩国人热衷烧烤牛舌；河南人喜食大葱扒牛舌；而以吃著称的广东人则是卤牛舌，卤水牛舌甘醇浓厚，美味芳香。

【营养价值】

① 牛舌的蛋白质含量高，而脂肪含量较低；还含有较丰富的维生素 B_2、烟酸、维生素 C、铁、硒等营养物质。

② 牛舌的胆固醇含量较高。

【食用功效】

① 牛舌可供给能量，有提高免疫力、补气健身的作用。

② 牛舌可促进生长发育及身体组织器官的修复。

③ 高胆固醇血症、高血压病和冠心病患者应少食或不食。

【性味归经及主治】

牛舌性平，味甘；归脾、胃经；具有补脾胃、益气血、强筋骨、消水肿等功效；适用于病后体虚、脾胃虚弱、气血不足等症。

十三、 牛肝

【概述】

牛肝，牛科动物黄牛或水牛的肝。

【营养价值】

① 牛肝中维生素 A 的含量远远超过奶、蛋、肉、鱼等食品。

② 经常食用牛肝还能补充维生素 B_2、维生素 C 和铁、硒等元素。

③ 牛肝中胆固醇含量较高。

【食用功效】

① 牛肝中铁元素丰富，是补血食品中最常用的食物。

② 牛肝因富含维生素 A，能保护眼睛，维持正常视力，防止眼睛干涩、疲劳；还能维持肌肤健康。

③ 牛肝能增强人体的免疫力，有抗氧化、防衰老的作用，并能抑制肿瘤细胞的产生。

④ 高胆固醇血症、高血压病和冠心病患者应少食。

【性味归经及主治】

牛肝性平，味甘；归肝经；具有养血、补肝、明目的功效；适用于血虚萎黄、产后贫血、肺结核、夜盲等病症。

十四、 牛肚

【概述】

牛肚，即牛的胃。牛为反刍动物，共有四个胃，前三个胃为牛食管的变异，即瘤胃、网胃（又称蜂巢胃、麻肚）、瓣胃（又称重瓣胃、百叶胃、毛肚），最后一个为真胃（又称皱胃）。瘤胃内壁肉柱行业俗称"肚领、肚梁、肚仁"。贲门括约肌，肉厚而韧俗称"肚尖""肚头"。应用瘤胃可把牛浆膜撕掉，保留黏膜，生切片涮吃。网胃应用与瘤胃相同，瓣胃与皱胃大都切丝用。牛肚中运用最广的为肚领和百叶。

【营养价值】

牛肚含丰富的蛋白质和少量的脂肪，还富含钙、磷、铁、维生素 B_1、维生素 B_2、烟酸等营养物质。

【食用功效】

① 常吃牛肚可以使人精力充沛，使人强壮，能调节人体内的平衡，还可以促进新陈代谢，提高身体免疫力。

② 常吃牛肚可以维护人体正常的消化，延缓皮肤衰老，能够改善精神状况，消除疲劳，还能提高记忆力等。

【性味归经及主治】

牛肚性平、味甘；归脾、胃经；具有补虚、益脾胃的功效；适用于病后体虚、脾胃虚弱、消化不良、气血不足、风眩等症。

十五、 牛肺

【概述】

牛肺是指牛科动物黄牛或水牛的肺。

【营养价值】

牛肺富含蛋白质、脂肪、钙、铁、磷、铜、维生素 A 和 B 族维生素等营养物质。

【食用功效】

① 牛肺可供给能量，促进生长发育及身体组织器官的修复，适宜于生长发育停滞的儿童。

② 牛肺可提高免疫力，还适合骨质疏松症状的人群。

③ 牛肺可补充铁元素，有利于生长，适宜于缺铁性贫血患者、孕妇、儿童及哺乳期的妇女。

【性味归经及主治】

牛肺性平，味甘；归肺经；具有益肺、止咳平喘、补血益气的功效；适用于消瘦、免疫力低、贫血等症。

十六、 牛蹄筋

【概述】

牛蹄筋，就是附在牛蹄骨上的韧带。一个牛蹄只有 500g 左右的块状筋腱。牛蹄筋分为许多种，牦牛最好，黄牛次之，再次是水牛；壮年牛最好，小牛和老牛次之；好斗者最好，体重者最好，无病者最好。

【营养价值】

牛蹄筋含有丰富的蛋白聚糖和胶原蛋白质，脂肪含量远比肥肉低，并且不含胆固醇。

【食用功效】

① 牛蹄筋能增强细胞生理代谢，使皮肤更富有弹性和韧性，延缓皮肤的衰老，对于抗皱美肤是比较有效果的。

② 牛蹄筋有强筋壮骨之功效，对腰膝酸软、身体瘦弱者有很好的食疗作用。有助于青少年生长发育和减缓中老年妇女骨质疏松的速度。

【性味归经及主治】

牛蹄筋性温，味甘；归脾、肾经；具有益气补虚、温中暖中的功效；适用于虚劳羸瘦、腰膝酸软、产后虚冷、腹痛寒疝、中虚反胃等症。

十七、 羊肉

【概述】

羊肉，有山羊肉、绵羊肉、野羊肉之分。古时称羊肉为羖肉、羝肉、羯肉。

【营养价值】

① 羊肉较猪肉的蛋白质含量多，肉质要细嫩。

② 羊羔肉富含锌和 B 族维生素，其中烟酸、维生素 B_2 和维生素 B_{12} 的含量尤其丰富；镁、钾和磷的含量也较高，并且易于吸收。铁、锌、硒的含量颇为丰富。羊的年龄越老，羊肉就越油腻，其热量就越高。

【食用功效】

① 寒冬吃羊肉可益气补虚，促进血液循环，增强御寒能力。

② 羊肉有补肾壮阳的作用，适合男性食用。

③ 羊肉属大热之品，凡有发热、牙痛、口舌生疮等上火症状者都不宜食用。患有肝病、高血压病、急性肠炎或其他感染性疾病，还有发热期间之人都不宜食用。

④ 夏秋季节气候热燥，不宜吃羊肉。

【性味归经及主治】

羊肉性温，味甘；归脾、肾经；具有益气补虚、温中暖下、补肾壮阳、生肌的功效；适用于胃寒反胃呕吐、气管炎咳嗽、身体虚弱、阳气不足、四肢不温、畏寒无力、腰酸阳痿、产后缺乳等症。

十八、 羊肝

【概述】

羊肝为牛科动物山羊或绵羊的肝。

【营养价值】

① 羊肝比猪肝更加细嫩，营养也更加丰富。尤其是维生素

A 含量很高，还富含铁、维生素 B_2 等。

② 羊肝含较高胆固醇。

【食用功效】

① 羊肝对眼睛有很好的保养作用，适宜患有夜盲症（雀目）、眼干燥症、青盲翳障、小儿疳眼、目暗昏花，或热病后弱视之人食用。

② 羊肝富含铁元素，适宜血虚、面色萎黄、产后贫血、肺结核患者及小儿衰弱者食用。

③ 羊肝因含较高的胆固醇，高脂血症患者应慎用。

④ 羊肝补益效能以青色山羊肝最佳。

【性味归经及主治】

羊肝性凉，味甘、苦；归肝经；具有益血、补肝、明目、清虚热的功效；适用于血虚萎黄羸瘦、肝虚目暗昏花、夜盲、贫血、肺虚咳嗽、小便不利等病症。

十九、 羊肺

【概述】

羊肺为牛科动物山羊或绵羊的肺。

【营养价值】

① 羊肺含有丰富的蛋白质、铁、硒等营养元素，有补益肺气、利尿行水的作用。

② 羊肺可用于提取肝素，羊肺肝素分子量较小，抗凝效价 $47U/mg$，比猪肠黏膜素效价（$151U/mg$）低得多。

【食用功效】

① 羊肺一般人都可食用，特别适宜咳嗽、尿频等患者食用。

② 羊肺肝素有较强的降胆固醇和抗炎作用，肝素的主要药理作用有抗凝血、抗血栓、调血脂、抗动脉粥样硬化和抗炎等。

【性味归经及主治】

羊肺性平、味甘；归肺经；具有补肺气、通调水道的功效；适用于肺痿咳嗽、消渴、小便不利或频数等症。

二十、 驴肉

【概述】

民间有"天上龙肉，地上驴肉"的谚语，以此来形容驴肉之美。

【营养价值】

① 驴肉的蛋白质含量比牛肉、猪肉高，而脂肪含量比牛肉、猪肉低，是典型的高蛋白质、低脂肪食物。驴肉中氨基酸构成十分全面，8 种人体必需氨酸和 10 种非必需氨基酸的含量都十分丰富。

② 驴肉的不饱和脂肪酸含量，尤其是生物价值特高的亚油酸、亚麻酸的含量都远高于猪肉、牛肉。

③ 驴肉还含有动物胶、骨胶原和钙、硫等成分。

【食用功效】

① 驴肉具有补气血、益脏腑等功能，能为体弱、气虚乏力、食欲缺乏、病后调养的人提供良好的营养补充。

② 一般人都能吃驴肉，平时脾胃虚寒、有慢性肠炎、腹泻者忌食驴肉。

【性味归经及主治】

驴肉性平，味甘、酸；归心、肝经；具有补益气血、熄风安神、滋肾养肝的功效；适用于气血亏虚、短气乏力、倦怠羸瘦、食欲缺乏、心悸眼差、阴血不足、不寐多梦等症。

二十一、 驴皮

【概述】

驴皮是马科动物驴的皮，营养丰富，中国人经常用于熬制驴皮明胶，俗称阿胶，又叫驴皮胶。驴皮的功效与作用就体现在阿胶上，也与阿胶类似。

【营养价值】

驴皮胶是滋阴补血的良药，含有多种蛋白质、氨基酸、钙等，能改善血钙平衡、促进红细胞的生成。驴皮明胶含有丰富的胶原蛋白，有补血滋阴的效果。

【食用功效】

① 长期、小剂量食用驴皮胶，可以增强体质，提高机体的

抗疾病能力。

② 驴皮明胶可以滋阴养血，能用于防治血虚萎黄、眩晕心悸、肌痿无力、心烦不眠等症。

③ 驴皮胶还可以润滑关节，增加抗风湿的能力，避免骨质疏松，改善运动功能。

【性味归经及主治】

阿胶性平，味甘；归肝、肺、肾经；具有滋阴补血、安胎、止血、润肠的功效；适用于血虚萎黄、眩晕、心悸、多种出血症、阴虚证及燥证等症。

二十二、 狗肉

【概述】

狗肉，又叫"香肉"或"地羊"，有至尊肾宝的美誉，口感细嫩，肉质密，饱满。在粤语地区也叫"三六香肉"。

【营养价值】

① 狗肉的蛋白质含量高，而且质量极佳，尤以球蛋白比例大，对增强机体抗病力、细胞活力及器官功能有明显作用。

② 狗肉还含丰富的脂肪、维生素 A、烟酸、铁、钙等营养物质。

【食用功效】

① 食用狗肉可增强体魄，提高消化能力，促进血液循环，改善性功能。狗肉还可用于老年人的虚弱症，如四肢厥冷、精神不振等。冬天常吃，可使老年人增强抗寒能力。

② 狗肉有温肾助阳、壮力气、补血脉的功效。狗肉属热性食物，不宜夏季食用，而且一次不宜多吃。

③ 狗肉热性大、滋补强，食后会促进血压升高，有可能导致脑血管破裂出血，因此脑血管病患者不宜多吃狗肉。

【性味归经及主治】

狗肉性温，味甘、咸；归脾、肾、胃经；具有温补脾胃、补肾助阳、壮力气、补血脉的功效；适用于腰膝冷痛、小便清长、小便频数、水肿、耳聋、阳痿、脘腹胀满、腹部冷痛等症。

二十三、 兔肉

【概述】

兔肉包括家兔肉和野兔肉两种，家兔肉又称为菜兔肉。在日本，兔肉被称为"美容肉"，受到年轻女子的青睐，常作为美容食品食用。

【营养价值】

① 兔肉属高蛋白质、低脂肪、少胆固醇的肉类。

② 兔肉质地细嫩，味道鲜美，营养丰富，具有很高的消化率（可达 85%），食后极易被消化吸收。

【食用功效】

① 兔肉富含大脑和其他器官发育不可缺少的卵磷脂，有健脑益智的功效。

② 经常食用兔肉可保护血管壁，阻止血栓形成，对高血压病、冠心病、糖尿病患者有益处，并增强体质，健美肌肉，它还能保护皮肤细胞活性，维护皮肤弹性。

③ 兔肉中所含的脂肪和胆固醇，低于所有其他肉类，而且脂肪又多为不饱和脂肪酸，常吃兔肉，可强身健体，但不会增肥，是肥胖患者理想的肉食。因此，国外妇女将兔肉称为"美容肉"。

④ 常食兔肉可防止有害物质沉积，促进儿童健康成长，助老人延年益寿。

⑤ 兔肉性凉，宜在夏季食用；孕妇及经期女性、有明显阳虚症状的女性、脾胃虚寒者不宜食用。

【性味归经及主治】

兔肉性凉、味甘；归肝、脾、大肠经；具有补中益气、凉血解毒、清热止渴等功效；适用于热气湿痹、热毒、高血压病、冠心病、糖尿病等病症。

畜肉及其肉制品食物成分表见表 1-12。

表 1-12 畜肉及其肉制品食物成分表

食物名称	食部/g	水分/g	能量/kcal	能量/kJ	蛋白质/g	脂肪/g	碳水化合物/g	胆固醇/mg	总维生素A/μgRE	维生素B₁/mg	维生素B₂/mg	烟酸/mg	维生素C/mg	总维生素E/mg	钙/mg	铁/mg	锌/mg	硒/μg
猪肉（肥瘦）	100	46.8	395	1653	13.2	37.0	2.4	80	18	0.22	0.16	3.5	—	0.35	6	1.6	2.06	11.97
猪肝	99	70.7	129	540	19.3	3.5	5.0	288	4972	0.21	2.08	15.0	20	0.86	6	22.6	5.78	19.21
猪心	97	76.0	119	498	16.6	5.3	1.1	151	13	0.19	0.48	6.8	4	0.74	12	4.3	1.90	14.94
猪肚	96	78.2	110	460	15.2	5.1	0.7	165	3	0.07	0.16	3.7	—	0.32	11	2.4	1.92	12.76
猪舌	94	63.7	233	975	15.7	18.1	1.7	158	15	0.13	0.30	4.6	—	0.73	13	2.8	2.12	11.74
猪大肠	100	73.6	196	820	6.9	18.7	0	137	7	0.06	0.11	1.9	—	0.50	10	1.0	0.98	16.96
猪蹄	60	58.2	260	1088	22.6	18.8	0	192	3	0.05	0.10	1.5	—	0.01	33	1.1	1.14	5.85
猪血	100	85.8	55	230	12.2	0.3	0.9	51	—	0.03	0.04	0.3	—	0.20	4	8.7	0.28	7.94
火腿	100	47.9	330	1381	16.0	27.4	4.9	120	46	0.28	0.09	4.8	—	0.18	9	2.1	2.26	13.00
牛肉（肥瘦）	99	72.8	125	523	19.9	4.2	2.0	84	7	0.04	0.14	5.6	—	0.65	23	3.3	4.73	6.45

食物名称	食部/g	水分/g	能量/kcal	能量/kJ	蛋白质/g	脂肪/g	碳水化合物/g	胆固醇/mg	总维生素 A/μgRE	维生素 B₁/mg	维生素 B₂/mg	烟酸/mg	维生素 C/mg	总维生素 E/mg	钙/mg	铁/mg	锌/mg	硒/μg
牛舌	100	66.7	196	820	17.0	13.3	2.0	92	8	0.10	0.16	3.6	—	0.55	6	3.1	3.39	13.84
牛肝	100	68.7	139	582	19.8	3.9	6.2	297	20220	0.16	1.30	11.9	9	0.13	4	6.6	5.01	11.99
牛肚	100	83.4	72	301	14.5	1.6	0	104	2	0.03	0.13	2.5	—	0.51	40	1.8	2.31	9.07
牛肺	100	78.6	95	397	16.5	2.5	1.5	306	12	0.04	0.21	3.4	13	0.34	8	11.7	2.67	13.61
牛蹄筋	100	62.0	151	632	34.1	0.5	2.6	—	…	0.07	0.13	0.7	—	—	5	3.2	0.81	1.70
羊肉(肥瘦)	90	65.7	203	849	19.0	14.1	0	92	22	0.05	0.14	4.5	—	0.26	6	2.3	3.22	32.20
羊肝	100	69.7	134	561	17.9	3.6	7.4	349	20972	0.21	1.75	22.1	—	29.93	8	7.5	3.45	17.63
羊肺	100	77.7	96	402	16.2	2.4	2.5	319	…	0.05	0.14	1.1	—	1.43	12	7.8	1.81	9.33
驴肉(瘦)	100	73.8	116	485	21.5	3.2	0.4	74	72	0.03	0.16	2.5	—	2.76	2	4.3	4.26	6.10
狗肉	80	76.0	116	485	16.8	4.6	1.8	62	12	0.34	0.20	3.5	—	1.40	52	2.9	3.18	14.75
兔肉	100	76.2	102	427	19.7	2.2	0.9	59	26	0.11	0.10	5.8	—	0.42	12	2.0	1.30	10.93

注：营养成分以每百克食部计。

第七节 禽肉类及其制品

禽肉的营养价值与畜肉相似，不同之处在于其脂肪含量少、熔点低（20～40℃），含有20%的亚油酸，易于消化吸收。禽肉的蛋白质含量约为20%，其氨基酸组成接近人体需要，含氮浸出物较多。

一、 鸡肉

【概述】

鸡肉，指鸡身上的肉，鸡的肉质细嫩，滋味鲜美，并富有营养，有滋补养生的作用。

【营养价值】

① 鸡肉蛋白质的含量比例较高，种类多，而且消化率高，很容易被人体吸收利用。鸡肉是高蛋白、低脂肪的食品。

② 鸡肉含有丰富的钙、铁、铜等元素及维生素 A、B 族维生素、维生素 E 等。

③ 鸡肉含有对人体生长发育有重要作用的磷脂类，是中国人膳食结构中脂肪和磷脂的重要来源之一。

④ 鸡腿肉脂肪的含量较多，也是整鸡中铁元素含量最多的一部分。

【食用功效】

① 鸡肉有增强体力、强壮身体的作用，特别适合幼儿、青少年、老人、病患、体弱者食用。

② 鸡肉可作为美容食品，以乌鸡为佳。乌鸡入肾经，具有温中益气、补肾填精、养血乌发、滋润肌肤的作用。

③ 鸡肉富含嘌呤，故痛风患者不宜多食，特别是不能喝鸡汤。

④ 中国人往往推崇喝鸡汤，但是鸡肉的营养价值要高于鸡汤。

【性味归经及主治】

鸡肉性平、温，味甘；归脾、胃经；具有益五脏、补虚损、健脾胃、强筋骨、添精髓的功效；适用于营养不良、畏寒怕冷、头晕心悸、乏力疲劳、月经不调、产后乳少、贫血、中虚食少、消渴、水肿、小便数频、遗精、耳聋耳鸣等症。

二、 鸡肝

【概述】

鸡肝，为雉科动物家鸡的肝脏，其色紫红，质细嫩。

【营养价值】

鸡肝含有丰富的蛋白质、钙、磷、铁、锌、维生素 A、B 族维生素。

【食用功效】

① 鸡肝可补充丰富的铁元素，对贫血有很好的疗效。

② 鸡肝能保护眼睛，维持正常视力，防止眼睛干涩、疲劳；并能维持肌肤健康，增强人体免疫力，抗氧化，防衰老，抑制肿瘤细胞的产生。

③ 动物肝还是不宜食用过多，以免摄入太多的胆固醇。特别是高胆固醇血症、肝病、高血压病和冠心病患者应少食。

【性味归经及主治】

鸡肝性微温、味甘、苦，无毒；归肝、肾经；具有补肝益肾、安胎、止血补血的作用；适用于肝虚目暗、小儿疳积、妇人胎漏、夜盲等症。

三、 鸡翅

【概述】

鸡翅，鸡的翅膀，又名鸡翼、大转弯。鸡翅肉少，皮富胶质，又分鸡膀、膀尖两种。鸡膀，连接鸡体至鸡翅的第一关节处，肉质较多；膀尖，鸡翅第一关节处至膀尖，骨多肉少。

【营养价值】

鸡翅含有大量的成胶原及弹性蛋白，还所含较多的维生素 A。

【食用功效】

① 鸡翅含有多量的胶原及弹性蛋白等，对于血管、皮肤及内脏颇具保健效果。

② 鸡翅所含的维生素 A，对视力、生长、上皮组织及骨骼的发育、精子的生成和胎儿的生长发育都是必需的。

【性味归经及主治】

鸡翅性平、温，味甘；归脾、胃经；具有温中益气、补精添髓、强腰健胃的功效；适用于虚劳瘦弱、中虚食少等症。

四、 鸡爪

【概述】

鸡爪是鸡的脚爪，又名鸡掌、凤爪、凤足。

【营养价值】

鸡爪多皮、筋，胶质大，含较多的蛋白质和胶原蛋白。

【食用功效】

① 鸡爪有美容护肤的作用，常吃有利于保持肌肤弹性及光泽。

② 鸡爪可辅助治疗内分泌失调，如痛经、月经不调，乳腺疾病、肥胖等症。

【性味归经及主治】

鸡爪性平，味甘；归脾、胃经。具有健脾益气、舒筋强骨的功效；适用于疲劳瘦弱、中虚食少等症。

五、 鸭肉

【概述】

鸭肉是一种美味佳肴，适于滋补，是各种美味名菜的主要原料。古人曰："鸭肉美，就连家鸡都喜食之。"

【营养价值】

① 鸭肉的营养价值很高，可食部分鸭肉中的蛋白质含量16％～25％。鸭肉蛋白质主要是肌浆蛋白和肌凝蛋白。还有间质蛋白，其中含有溶于水的胶原蛋白和弹性蛋白，此外还有少量的明胶，其余为非蛋白氮。

② 肉食含氮浸出物越多，味道越鲜美。鸭肉中含氮浸出物比畜肉多，所以鸭肉味美。老鸭肉的含氮浸出物较幼鸭肉多，因此，老鸭的汤比幼鸭鲜美。

③ 鸭肉中的脂肪含量适中，约为 7.5％，比鸡肉高，比猪肉低，并较均匀地分布于全身组织中。脂肪酸主要是不饱和脂肪酸和低碳饱和脂肪酸，因此，熔点低，约为 35℃，易于消化。

④ 鸭肉是含 B 族维生素和维生素 E 比较多的肉类。100g 可食鸭肉中含有 B 族水溶性维生素约 10 毫克。

⑤ 鸭肉还含有 0.8～1.5％的无机物。

【食用功效】

① 鸭肉蛋白质含量丰富，常食可增加体质，提高免疫力。

② 鸭肉特别是老鸭肉，可用于血晕头痛、阴虚失眠、肺热咳嗽、肾炎水肿、小便不利、低热等病症。

③ 常食鸭肉还可抗衰老，起到美容护肤的作用。

④ 鸭肉性寒，腹痛、腹泻、腰痛，外感风寒者不宜食用鸭肉，以免加重病情。

【性味归经及主治】

鸭肉性寒，味甘；归肺、胃、肾经；具有滋补、养胃、补肾、除痨、消水肿、止热痢、止咳化痰等功效；适用于体质虚弱、食欲缺乏、发热、大便干燥和水肿等症。

六、 鸭肝

【概述】

鸭肝为鸭科动物家鸭的肝脏。

【营养价值】

鸭肝富含铁、维生素 B_2、维生素 A 等营养物质；鸭肝中还具有一般肉类食品不含的维生素 C 和微量元素硒等。

【食用功效】

① 鸭肝特别适合贫血和常在电脑前工作的人食用。

② 动物肝还是不宜食用过多，以免摄入太多的胆固醇，特别是高胆固醇血症、肝病、高血压病和冠心病患者应少食。

【性味归经及主治】

鸭肝性温，味甘、苦；归肝经；具有补肝、明目、养血的功效；适用于血虚萎黄、夜盲、水肿、脚气等症。

七、 鸭掌

【概述】

鸭掌为鸭科动物家鸭的脚掌。

【营养价值】

① 鸭掌含较多的蛋白质，低糖，少有脂肪。

② 鸭掌含有丰富的胶原蛋白，与同等质量的熊掌的营养相当。

【食用功效】

① 鸭掌筋多，皮厚，无肉，有嚼劲，特别适合骨营养不良者食用，还有美容护肤的作用。

② 鸭掌可辅助治疗内分泌失调，如月经量不规律、痛经、月经不调、乳腺疾病、肥胖等症。

【性味归经及主治】

鸭掌性平、微寒，味甘、咸；归胃经；具有温中益气、填精补髓、活血调经的功效；适用于身体虚弱之人。

八、 鸭肫

【概述】

鸭肫又叫鸭胗，即鸭胃、鸭的肌胃，形状扁圆，肉质紧密，紧韧耐嚼，滋味悠长，无油腻感，是老少皆喜爱的佳肴珍品。

【营养价值】

鸭肫含有碳水化合物、蛋白质、脂肪、烟酸、维生素 E 和钙、镁、铁、钾、磷、钠、硒等矿物质。

【食用功效】

① 鸭肫中铁元素含量较丰富，贫血病患者尤其适合食用，女性可以适当多食用一些。

② 食用鸭肫可帮助促进消化，增强脾胃功能，上腹饱胀、消化不良者，可多吃鸭肫。

【性味归经及主治】

鸭肫性平，味甘、咸；归胃经；具有健胃的功效；适用于胃肠功能不佳者。

九、 鸭血

【概述】

鸭血为家鸭的血液。一般来说，鸭血比起猪血颜色要暗，弹性较好，而且有一股较浓的腥臭味。

【营养价值】

鸭血中含有丰富的蛋白质及多种人体不能合成的氨基酸，所含的血红素含量也较高，还含有铁等矿物质和多种维生素，这些都是人体造血过程中不可缺少的物质。

【食用功效】

① 鸭血适合贫血患者、老人、妇女和从事粉尘、纺织、环卫、采掘等工作的人食用。

② 鸭血旺细腻而嫩滑，牛血炮制成的"毒鸭血"空隙多。

【性味归经及主治】

鸭血性寒，味咸；归肝、脾经；具有补血、解毒的功效；适用于失血血虚、小儿白痢等症。

十、 鹅肉

【概述】

鹅肉为鸭科动物鹅的肉。鹅是食草动物，是理想的高蛋白、低脂肪、低胆固醇的营养健康食品。

【营养价值】

① 鹅肉含有人体生长发育所必需的各种氨基酸，其组成接近人体所需氨基酸的比例，所以鹅肉是优质蛋白质。

② 鹅肉脂肪含量较低，而且品质好，不饱和脂肪酸的含量高，特别是亚麻酸含量均超过其他肉类，对人体健康有利。

③ 鹅肉还含钙、铁、钾、烟酸等十多种矿物质和维生素。

【食用功效】

① 吃鹅肉可为老年糖尿病患者补充营养，又可控制病情发展。

② 鹅肉还可治疗和预防咳嗽等病症，尤其对治疗感冒、急慢性气管炎、慢性肾炎、老年水肿、肺气肿、哮喘有良效，特别适合在冬季进补。

③ 鹅血中还含有一种抗癌因子，能增强人体体液免疫。

【性味归经及主治】

鹅肉性平、味甘；归脾、肺经；具有益气补虚、和胃止渴、止咳化痰、解铅毒等功效；适于身体虚弱、气血不足、营养不良之人食用。

十一、 鹅肝

【概述】

鹅肝为鸭科动物鹅的肝脏。欧洲人将鹅肝与鱼子酱、松露并列为"世界三大珍馐"。

【营养价值】

① 鹅肝含有丰富的碳水化合物、蛋白质、脂肪、胆固醇和铁、锌、铜、钾、磷、钠等矿物质。

② 鹅肥肝含脂肪 $40\% \sim 60\%$，不饱和脂肪酸占 $65\% \sim 68\%$，而另外的 1/3 是饱和脂肪酸。每 100 克鹅肥肝中含 $4.5 \sim 7g$ 的卵磷脂，是正常鹅肝的 3 倍。

③ 鹅肝属于高胆固醇食品，食用会增加血胆固醇含量。某些商家宣传的"完全不会升高人体胆固醇含量"，是出于商业目

的，不可信。

④ 肥鹅肝还富含谷氨酸，故加热时有一股特别诱人的香味。

【食用功效】

① 鹅肝是动物肝脏的一种，有着动物肝脏典型的营养成分，如维生素 A、铁元素。因此，鹅肝具有补血，维持正常视力，防止眼睛干涩、疲劳，维持皮肤健康的作用。

② 鹅肝还能补充维生素 B_2 和微量元素硒，可增强机体免疫力，抗氧化，防衰老，并能抑制肿瘤细胞的产生。

【性味归经及主治】

鹅肝性温，味甘、苦；归肝经；具有补肝、明目、养血的功效；适用于血虚萎黄、夜盲、目赤、水肿、脚气等症。

十二、 鸽肉

【概述】

鸽子，又名白凤，肉味鲜美，营养丰富。鸽子的营养价值极高，既是名贵的美味佳肴，又是高级滋补佳品。

【营养价值】

① 鸽肉的蛋白质含量高，鸽肉消化率也高，而脂肪含量较低。

② 鸽肉含钙、铁、铜等元素及维生素 A、B 族维生素、维生素 E 等营养成分。

③ 乳鸽含有较多的支链氨基酸和精氨酸，可促进体内蛋白质的合成，加快创伤愈合。

④ 乳鸽的骨内含有丰富的软骨素，具有改善皮肤细胞活力、增强皮肤弹性以及改善血液循环等功效。

【食用功效】

① 鸽肉营养丰富、易于消化，是成人、孕妇及儿童、体虚病弱者的理想营养食品。

② 术后患者可多食用乳鸽，以改善血液循环、加速创面愈合。鸽肉对脱发、白发等也有很好的疗效。

③ 乳鸽的骨内含有丰富的软骨素，可与鹿茸中的软骨素相

媲美，经常食用，具有改善皮肤细胞活力、增强皮肤弹性、改善血液循环、面色红润等功效。

④ 中医学认为鸽肉还具有补益肾气、强壮性功能的作用。

⑤ 食鸽以清蒸或煲汤最好，这样能使营养成分保存最为完好。

【性味归经及主治】

鸽肉性平，味甘、咸；归肝、肾经；具有滋阴壮阳、养血补气、清热解毒的功效；适用于高血压病、高脂血症、冠心病、动脉粥样硬化、头发早白、毛发稀、贫血、神经衰弱、男子不育、精子活力差、习惯性流产等病症。

十三、 鹌鹑肉

【概述】

鹌鹑，简称鹑，是一种头小、尾巴短、不善飞的赤褐色小鸟。

【营养价值】

鹌鹑肉味道鲜美，营养丰富，是典型的高蛋白、低脂肪、低胆固醇食物。

【食用功效】

① 鹌鹑肉特别适合中老年人以及高血压病、肥胖症患者食用。

② 鹌鹑肉可辅助治疗水肿、肾炎水肿、贫血、肝硬化等多种疾病。

③ 鹌鹑肉适宜于营养不良、体虚乏力、泻痢症者食用。

【性味归经及主治】

鹌鹑肉性平，味甘；归心、肝、脾、肺、肾、大肠经；具有补益五脏、益气养血的功效；适用于营养不良、体虚乏力、贫血、肾炎水肿、泻痢、结核病、胃病、神经衰弱、支气管炎、皮肤过敏、心血管病等病症。

禽肉及其肉制品食物成分表见表1-13。

表 1-13 禽肉及其肉品食物成分表

食物名称	食部/g	水分/g	能量/kcal	能量/kJ	蛋白质/g	脂肪/g	碳水化合物/g	胆固醇/mg	总维生素A/μgRE	维生素B1/mg	维生素B2/mg	烟酸/mg	维生素C/mg	总维生素E/mg	钙/mg	铁/mg	锌/mg	硒/μg
鸡肉	66	69.0	167	699	19.3	9.4	1.3	106	48	0.05	0.09	5.6	—	0.67	9	1.4	1.09	11.75
鸡肝	100	74.4	121	506	16.6	4.8	2.8	356	10414	0.33	1.10	11.9	—	1.88	7	12.0	2.40	38.55
鸡翅	69	65.4	194	812	17.4	11.8	4.6	113	68	0.01	0.11	5.3	—	0.25	8	1.3	1.12	10.98
鸡爪	60	56.4	254	1063	23.9	16.4	2.7	103	37	0.01	0.13	2.4	—	0.32	36	1.4	0.90	9.95
鸭肉	68	63.9	240	1004	15.5	19.7	0.2	94	52	0.08	0.22	4.2	—	0.27	6	2.2	1.33	12.25
鸭肝	100	76.3	128	536	14.5	7.5	0.5	341	1040	0.26	1.05	6.9	18	1.41	18	23.1	3.08	57.27
鸭掌	59	64.7	150	628	26.9	1.9	6.2	36	11	Tr	0.17	1.1	—	—	24	1.3	0.54	5.42
鸭肫	93	77.8	92	385	17.9	1.3	2.1	153	6	0.04	0.15	4.4	—	0.21	12	4.3	2.77	15.95
鸭血（白鸭）	100	72.6	108	452	13.6	0.4	12.4	95	—	0.06	0.06			0.34	5	30.5	0.50	—
鹅肉	63	61.4	251	1050	17.9	19.9	0	74	42	0.07	0.23	4.9	—	0.22	4	3.8	1.36	17.68
鹅肝	100	70.7	129	540	15.2	3.4	9.3	285	6100	0.27	0.25	—	—	0.29	2	7.8	3.56	—
鸽肉	42	66.6	201	841	16.5	14.2	1.7	99	53	0.06	0.20	6.9	—	0.99	30	3.8	0.82	11.08
鹌鹑肉	58	75.1	110	460	20.2	3.1	0.2	157	40	0.04	0.32	6.3	—	0.44	48	2.3	1.19	11.67

注：营养成分以每百克食部计。

第八节　水产类及其制品

水产品种类繁多，常见的主要有鱼类、虾蟹类等，其中以鱼类最为常见。鱼的种类很多，主要的食用淡水鱼包括鲤鱼、草鱼、鲫鱼等，海水鱼包括黄鱼、带鱼等。鱼类蛋白质含量一般为15%～25%，易于消化吸收，氨基酸组成中，色氨酸含量偏低。鱼类脂肪含量一般为1%～3%，主要分布在皮下和内脏周围。鱼类脂肪多由不饱和脂肪酸组成，且含有丰富的二十碳五烯酸（EPA）和二十二碳六烯酸（DHA）。鱼类还是矿物质、维生素的良好来源。

一、鱼类及其制品

（一）青鱼

【概述】

青鱼又称鲭、乌鲭、青鲩、溜子，是长江中、下游和沿江湖泊里的重要渔业资源和各湖泊、池塘中的主要养殖对象，为我国淡水养殖的"四大家鱼"之一。四大家鱼有：青鱼、草鱼、鲢鱼、鳙鱼。

【营养价值】

青鱼是一种高蛋白、低脂肪的食物。在氨基酸组成中，富含谷氨酸、天冬氨酸等呈鲜味成分，还有钙、铁、硒和锌元素。青鱼脂肪含量虽低，但含有一定量的二十碳五烯酸（EPA）与二十二碳六烯酸（DHA）。

【食用功效】

① 青鱼含有丰富的核酸、硒、锌等元素，具有延缓衰老、保护心血管的作用，特别适宜中老年人及"三高"患者食用。

② 青鱼有抗癌作用，还能增进大脑功能，促进生长发育。

③ 青鱼胆有毒，过量吞食青鱼胆会发生中毒反应。轻者恶心、呕吐、腹痛、腹泻；重者腹泻后昏迷、尿少、无尿、视物模

糊、巩膜黄染，继之骚动、抽搐、牙关紧闭、四肢强直、口吐白沫、两眼球上窜、呼吸深快。如若治疗不及时，会导致死亡。

【性味归经及主治】

青鱼性平，味甘；归脾、胃经；具有益气补虚、健脾养胃、化湿祛风、利水、和中的功效；适用于少食、乏力、脚气湿痹、烦闷、疟疾、血淋、妊娠水肿等症。

青鱼胆性寒，味苦，有毒；具有泻热、消炎、明目、退翳的功效；外用主治目赤肿痛、结膜炎、翳障、喉痹、恶疮、白秃等症；内服能治扁桃体炎。由于胆汁有毒，不宜滥服。

（二）草鱼

【概述】

草鱼，又称鲩、鲩鱼、油鲩、草鲩、白鲩、草鱼、草根（东北）、厚子鱼（鲁南）、海鲩（南方）、混子、黑青鱼等。

【营养价值】

草鱼含有丰富的不饱和脂肪酸、优质蛋白质、维生素和硒、镁等矿物质。

【食用功效】

① 草鱼含有丰富的不饱和脂肪酸，对血液循环有利，是心血管病患者的良好食物。

② 草鱼对于身体瘦弱、食欲缺乏的人来说，有开胃、滋补的作用。

③ 草鱼含有丰富的硒元素，经常食用有抗衰老、养颜的功效，而且还有防癌、抗癌的作用。

【性味归经及主治】

草鱼性温，味甘；归肝、胃经；具有暖胃和中、平降肝阳、祛风治痹、明目的功效；适用于体虚胃弱、营养不良、肝阳上亢、高血压病、头痛等病症。

（三）鲢鱼

【概述】

鲢鱼又叫白鲢、水鲢、跳鲢、鲢子，是著名的四大家鱼之一。鲢鱼是人工饲养的大型淡水鱼，生长快、疾病少、产量高，多与草鱼、鲤鱼混养。

【营养价值】

鲢鱼能提供丰富的蛋白质、不饱和脂肪酸、维生素 B_2、维生素 C、钙、磷、铁等营养物质。鲢鱼还能提供一定量的胶质蛋白。

【食用功效】

① 鲢鱼对心血管系统有保护作用，有预防动脉粥样硬化及冠心病的作用。

② 鲢鱼含胶质蛋白，有健身美容的作用，对皮肤粗糙、脱屑、头发干脆易脱落症均有疗效，是女性滋养肌肤的理想食品。

③ 鲢鱼为温中补气、暖胃的养生食品，适用于脾胃虚寒体质、溏便，也可用于脾胃气虚所致的乳少等症。

【性味归经及主治】

鲢鱼性温，味甘；归脾、胃经；具有健脾补气、温中暖胃、散热、泽肌肤的功效；适用于脾胃虚弱、食欲减退、瘦弱乏力、腹泻、皮肤干燥等症。

（四） 鲈鱼

【概述】

鲈鱼，又称花鲈、寨花、鲈板、四肋鱼等，俗称鲈鲛。

【营养价值】

① 鲈鱼富含蛋白质、维生素 A、B 族维生素、钙、镁、锌、硒等营养元素。

② 鲈鱼血中含有较多的铜元素，铜是维持人体神经系统正常功能并参与数种物质代谢的关键酶功能发挥的不可缺少的矿物质。

【食用功效】

① 鲈鱼能够益肾安胎、健脾补气，可治胎动不安、生产少乳等症。孕妇吃鲈鱼既容易消化，又能防治水肿、贫血头晕等症状。

② 鲈鱼血含有的铜能保护心脏，维持神经系统的正常功能。

③ 鲈鱼烹调方式多为清蒸，以保持其营养价值。

【性味归经及主治】

鲈鱼性平，味甘；归肝、脾、肾经；具有健脾、补气、益肾、安胎的功效；适用于贫血头晕、妇女妊娠水肿、胎动不安等症。

（五）鲫鱼

【概述】

鲫鱼，俗称鲫瓜子、月鲫仔、土鲫、细头、鲋鱼、寒鲋。鲫鱼分布广泛，全国各地水域常年均有生产，以2～4月份和8～12月份的鲫鱼最为肥美，为我国重要食用鱼类之一。

【营养价值】

① 鲫鱼味道鲜美，肉质细嫩，含有丰富的优质蛋白质，易被人体吸收，还含有多种维生素和矿物质。

② 鲫鱼含糖分较多，所以吃起来有点甜味。

【食用功效】

① 经常食用鲫鱼，可以补充营养，增加免疫力。鲫鱼是肝肾疾病、心脑血管疾病患者良好的蛋白质来源。

② 鲫鱼有通乳催奶的作用。

③ 鲫鱼肉嫩，但细小的刺特别多，儿童、老人慎用。

【性味归经及主治】

鲫鱼性平，味甘；归脾、胃、大肠经；具有健脾开胃、益气利水、通乳除湿的功效；适用于脾胃虚弱、食欲缺乏、肾炎水肿、产女缺乳、痔等症。

（六）鲤鱼

【概述】

鲤鱼，别名鲤拐子、鲤子、毛子。

【营养价值】

鲤鱼含有丰富的优质蛋白质，极易被人体吸收，利用率高达98%。鲤鱼肉还含有丰富的叶酸、维生素 A、维生素 D、维生素 B_2 等多种维生素。

【食用功效】

① 鲤鱼有滋补健胃、利水消肿、通乳、清热解毒的功效。对各种水肿、腹胀、少尿、黄疸、乳汁不通皆有功效。红豆炖鲤鱼，最适用于营养不良引起的水肿；也可作为肾病性水肿的辅助治疗食品。

② 鲤鱼的脂肪多为不饱和脂肪酸，能很好地降低胆固醇，可以防治动脉粥样硬化、冠心病。

【性味归经及主治】

鲤鱼性平，味甘；归脾、胃、大肠经；具有健脾开胃、益气利水、通乳除湿的功效；适用于脾胃虚弱、食欲缺乏、肾炎水肿、产女缺乳、痔、糖尿病等病症。

（七） 鳜鱼

【概述】

鳜鱼，又名桂鱼、鲈桂、桂花鱼、季花鱼、石桂鱼等。

【营养价值】

鳜鱼含有蛋白质、脂肪、少量维生素、钙、钾、镁、硒等营养元素。蛋白质含量高且质优，脂肪含量低，而且富含抗氧化成分。

【食用功效】

① 鳜鱼肉质细嫩，骨刺极少，极易消化，特别适合儿童、老人及体弱、脾胃消化功能不佳的人食用。

② 鳜鱼肉热量不高，而且富含抗氧化成分，有美容护肤、保持健美身材的作用，对想美容又怕肥胖的女士是极佳的选择。

【性味归经及主治】

鳜鱼性平，味甘；归脾、胃经；具有补气血、益脾胃的功效；适用于体质衰弱、虚劳羸瘦、脾胃气虚、饮食不香、营养不良等症。

（八） 鳊鱼

【概述】

鳊鱼，为三角鲂、团头鲂（武昌鱼）的统称，主要分布于中国长江中、下游附属中型湖泊，肉质嫩滑，味道鲜美，是中国主要淡水养殖鱼类之一。

【营养价值】

鳊鱼肉鲜美，质鲜嫩而含脂量高。内脏含脂量更大，但以不饱和脂肪酸为主。每 100g 鳊鱼含蛋白质 18.3mg，脂肪 6.3g，热量 135kcal，钙 89mg，磷 188mg，铁 0.7mg。

【食用功效】

① 鳊鱼其蛋白质含量为猪肉的两倍，且属于优质蛋白，人体吸收率高。常食用可以提高人体免疫力，增强体质。

② 鳊鱼中脂肪含量低，其中的脂肪酸被证实有降糖、护心和防癌的作用。

③ 鳊鱼中的维生素 D、钙、磷，能有效地预防骨质酥松症。

④ 鳊鱼可抗衰老、养颜，有利于血液循环，开胃，滋补，防治肿瘤。

【性味归经及主治】

鳊鱼性温，味甘；具有补虚、益脾、养血、祛风、健胃的功效；适用于贫血、低血糖、高血压病和动脉血管硬化等病症。

（九） 鳙鱼

【概述】

鳙鱼，又叫花鲢、胖头鱼、包头鱼、大头鱼、黑鲢（还有的地方叫麻鲢），外形似鲢鱼，是淡水鱼的一种。

【营养价值】

鳙鱼属于高蛋白、低脂肪、低胆固醇的鱼类，每 100g 鳙鱼中含蛋白质 15.3g、脂肪 2.2g。另外，鳙鱼还含有维生素 B_2、钙、磷、铁等营养物质。

【食用功效】

① 鳙鱼对心血管系统有保护作用。

② 鳙鱼富含磷脂及改善记忆力的脑垂体后叶素，有益智商、助记忆、延缓衰老的作用。

③ 鳙鱼不宜食用过多，否则容易引发疮疖。此外，患有瘙痒性皮肤病、内热、荨麻疹、癣病等病症者不宜食用。

④ 鳙鱼胆有毒不要食用。

【性味归经及主治】

鳙鱼性温，味甘；归胃经；具有疏肝解郁、健脾利肺、补虚弱、祛风寒的功效；适用于咳嗽、水肿、肝炎、眩晕、肾炎、身体虚弱等病症。

（十） 黑鱼

【概述】

黑鱼，别名鳢鱼、乌鱼、鲷鱼、活头等，小鱼以水生昆虫和小虾及其他小鱼为食。待长到 8cm 以上则捕食其他鱼类，故为淡水养殖业的害鱼之一。

【营养价值】

每 100g 黑鱼肉中含蛋白质 18.5g，脂肪 1.2g，还含有人体必需的钙、锌、硒、铁及多种维生素。黑鱼蛋白质含有 18 种氨基酸，如组氨酸、3-甲基组氨酸等。

【食用功效】

① 黑鱼适用于身体虚弱、低蛋白血症、脾胃气虚、营养不良、贫血、术后之人食用。民间常视黑鱼为珍贵补品，还可用以催乳、补血。

② 黑鱼能增强机体抗病能力，促进儿童生长发育，延缓衰老。

【性味归经及主治】

黑鱼性寒，味甘；具有补脾利水、通气消胀、益阴壮阳、养血补虚、养心补肾、益精髓、祛风等功效；适用于水肿、脚气、月经不调、崩漏带下、腰酸腿软、痔、癣疥、耳痛、沙眼等病症。

（十一） 鱼鳔

【概述】

鱼鳔，就是俗称的鱼泡，新鲜优质鱼鳔的干制品，是一种传统的海味食品，以富有黏性的物质而著称，所以，人们亦称之为鱼胶、花胶。

【营养价值】

鱼鳔含有丰富的生物小分子胶原蛋白质，是人体补充合成蛋白质的原料，且易于吸收和利用。此外，鱼鳔还含有极丰富的蛋白质、维生素、矿物质等营养成分。

【食用功效】

① 鱼鳔是女性养颜护肤、美容保健佳品。

② 鱼鳔有促进生长发育、增强抗病能力的功效，能起到延缓衰老和抵御癌症的效能。

③ 鱼鳔具有补肾虚、健腰膝、养阴益精的作用，适合体质虚弱、真阴亏损、精神过劳者进补。

【性味归经及主治】

鱼鳔性平，甘、咸，无毒；归肾经；具有补肾益精、滋养筋脉、止血、散瘀、消肿的功效；适用于肾虚滑精、产后风痉、破伤风、吐血、血崩、创伤出血、痔等病症。

（十二） 鱼子

【概述】

鱼子，是鱼卵腌制或干制品的统称。鱼子有很高的营养价值，含有卵清蛋白、球蛋白、卵类黏蛋白和鱼卵鳞蛋白等人体所需的营养成分，而且味道鲜美。

【营养价值】

① 鱼子是一种营养丰富的食品，含有大量的蛋白质，以卵清蛋白、球蛋白、卵类黏蛋白和鱼卵鳞蛋白为主。同时，鱼子也富含胆固醇。

② 鱼子中磷酸盐的平均含量达到了 46％ 以上，是人脑及骨髓的良好滋补品。

③ 鱼子中还富含钙、磷、铁、维生素 A、维生素 D 等。

【食用功效】

① 鱼子含有很多有益于大脑发育的物质，对儿童生长发育极为重要，有促进生长发育、增强体质、健脑益智的作用。从营养的角度来说，儿童吃些鱼子是无妨的。

② 鱼子很难消化，过量食用无益于吸收。特别是老人，应尽可能少吃，因鱼子富含胆固醇。

③ 常吃鱼子还可以起到乌发的作用，使人焕发青春。

④ 鱼头部和鱼子的农药残留量高于鱼肉的 5～10 倍，所以购买鱼子要选健康无污染的。

⑤ 需要注意的是有些鱼子有毒，如河豚鱼子有剧毒，千万不能食用。鲶鱼鱼子也有毒，误食会导致呕吐、腹痛、腹泻、呼吸困难，情况严重的会造成瘫痪。

【性味归经及主治】

因鱼的种类不同而不同。

（十三） 鲳鱼

【概述】

鲳鱼即平鱼，学名鲳，是一种身体扁平的鱼，因其刺少、肉嫩，故很受人们喜爱。

【营养价值】

① 鲳鱼富含优质的蛋白质，并且富含人体必需的氨基酸，且消化吸收率极高。

② 鲳鱼的脂肪含量较高，且多为不饱和脂肪酸。

③ 鲳鱼富含丰富的矿物质，尤以钙、磷、钾、镁和硒的含量最高。

【食用功效】

① 鲳鱼含有丰富的不饱和脂肪酸，有降低胆固醇的功效，可防治高胆固醇血症。

② 鲳鱼含有丰富的镁和微量元素硒，对冠状动脉粥样硬化等心血管疾病有预防作用，并能延缓机体衰老，预防癌症的发生。

【性味归经及主治】

鲳鱼性平，味甘；归胃经；具有补气益血、健胃、补充精力、强筋健骨的功效；适用于消化不良、贫血、筋骨酸痛、四肢麻木、心悸失眠、神疲乏力、阳痿早泄等症。

（十四） 黄鱼

【概述】

黄鱼有大小黄鱼之分，又名黄花鱼、石首鱼。大黄鱼又称大鲜、大黄花、桂花黄鱼。小黄鱼又称小鲜、小黄花、小黄瓜鱼。大小黄鱼和带鱼一起被称为我国"三大海产"。

【营养价值】

黄鱼含有丰富的蛋白质，硒、钙等矿物质和维生素等营养成分。

【食用功效】

① 中医认为，黄鱼有健脾开胃、安神止痢、益气填精之功效。体质虚弱者和中老年人，食用黄鱼会收到很好的食疗效果。

② 黄鱼含有丰富的微量元素硒，能清除人体代谢产生的自由基，能延缓衰老，并对各种癌症有防治功效。

③ 黄鱼是发物，哮喘患者和过敏体质的人应慎食。

【性味归经及主治】

黄鱼性平，味甘、咸；归肝、肾经；具有和胃止血、益肾补虚、健脾开胃、安神的功效；适用于失眠、头晕、贫血、食欲缺乏、营养不良等症。

（十五） 带鱼

【概述】

带鱼又叫刀鱼、裙带、肥带、油带、牙带鱼等，性凶猛，属于脊索动物门下脊椎动物亚门中的硬骨鱼纲鲈形目带鱼科。青岛、日照黄海沿岸城市称鱽鱼。

【营养价值】

① 带鱼肉肥刺少，味道鲜美。每100g带鱼含蛋白质17.7g、脂肪4.9g，还含有铁、钙、锌、镁以及维生素等多种营养成分。

② 带鱼脂肪中以不饱和脂肪酸为主，且碳链较长，DHA和EPA含量高于淡水鱼。

③ 带鱼的银鳞并不是鳞，而是一层由特殊脂肪形成的表皮，称为"银脂"，是营养价值较高且无腥无味的优质脂肪。该脂肪中含有3种对人体极为有益的物质：不饱和脂肪酸、卵磷脂、6-硫代鸟嘌呤。

【食用功效】

① 带鱼的脂肪含量高于一般鱼类，且多为不饱和脂肪酸，

另外带鱼含有丰富的镁元素等，具有降低胆固醇、预防高血压病、预防心肌梗死的作用。

② 带鱼全身的鳞和银白色油脂层中还含有一种抗癌成分 6-硫代鸟嘌呤，对辅助治疗白血病、胃癌、淋巴肿瘤等有益。带鱼鳞是制造抗肿瘤药物的原料。

③ 常吃带鱼还有养肝补血、泽肤养发健美、延缓大脑萎缩、预防老年痴呆的功效。

【性味归经及主治】

带鱼性温，味甘、咸；归肝、脾经；具有补脾、益气、暖胃、养肝、泽肤、补气的功效；适用于久病体虚、血虚头晕、气短乏力、食少羸瘦、营养不良等症。

（十六） 鲮鱼

【概述】

鲮鱼俗称土鲮、鲮公、雪鲮，属鲤科野鲮亚科鲮属。鲮鱼是一种生活在气候温暖地带的鱼类，主要分布在华南地区。

【营养价值】

鲮鱼刺细小且多，肉嫩，略有土腥味，富含丰富的蛋白质、维生素 A、钙、镁、硒等营养元素。

【食用功效】

① 鲮鱼有滑利肌肉、通小便的功效，可用于治膀胱结热、黄疸。

② 中医认为鲮鱼还有健筋骨、活血行气、逐水利湿、益气血的功效。

【性味归经及主治】

鲮鱼性平，味甘；归肝、脾、肾、胃经；具有益气血、健筋骨、补中开胃、通小便的功效；适用于小便不利、热淋、膀胱结热、脾胃虚弱等症。

（十七） 三文鱼

【概述】

三文鱼也叫撒蒙鱼或萨门鱼，是西餐中较常用的鱼类原料之一。在不同国家的消费市场三文鱼涵盖不同的种类，挪威三文鱼主要为大西洋鲑，芬兰三文鱼主要是养殖的大规格红肉虹鳟，美国的三文鱼主要是阿拉斯加鲑鱼。

【营养价值】

① 三文鱼含有丰富的蛋白质，且蛋白质中所含氨基酸种类齐全，比例合理，属优质蛋白质。

② 三文鱼的脂肪含量较低，但以不饱和脂肪酸为主。

③ 三文鱼还含有一种叫作虾青素的物质，是一种强力抗氧化剂。

【食用功效】

① 三文鱼中含有丰富的不饱和脂肪酸，能有效降低血脂和血胆固醇，防治心血管疾病。有研究表明每周进食两餐三文鱼，就能将受心脏病导致死亡的概率降低 1/3。

② 三文鱼所含的 ω-3 脂肪酸是脑、视网膜及神经系统所必不可少的物质，有增强脑功能、防止阿尔茨海默病和预防视力减退的功效。

③ 三文鱼含有的虾青素能有效地预防诸如糖尿病等慢性疾病的发生、发展，并有延缓衰老、抗皱祛斑的功效。

【性味归经及主治】

三文鱼性温，味甘；归胃经；具有补虚劳、健脾胃、暖胃和中的功效；适用于消瘦、水肿、消化不良等症。

（十八） 鳕鱼

【概述】

鳕鱼，又名鳘鱼，是主要食用鱼类之一。鳕鱼原产于从北欧至加拿大及美国东部的北大西洋寒冷水域。北欧人将它称为餐桌上的"营养师"。鳕鱼是全世界年捕捞量最大的鱼类之一，具有重要的经济价值。

【营养价值】

① 鳕鱼肉中的蛋白质比三文鱼、鲳鱼、带鱼都高，而所含脂肪和鲨鱼一样只有 0.5%，要比三文鱼、带鱼低很多。

② 鳕鱼肝可用于提取鱼肝油，含油量 20%～40%，除了富含普通鱼油所有的 DHA、DPA 外，还含有人体所必需的维生素A、维生素 D、维生素 E 和其他多种维生素。

③ 鳕鱼还含丰富的钙、镁、硒等营养元素。

【食用功效】

① 鳕鱼肉中含有丰富的镁元素，对心血管系统有很好的保护作用，有利于预防高血压病、心肌梗死等心血管疾病。

② 鳕鱼肝油对结核杆菌有抑制作用，其不饱和酸的十万分之一浓度即能阻止细菌繁殖，肝油还可消灭传染性创伤中存在的细菌。鳕鱼肝油制成的药膏能迅速液化坏疽组织。

③ 鳕鱼的胰腺中含有大量的胰岛素，可以从 1kg 胰腺中提取 12000IU 胰岛素，有较好的降血糖作用，用于治疗糖尿病。

【性味归经及主治】

鳕鱼性平，味甘；归肝、肾、脾经；具有活血止痛、通便的功效；适用于跌打骨折、外伤出血、便秘等症。

（十九） 银鱼

【概述】

银鱼，又称王余鱼、脍残鱼、银条鱼、面条鱼，白色稍透明，长不过 3cm 左右，通体无鳞，银鱼作为一种整体性食物（即内脏、头、翅均不去掉，整体食用）应用，其养生益寿的功能为国际营养学界所确认。

【营养价值】

① 银鱼中蛋白质含量丰富，氨基酸含量也相当丰富，具有高蛋白、低脂肪的特点。

② 银鱼干是极富钙质，其含钙量高达 761mg。

【食用功效】

① 银鱼不去鳍、骨，属"整体性食物"，营养完全，利于人体增进免疫功能和长寿。

② 银鱼尤适宜体质虚弱、营养不足、消化不良、脾胃虚弱、肺虚咳嗽、虚劳等症者食用。

③ 银鱼属一种高蛋白、低脂肪食品，适宜高脂血症患者食用。

④ 银鱼基本没有大鱼刺，适宜小孩食用。

【性味归经及主治】

银鱼性平，味甘；归脾、胃经；具有补肾增阳、祛虚活血、益脾润肺、利水的功效；适用于脾胃虚弱、肺虚咳嗽、虚劳诸疾。

（二十） 鲨鱼

【概述】

鲨鱼，是可以食用的海洋鱼类之一，现在国内市场上出售的多是专供食用的养殖鲨。鲨鱼是餐桌上不多见的水产，但鱼翅、鱼唇却早已闻名遐迩。鱼翅是与燕窝、熊掌等齐名的珍贵食品。鱼翅因其难得而身价不菲，但它并非特别有营养，或许和其他饮食相比较，它更是奢华和财富的象征。

【营养价值】

① 鱼翅含有丰富的胶原蛋白、软骨黏蛋白、软骨硬蛋白等，还含有降血脂、抗动脉粥样硬化及抗凝成分。

② 干品鱼翅含蛋白质高达 83.5%，但由于缺少色氨酸，属不完全蛋白质，消化吸收较差。一般与禽畜肉和虾、蟹等搭配食用，既赋予鲜美之味，又弥补缺少色氨酸之缺憾。不能大剂量或长期过量服用鱼肝油，否则会引起中毒。

③ 鲨鱼肝是提取鱼肝油的主要来源。

【食用功效】

① 鱼翅有利于滋养、柔嫩皮肤黏膜，是很好的美容食品。

② 鱼翅有降血脂、抗动脉粥样硬化及抗凝的作用，可预防动脉粥样硬化、冠心病。

③ 科学家发现在所有动物中，鲨鱼是唯一不会生癌的动物。而多项研究也发现鲨鱼制品也确实对癌症患者有一定的抑制癌细胞的作用。除了癌症以外，对于许多炎症性及自体免疫性疾病伴随有血管异常增生的情况，如风湿性关节炎、干癣、红斑狼疮等皆有明显的改善效果。

④ 鱼肝油能增强体质，助长发育，健脑益智，帮助钙、磷吸收，增加对传染病的抵抗力，还能预防眼干燥症、夜盲症和佝偻病，用于婴幼儿及儿童成长期补充维生素 A、维生素 D 及 DHA，也适用于孕妇、乳母补充维生素 A、维生素 D 及 DHA，有利于胎儿、婴儿健康成长和大脑发育。

⑤ 干鱼翅的发制工序极为复杂，而且耗时较长，不适合在家庭中自行泡发。

【性味归经及主治】

鲨鱼性平，味甘、咸；归脾、肺经；具有补虚、健脾、利水、祛瘀消肿的功效；适用于久病体虚、脾虚水肿、创口久不愈合、痔等症。

（二十一） 黄辣丁

【概述】

黄辣丁一般指黄颡鱼。黄颡鱼，俗称黄骨鱼，也叫黄辣丁或者黄腊丁、黄丫头（江西省部分地区）。

【营养价值】

① 有报告称，黄辣丁每 100g 含有 71.6g 的水分和 124kcal 的能量，蛋白质含量是 19g，脂肪含量是 2.7g，碳水化合物的含量是 7.1g，并不含有膳食纤维，但含有胆固醇 90mg。

② 黄辣丁含有较多的微量元素，其中有些是有轻微毒性的。所以，黄辣丁不能多吃，一定要适量。

【食用功效】

① 有观点认为正是由于黄辣丁含有轻微毒性的微量元素，使其具有利小便、消水肿、祛风、醒酒的作用。

② 黄辣丁为发物食品，故有痼疾宿病者，如支气管哮喘、淋巴结核、癌肿、红斑狼疮以及顽固瘙痒性皮肤病患者忌食或谨慎食用。

【性味归经及主治】

黄辣丁性平，味甘；归脾、胃经；具有益脾胃、利尿消肿、醒酒的功效；适用于肝硬化腹水、肾炎水肿、脚气水肿以及营养不良性水肿等症。

（二十二） 泥鳅

【概述】

泥鳅又名"鳅鱼"，被称为"水中之参"，生活在湖池，是营养价值很高的一种鱼，它和其他的鱼不相同，无论外表、体形、生活习性都不同，是一种特殊的鳅类。

【营养价值】

泥鳅味道鲜美，营养丰富，蛋白质含量丰富，脂肪含量较少，还含有较高的不饱和脂肪酸，能降脂降压。泥鳅维生素 B_1 的含量比鲫鱼、黄鱼高。

【食用功效】

① 泥鳅含脂肪成分较低，胆固醇更少，还含一种类似二十碳戊烯酸的不饱和脂肪酸，有利人体抗血管衰老，有益于老年人及心血管病患者。

② 经常食用泥鳅，能增加机体抵抗力、延缓衰老。

③ 泥鳅身上的滑黏液，临床应用中称其为"泥鳅滑液"，具有特殊的药用价值，可用来治疗小便不通、疮疖痈肿等症。

【性味归经及主治】

泥鳅性平，味甘；归肝、脾经；具有补中益气、除湿退黄、益肾助阳、疗痔的功效；适用于身体虚弱、脾胃虚寒、营养不良、阳痿、痔、皮肤疥癣瘙痒等症。

（二十三） 黄鳝

【概述】

黄鳝，学名鳝鱼，是一种鱼，身体像蛇，但没有鳞，肤色有青、黄两种，是最普遍的淡水食用鱼类之一。

【营养价值】

① 黄鳝含有丰富的蛋白质，维生素 A 及多种矿物质。

② 黄鳝的脂肪含量较低，但黄鳝脂肪中含有极为丰富的卵磷脂，同时，黄鳝还含有较丰富的 DHA 和 EPA。

③ 黄鳝含有一种的特有物质"鳝鱼素"，有清热解毒、凉血止痛、祛风消肿、润肠止血等功效。

【食用功效】

① 鳝鱼中含有丰富的 DHA、EPA 和卵磷脂，有补脑健身的功效。

② 黄鳝因含"鳝鱼素"，有一定的降低血糖和调节血糖的作用，对痔、糖尿病有较好的治疗作用，加之所含脂肪极少，因而是糖尿病患者的理想食品。

③ 鳝鱼含丰富维生素 A，能增进视力，促进皮肤黏膜的新陈代谢。

④ 鳝鱼骨入药，兼治臁疮，疗效颇显著。鳝鱼血滴入耳中，能治慢性化脓性中耳炎；滴入鼻中可治鼻衄（鼻出血）；特别是外用时能治口眼㖞斜、颜面神经麻痹。

⑤ 黄鳝的血液有毒，误食会对人的口腔、消化道黏膜产生刺激作用，严重的会损害人的神经系统，使人四肢麻木、呼吸和循环功能衰竭而死亡。鳝鱼血清有毒，但毒素不耐热，能被胃液和加热所破坏，一般煮熟食用不会发生中毒。

【性味归经及主治】

黄鳝性温，味甘；归肝、脾、肾经；具有补中益气、养血固脱、温阳益脾、强精的作用；适用于身体虚弱、气血不足、营养不良、子宫脱垂、产后淋沥、糖尿病、心脑血管病、痔出血、肾虚腰痛、四肢无力、风湿麻痹等病症。

（二十四） 甲鱼

【概述】

甲鱼，学名鳖，又称水鱼、团鱼、鼋鱼，是人们喜爱的滋补水产佳肴。它其实不属于鱼类，因其名而暂将其放在此章节。

【营养价值】

① 甲鱼富含蛋白质、维生素 A、维生素 B_1、维生素 B_2、烟酸、碳水化合物、脂肪骨胶原、肽类和多种酶以及人体必需的多种微量元素等多种营养成分。

② 甲鱼还富含动物胶、角蛋白等营养成分。

③ 甲鱼的脂肪以不饱和脂肪酸为主，占 75.43%。

【食用功效】

① 甲鱼能够增强身体的抗病能力及调节人体的内分泌功能，

有提高母乳质量、增强婴儿免疫力等功效。

②甲鱼肉及其提取物能有效地预防和抑制肝癌、胃癌、急性淋巴性白血病，并用于防治因放疗、化疗引起的虚弱、贫血、白细胞减少等症。

③甲鱼亦有较好的净血作用，常食者可降低血胆固醇，因而对高血压病、冠心病患者有益。

④甲鱼的腹板称为"龟甲"，是名贵的中药，有滋阴降火之功效。可用于治疗头晕、目眩、虚热、盗汗等。龟甲胶是大分子胶原蛋白质，含有皮肤所需要的各种氨基酸，有养颜护肤、美容健身之效。

【性味归经及主治】

甲鱼性平，味甘；归肝、脾经；具有养阴凉血、清热散结、补肾益肾的功效；适用于身虚体弱、肝脾肿大、贫血、肺结核等病症。

鱼类食物成分表见表 1-14。

二、 虾、 蟹及软体动物类及其制品

（一） 河蚌

【概述】

河蚌又名河歪、河蛤蜊、鸟贝。

【营养价值】

①河蚌含丰富的蛋白质、钙、铁、锌、维生素 A，还含有较多的维生素 B_2 和其他营养物质。

②蚌壳可提制珍珠层粉和珍珠核，珍珠层粉有人体所需要的 15 种氨基酸，与珍珠的成分和作用大致相同。

【食用功效】

①河蚌肉对人体有良好的保健功效，有滋阴平肝、明目、防眼疾等作用。

②蚌壳制成的珍珠层粉和珍珠核，具有清热解毒、明目益阴、镇心安神、消炎生肌、止咳化痰、止痢消积等功效。

表1-14 鱼类食物成分表

食物名称	食部/g	水分/g	能量/kcal	能量/kJ	蛋白质/g	脂肪/g	碳水化合物/g	胆固醇/mg	总维生素A/µgRE	维生素B₁/mg	维生素B₂/mg	烟酸/mg	维生素C/mg	总维生素E/mg	钙/mg	铁/mg	锌/mg	硒/µg
青鱼	63	73.9	118	494	20.1	4.2	0	108	42	0.03	0.07	2.9	—	0.81	31	0.9	0.96	37.69
草鱼	58	77.3	113	473	16.6	5.2	0	86	11	0.04	0.11	2.8	—	2.03	38	0.8	0.87	6.66
鲢鱼	61	77.4	104	435	17.8	3.6	0	99	20	0.03	0.07	2.5	—	1.23	53	1.4	1.17	15.68
鲈鱼	58	76.5	105	439	18.6	3.4	0	86	19	0.03	0.17	3.1	—	0.75	138	2.0	2.83	33.06
鲥鱼	54	75.4	108	452	17.1	2.7	3.8	130	17	0.04	0.09	2.5	—	0.68	79	1.3	1.94	14.31
鲤鱼	54	77.7	109	456	17.6	4.1	0.5	84	25	0.03	0.09	2.7	—	1.27	50	1.0	2.08	15.38
鳜鱼	61	74.5	117	490	19.9	4.2	0	124	12	0.02	0.07	5.9	—	0.87	63	1.0	1.07	26.50
鳊鱼	59	73.1	135	565	18.3	6.3	1.2	94	28	0.02	0.07	1.7	—	0.52	89	0.7	0.89	11.59
鳙鱼	61	76.5	100	418	15.3	2.2	4.7	112	34	0.04	0.11	2.8	—	2.65	82	0.8	0.76	19.47
黑鱼	57	78.7	85	356	18.5	1.2	0	91	26	0.02	0.14	2.5	—	0.97	152	0.7	0.80	24.57
鲴鱼	70	72.8	140	586	18.5	7.3	0	77	24	0.04	0.07	2.1	—	1.26	46	1.1	0.80	27.21
黄鱼(大黄花鱼)	66	77.7	97	406	17.7	2.5	0.8	86	10	0.03	0.10	1.9	—	1.13	53	0.7	0.58	42.57

食物名称	食部/g	水分/g	能量/kcal	能量/kJ	蛋白质/g	脂肪/g	碳水化合物/g	胆固醇/mg	总维生素A/μgRE	维生素B_1/mg	维生素B_2/mg	烟酸/mg	维生素C/mg	总维生素E/mg	钙/mg	铁/mg	锌/mg	硒/μg
黄鱼（小黄花鱼）	63	77.9	99	414	17.9	3.0	0.1	74	…	0.04	0.04	2.3	—	1.19	78	0.9	0.94	55.20
带鱼	76	73.3	127	531	17.7	4.9	3.1	76	29	0.02	0.06	2.8	—	0.82	28	1.2	0.70	36.57
鲅鱼（罐头）	100	27.0	399	1669	30.7	26.9	8.5	162	—	0.04	0.09	2.3	—	5.56	598	6.1	2.20	8.69
鲢鱼	72	74.1	139	582	17.2	7.8	0	68	45	0.07	0.18	4.4	—	0.78	13	0.3	1.11	29.47
鳕鱼	45	77.4	88	368	20.4	0.5	0.5	114	14	0.04	0.13	2.7	—	—	42	0.5	0.86	24.80
银鱼（新鲜）	100	76.2	105	439	17.2	4.0	0	361	—	0.03	0.05	0.2	—	1.86	46	0.9	0.16	9.54
鲨鱼	56	73.3	118	494	22.2	3.2	0	70	21	0.01	0.05	3.1	—	0.58	41	0.9	0.73	57.02
泥鳅	60	76.6	96	402	17.9	2.0	1.7	136	14	0.10	0.33	6.2	—	0.79	299	2.9	2.76	35.30
黄鳝	67	78.0	89	372	18.0	1.4	1.2	126	50	0.06	0.98	3.7	—	1.34	42	2.5	1.97	34.56

注：营养成分以每百克食部计。

③ 河蚌肉性寒，适宜炎夏季节烦热口渴时食用。脾胃虚寒、腹泻便溏者忌食。

【性味归经及主治】

河蚌肉性寒，味甘、咸；归肝、肾经；具有清热、滋阴、明目、解毒的功效；适用于烦热、消渴、血崩、带下、痔瘘、目赤、湿疹、高血压病、高脂血症、胆石症、泌尿系结石、尿路感染、癌症等病症。

（二） 田螺

【概述】

田螺泛指田螺科的软体动物，对水质要求较高，产量少，可在夏、秋季节捕取。淡水中常见有中国圆田螺等。螺蛳，是方形环棱螺的俗称，为田螺科动物方形环棱螺或其他同属动物的全体，是田螺的一个品种。

【营养价值】

田螺肉含有丰富的蛋白质、维生素 A、铁和钙等营养物质，脂肪含量却很低。

【食用功效】

① 田螺对目赤、黄疸、脚气、痔等疾病有食疗作用。

② 食用田螺对狐臭有一定的疗效。

③ 食用田螺有利于女性保持身材，也有一定的护肤美容的作用。

【性味归经及主治】

田螺性寒，味甘、咸；归肝、脾、胃、大肠经；具有清热、解暑、利尿、止渴、醒酒、明目的功效；适用于水肿、黄疸、痔、尿路感染、醉酒、肥胖症、糖尿病、癌症、干燥综合征、高脂血症、冠心病、动脉粥样硬化、脂肪肝等病症。

（三） 河蟹

【概述】

河蟹，也叫"螃蟹"和"毛蟹"。河蟹学名中华绒螯蟹，属名贵淡水产品，味道鲜美，营养丰富，具有很高的经济价值。

【营养价值】

① 河蟹含有丰富的蛋白质、多种维生素及多种微量元素。蟹壳除含丰富的钙外，还含有蟹红素、蟹黄素等。

② 蟹黄中含有丰富的蛋白质、磷脂和其他营养物质，营养丰富，但是同时含有较高含量的油脂和胆固醇。

【食用功效】

① 河蟹有抗结核作用，吃蟹对结核病的康复大有补益。

② 河蟹性寒，脾胃虚寒者应尽量少吃，以免引起腹痛、腹泻。吃时可蘸姜末醋汁，以去其寒气。

③ 患有高血压病、冠心病、动脉粥样硬化者，尽量少吃蟹黄，以避免血胆固醇升高。

④ 千万不要吃死蟹，因为当蟹垂死或已死时，蟹体内的组氨酸会分解产生组胺。组胺为一种有毒的物质，随着死亡时间的延长，蟹体内积累的组胺越来越多，即使经过高温加热，也不易被破坏。

【性味归经及主治】

河蟹性寒，味咸；归肝、胃经；具有清热解毒、补骨添髓、养筋接骨、活血的功效；适用于瘀血、黄疸、腰腿酸痛、风湿性关节炎等病症。

（四）海蟹

【概述】

海蟹一般指三疣梭子蟹，俗名梭子蟹、枪蟹、海螃蟹、海蟹、水蟹等。

【营养价值】

梭子蟹在冬季徊游季节个体最为健壮，一般重 250g 左右，最大可达 500g。梭子蟹肉质细嫩、洁白，富含蛋白质、脂肪及多种矿物质。

【食用功效】

① 海蟹身处海洋，离开高盐分高氧环境后存活率大大降低。与河蟹最大的不同是，海蟹虽然存活率较低，但是短时间内死亡且未发出异味的梭子蟹仍可供人食用，其丰富的营养和鲜嫩的口

感不亚于鲜活之时。

② 雌蟹红膏满盖，口味极佳。鲜食以蒸食为主，还可盐渍加工枪蟹制成蟹酱，蟹黄经晒干即成为"蟹黄饼"，均是海产品中之上品。

【性味归经及主治】

海蟹性寒，味咸；归肝、胃经；具有清热解毒、补骨添髓、养筋活血的功效；适用于瘀血、黄疸、腰腿酸痛、风湿性关节炎等病症。

（五） 蛏子

【概述】

蛏子，学名缢蛏，属软体动物系。贝壳脆而薄，呈长扁方形，自壳顶腹缘，有一道斜行的凹沟，故名缢蛏。蛏肉味道鲜美，是比较普通的海产食品。

【营养价值】

蛏肉含丰富蛋白质、钙、铁、锌、硒、碘、维生素 A 等营养元素。

【食用功效】

① 蛏子具有补虚的功能，特别适合产后虚损、烦热口渴、湿热水肿、痢疾、醉酒等人群食用。

② 蛏子肉富含碘和硒，是甲状腺功能亢进症患者、孕妇、老年人良好的保健食品。

③ 蛏子肉含有锌和锰，有益于脑的营养补充，有健脑益智的作用。

④ 蛏子还对因放射疗法、化学疗法后产生的口干烦热等症有一定的疗效。

【性味归经及主治】

蛏子性寒，味甘、咸；归心、肝、肾经；具有补阴、清热、除烦、解酒的功效；适用于产后虚损、烦热口渴、湿热水肿、痢疾、醉酒等症。

（六） 淡菜

【概述】

淡菜是贻贝科动物的贝肉，也叫青口，贻贝煮熟去壳晒干而成，因煮制时没有加盐，故称淡菜。淡菜在中国北方俗称海虹，是驰名中外的海产食品之一。淡菜的经济价值很高，也有一定的药食价值。

【营养价值】

淡菜味道极鲜，营养也很丰富，蛋白质含量高，其中含有 8 种人体必需的氨基酸，脂肪大多是不饱和脂肪酸。淡菜还含有丰富的钙、磷、铁、锌和 B 族维生素、烟酸等。由于淡菜所含的营养成分很丰富，其营养价值高于一般的贝类和鱼、虾、肉等，对促进新陈代谢、保证大脑和身体活动的营养供给具有积极的作用，所以淡菜被称为"海中鸡蛋"。

【食用功效】

① 淡菜不仅含有丰富的营养物质，还具有补肝益肾、调经活血的功效。

② 淡菜有抑制胆固醇在肝脏合成和加速排泄胆固醇的独特作用，从而使体内胆固醇水平下降。

③ 淡菜特别适合中老年人，亦适宜体质虚弱、气血不足、营养不良、高血压病、动脉粥样硬化患者食用。

④ 淡菜以身干、色鲜，肉肥者为佳。淡菜可浓缩金属铬、铅等有害物质，所以被污染的淡菜不能食用。

【性味归经及主治】

淡菜性温，味甘、咸；归肝、肾经；具有补虚、补肝益肾、益精血、去烦热、降丹毒等功效；适用于虚劳羸瘦、眩晕、盗汗、阳痿、腰痛、吐血、崩漏、带下等症。

（七）乌贼（墨鱼）

【概述】

乌贼，本名乌鲗，又称花枝、墨斗鱼或墨鱼，是软体动物门头足纲乌贼目的动物。乌贼遇到强敌时会以"喷墨"作为逃生的方法并伺机离开，因而有乌贼、墨鱼等名称。

【营养价值】

① 乌贼全身是宝，不但味感鲜脆爽口，具有较高的营养价

值，而且富有药用价值。乌贼味道极其鲜美，含有丰富的蛋白质、脂肪、钙、磷、铁及多种维生素等营养成分。乌贼墨囊里边的墨汁可加工为工业所用，墨囊也是一种药材。乌贼的内脏可以榨制内脏油，是制革的好原料。它的眼珠可制成眼球胶，是上等胶合剂。

② 乌贼含蛋白质、脂肪，还含有碳水化合物和维生素 A、B 族维生素及钙、磷、铁等人体所必需的物质，是一种高蛋白、低脂肪的滋补食品。乌贼壳含碳酸钙、壳角质、黏液质及少量氯化钠、磷酸钙、镁盐等。乌贼的墨汁含有一种糖胺聚糖，实验证实对小鼠有一定的抑癌作用。

【食用功效】

① 乌贼富含钙、磷、铁元素，利于骨骼发育和造血，能有效治疗贫血。

② 乌贼除富含蛋白质和人体所需的氨基酸外，还含有大量的牛黄酸，可控制血液中的胆固醇含量，缓解疲劳，恢复视力，改善肝脏功能。

③ 乌贼肉中含的多肽有抗病毒、抗辐射的作用。

④ 乌贼是女性塑造体型和保养肌肤的理想保健食品。

【性味归经及主治】

乌贼肉性味咸、平；归肝、肾经；具有养血滋阴、益胃通气、去瘀止痛、催乳、益肾、止带、安胎利产的功效；适用于妇女经血不调、水肿、湿痹、痔等症。

乌贼脊骨，中药名为海螵蛸，亦可入药。海螵蛸性温，味咸、涩；具有收敛止血、涩精止带、制酸止痛、收湿敛疮等功效；适用于胃酸过多、胃及十二指肠溃疡、小儿软骨症等病症。

（八）鱿鱼

【概述】

鱿鱼，又称句公、柔鱼或枪乌贼，是软体动物门头足纲管鱿目开眼亚目的动物。乌贼和鱿鱼在分类上虽然同属于乌贼科，但它们又有明显的区别：乌贼正中有一块硕大的乌贼骨，鱿鱼背脊上只有一条形如胶质的软骨；乌贼干肉厚体短，鱿鱼干体长肉厚呈紫粉色。

【营养价值】

① 鱿鱼的营养价值非常高，其富含蛋白质、钙、牛磺酸、磷、维生素 B₁ 等多种人体所需的营养成分，且含量极高。此外，脂肪含量极低，但胆固醇含量较高。

② 鱿鱼干是由新鲜的海生鱿鱼干制而成的，口感鲜嫩，营养丰富，被誉为海味珍品。鱿鱼干的可食部分达 95％，鱿鱼干还含有碳水化合物、钙、磷、铁等营养成分。

【食用功效】

① 鱿鱼富含钙、磷、铁元素，利于骨骼发育和造血，能有效治疗贫血。

② 鱿鱼除富含蛋白质和人体所需的氨基酸外，还含有大量的牛磺酸，可控制血液中的胆固醇含量。虽然鱿鱼中胆固醇含量较高，但只是正常地被人体所利用，而不会在血液中积蓄。鱿鱼具有高蛋白、低脂肪、低热量的优点，还含有丰富的 DHA（俗称脑黄金）、EPA 等高度不饱和脂肪酸，对于预防血管硬化、胆结石的形成有很好的疗效，同时还能补充脑力、预防阿尔茨海默病等。

③ 鱿鱼所含的多肽和硒有抗病毒、抗辐射的作用。

【性味归经及主治】

鱿鱼性平，味咸；归肝、肾经；具有滋阴养胃、补虚润肤的功效；适用于缺铁性贫血、骨质疏松等病症。

（九）章鱼

【概述】

章鱼，又称八爪鱼、坐蛸、石吸、望潮，属于软体动物门头足纲八腕目。章鱼有 8 个腕足，腕足上有许多吸盘。

【营养价值】

① 章鱼属于高蛋白、低脂肪的食材，每 100g 的章鱼，含有蛋白质高达 19g，并不逊色于平常的牛肉、猪肉和鱼肉，且含有人体全部的必需氨基酸，属于真正的优质蛋白。

② 章鱼的脂肪含量极低，100g 中只有 0.4g 脂肪，而同等重

量的瘦猪肉的脂肪也有 6.2g，同为水产品的草鱼，每 100g 鱼肉脂肪含量也有 5.2g。

③ 章鱼还含有丰富钙、磷、铁、锌、硒以及维生素 E、B 族维生素等营养成分。

④ 章鱼富含牛磺酸，牛磺酸是一种具有特殊保健作用的非蛋白质氨基酸。

【食用功效】

① 章鱼富含牛磺酸，含量比一般的肉类高很多，具有抗疲劳、降血压及软化血管的作用。另外，有研究表明牛磺酸可以促进婴幼儿脑组织发育和提高视觉功能，对成年人来说可以抗氧化、延缓衰老。

② 章鱼有增强男子性功能的作用，因为章鱼的精氨酸含量较高，而精氨酸是精子形成的必要成分。

【性味归经及主治】

章鱼性平，味甘、咸；归肝、脾、肾经；具有补血益气、收敛生肌的功效；适用于产后补虚、生乳催乳、高血压病、动脉粥样硬化、脑血栓、痛疽肿毒等病症。

（十）生蚝

【概述】

生蚝，又称牡蛎，别名蛎黄、海蛎子。属牡蛎科（真牡蛎）或燕蛤科（珍珠牡蛎），双壳类软体动物，分布于温带和热带各大洋沿岸水域。

【营养价值】

① 牡蛎肉肥爽滑，味道鲜美，营养丰富，含有丰富的蛋白质、18 种氨基酸、脂肪、钙、磷、铁等营养成分，素有"海底牛奶"之美称。

② 牡蛎含碘量远远高于牛奶和蛋黄，含锌量之高，也为食物之冠。

③ 牡蛎含肝糖原、B 族维生素、牛磺酸等营养成分。牡蛎含有的维生素 B_{12}，是一般食物所缺少的，维生素 B_{12} 中的钴元素是预防恶性贫血所不可缺少的物质。

④ 牡蛎中还含有海洋生物特有的多种活性物质及氨基酸。

【食用功效】

① 牡蛎所含的碳酸钙有收敛、制酸、镇痛等作用，有利于胃及十二指肠溃疡的愈合。牡蛎又是补钙的最好食品。

② 牡蛎有调节整个大脑皮质的功能，生食有镇静、解热的效力；熟食则涩而带燥，有收敛固涩的作用。

③ 牡蛎肉具有降血压、预防动脉粥样硬化和滋阴养血、强身健体等功能。常食还有润肤、养颜、养容功能。

④ 牡蛎对促进胎儿的生长发育、矫治孕妇贫血和孕妇的体力恢复均有好处。

⑤ 牡蛎的提取物有明显的抑制血小板聚集的作用，有利于胰岛素的分泌和利用，又能使恶性肿瘤细胞对放射线敏感性增强，并对其生长有抑制作用。

⑥ 牡蛎的酸性提取物对脊髓灰质炎病毒具有很好的抑制作用。

【性味归经及主治】

牡蛎性微寒，味咸、涩；归肝、心、肾经；具有平肝潜阳、镇静安神、软坚散结、收敛固涩、解毒镇痛的功效；适用于眩晕耳鸣、手足震颤、心悸失眠、烦躁不安、惊痫癫狂、乳房结块、自汗盗汗、遗精尿频、崩漏带下、吞酸胃痛、湿疹疮疡等症。

（十一）海蜇

【概述】

海蜇，俗称为水母、石镜、樗、蒲鱼、水母鲜等，海蜇属钵水母纲，是生活在海中的一种腔肠软体动物。体形呈半球状，可食用，上面呈伞状，白色，借以伸缩运动，称为海蜇皮；下有八条口腕，其下有丝状物，呈灰红色，叫海蜇头。

【营养价值】

① 海蜇是一种低脂肪、低热量的营养食品。

② 海蜇的营养极为丰富，含有钙、磷、铁、碘和维生素 B_1、维生素 B_2、维生素 B_6 等营养成分。其脂肪含量极低，每 100g 海

蜇含脂肪 0.1~0.5g。

③ 海蜇含丰富的胶原蛋白与其他活性物质。

【食用功效】

① 海蜇含有人体需要的多种营养成分，尤其含有人们饮食中所缺的碘，是一种重要的营养食品。

② 海蜇有保护心脑血管的作用。因其含有类似于乙酰胆碱的物质，能扩张血管，降低血压；所含的甘露多糖胶质又对防治动脉粥样硬化有一定的功效。

③ 海蜇具有阻止伤口扩散和促进上皮形成、扩张血管、降低血压、消痰散气、润肠消积等功能，对气管炎、哮喘、胃溃疡、风湿性关节炎等疾病有益，并有防治肿瘤的作用。

④ 从事理发、纺织、粮食加工等与尘埃接触较多的工作人员常吃海蜇，可以去尘积、清肠胃，保障身体健康。

【性味归经及主治】

海蜇性平，味咸；归肝、肾经；具有清热化痰、消积化滞、润肠通便的功效；适用于急慢性支气管炎、咳嗽哮喘、痰多内稠、高血压病、便秘、烦热口渴、癌症等病症。

（十二）海参

【概述】

海参，属棘皮动物，是海洋软体动物。可供食用的品种有梅花参、刺参、乌参、光参、瓜参、玉足参等 20 多种，营养价值非常高。海参不仅是珍贵的食品，也是名贵的药材。

【营养价值】

① 海参含有较丰富的蛋白质，较少的脂肪和胆固醇。蛋白质中含有 8 种人体自身不能合成的必需氨基酸，其中精氨酸、赖氨酸含量最为丰富。

② 海参含有丰富的矿物质，尤其是钙、钒、钠、硒、镁含量较高。海参所含的微量元素钒居各种食物之首，可以参与血液中铁的输送，增强造血功能。

③ 海参含有多种特殊的活性营养物质，如海参酸性糖胺聚

糖、海参皂苷（海参素、海参毒素）、海参脂质、海参胶蛋白、硫酸软骨素、牛磺酸等。

【食用功效】

海参的药理活性十分广泛，几乎涵盖了当前对人类健康构成威胁的主要病症，被称为"百病之克星"。

① 海参因含胆固醇极低，为一种典型的高蛋白、低脂肪、低胆固醇的食物，又因肉质细嫩，易于消化，所以非常适合老年人与儿童以及体质虚弱者食用。

② 海参号称"精氨酸大富翁"。精氨酸是构成男性精细胞的主要成分，又是合成人体胶原蛋白的主要原料，可促进机体细胞的再生和机体受损后的修复，还可以提高人体的免疫功能，预防皮肤老化，延年益寿，消除疲劳。

③ 海参能大大提高人体免疫力，抵抗各种疾病的侵袭。海参对恶性肿瘤的生长、转移具有抑制作用。

④ 海参有强大的修复再生作用，可快速使伤口愈合、修复多年受损的胃肠、修复免疫系统、修复胰岛、恢复造血功能等。

⑤ 海参特有的活性物质海参素，对多种真菌有显著的抑制作用，刺参素 A 和刺参素 B 可用于治疗真菌和白癣菌感染，具有显著的抗炎、成骨作用，尤其对肝炎、结核病、糖尿病、心血管病患者有显著的治疗作用。

⑥ 海参所含微量元素钒的含量居各种食物之首，可以参与血液中铁的输送，增强造血功能；对肺结核咯血、再生障碍性贫血、胃溃疡等均有良效。

【性味归经及主治】

海参性温，味甘、咸；归心、脾、肺、肾经；具有滋阴补肾、壮阳益精、养心润燥、补血的功效；适用于癌症、高血压病、冠心病、肝炎、肾炎、糖尿病、营养不良、血友病等病症。

（十三）蛤蜊

【概述】

蛤蜊，软体动物，壳卵圆形，有花蛤、文蛤、西施舌等诸多品种。其肉质鲜美无比，被称为"天下第一鲜""百味之冠"。

【营养价值】

① 蛤蜊富含蛋白质，还含有铁、钙、磷、碘、维生素、氨基酸和牛磺酸等多种成分，是一种低热量、高蛋白、味道鲜美、物美价廉的海产品。

② 蛤蜊肉以及贝类软体动物中，含一种具有降低血清胆固醇作用的 $\delta 7$-胆固醇和 24-亚甲基胆固醇，它们的功效比常用的降胆固醇的药物谷固醇更强。

③ 文蛤中含有一种叫蛤素的物质，有抑制肿瘤生长的抗癌效应。

【食用功效】

① 蛤蜊可以帮助胆汁合成，有助于胆固醇代谢，有降低血清胆固醇的作用。

② 蛤蜊的维生素 B_{12} 含量很丰富，特别适合胃肠部手术后的患者食用。

③ 蛤蜊还能维持神经细胞膜的电位平衡，能抗痉挛、抑制焦虑。

④ 蛤蜊属于低脂肉类，对于想控制体重的人，蛤蜊是很不错的选择。

【性味归经及主治】

蛤蜊性寒，味咸；归胃经；具有滋阴、化痰、软坚、利水的功效；适用于高胆固醇血症、高脂血症、甲状腺肿大、支气管炎、胃病等病症。

（十四） 鲍鱼

【概述】

鲍鱼是一种原始的海洋贝类。鲜鲍经过去壳、盐渍一段时间，然后煮熟，除去内脏，晒干成干品。"鲍、参、翅、肚"，都是中国传统的名贵食材，而鲍鱼列在海参、鱼翅、鱼肚之首。

【营养价值】

① 鲍鱼肉质鲜美，营养丰富，具有高蛋白、低脂肪、低热

量的特点。鲍鱼含有丰富的蛋白质，其中含有 20 种氨基酸。

② 鲍鱼富含球蛋白，还含有一种被称为"鲍素"的成分，能够破坏癌细胞必需的代谢物质。

③ 鲍鱼含有较多的钙、铁、碘等矿物质，还含有丰富的维生素，特别是维生素 A。

【食用功效】

① 鲍鱼能够提高免疫力，破坏癌细胞代谢过程，能提高抑瘤率，却不损害机体的正常细胞，有保护机体免疫系统的作用。

② 鲍鱼可调整肾上腺分泌，具有双向调节血压的作用。

③ 鲍鱼有保护皮肤、视力以及增强免疫力、促进生长发育的作用。

④ 鲍鱼有调经、润燥、利肠之效，可治月经不调、大便秘结等病症。

⑤ 鲍鱼具有滋阴补养功效，并且是一种补而不燥的海产，多吃也无妨。

【性味归经及主治】

鲍鱼性平，味甘、咸；归肝经；具有养血、柔肝、滋阴、清热、益精、明目的功效；适用于癌症、高血压病、高脂血症、甲状腺功能亢进症、久病体虚、阴精亏损、妇女更年期综合征、夜尿频、气虚哮喘、血压不稳等病症。

（十五）基围虾

【概述】

刀额新对虾俗称泥虾、麻虾、虎虾、砂虾等，商业上称基围虾。基围虾属浅海海水虾，壳薄、肉嫩、味美，是餐桌上的佳肴，属节肢动物门甲壳纲十足目游泳亚目对虾科。

【营养价值】

① 虾中含有 20％的蛋白质。虾仁含有甘氨酸，这种氨基酸的含量越高，虾仁的甜味就越高。

② 虾和鱼肉、禽肉相比，脂肪含量少，并且几乎不含作为

能量来源的动物糖原，虾仁中的胆固醇含量较高，同时含有丰富的能降低人体血清胆固醇的牛磺酸。

③ 虾中含有丰富的铁、碘、锌等多种矿物质，就连虾壳都有大量的钙质和甲壳素，虾还含有丰富的维生素 A、B 族维生素、氨茶碱等成分。

④ 虾含虾青素，就是表面红颜色的成分，颜色越深说明虾青素含量越高。虾青素，又名虾黄质、龙虾壳色素，是一种类胡萝卜素。

【食用功效】

① 虾的营养丰富，且其肉质松软，易消化，能消除疲劳、增强体力。虾为高蛋白、低脂肪食物，特别适合儿童及老年人食用。

② 虾含有牛磺酸，能降低胆固醇，保护心血管系统，防止动脉粥样硬化。虾中含有丰富的镁，镁对心脏活动具有重要的调节作用。

③ 虾能预防缺铁性贫血，也有预防及改善中老年人骨质疏松、增强免疫力的作用。

④ 虾还具有补肾作用，也有助于产后的妇女分泌乳汁。

⑤ 虾青素能有效清除细胞内的氧自由基，具有美容护肤、抗衰老、缓解疲劳的作用，已广泛应用在化妆品、食品添加剂以及药品中。虾青素还有助于消除因时差反应而产生的"时差综合征"。

⑥ 虾忌与含有鞣酸的水果，如葡萄、石榴、山楂、柿子等同食，不仅会降低蛋白质的营养价值，而且鞣酸和钙离子结合形成不溶性鞣酸钙，会刺激肠胃，引起人体不适，出现呕吐、头晕、恶心和腹痛、腹泻等症状。海鲜与这些水果同吃至少应间隔 2h。

【性味归经及主治】

基围虾性温，味甘；归脾、肾经；具有补肾壮阳、补气健胃、通乳抗毒、养血固精、化瘀、强身延寿的功效；适用于肾虚阳痿、遗精早泄、乳汁不通、筋骨疼痛、手足抽搐、全身瘙痒、皮肤溃疡、身体虚弱、神经衰弱等症。

（十六） 虾仁

【概述】

虾仁，选用海产白虾、红虾、青虾的活虾为原料，用清水洗净虾体，去掉虾头、虾尾和虾壳，剥壳后的纯虾肉即为虾仁。也有将虾经加盐蒸煮、干燥、晾晒、脱壳等工序制成的虾仁，也称海米或虾米。以白虾米为上品，色味俱佳，味道鲜美。

【营养价值】

① 虾仁的营养价值很高，含有丰富的蛋白质，是优质蛋白质的重要来源。

② 虾仁的脂肪含量少，但胆固醇含量较高；此外，还含有丰富的牛磺酸。

③ 虾仁含有丰富的钙、磷、铁、碘等矿物质和维生素 A、B 族维生素、氨茶碱。

【食用功效】

① 虾仁肉质松软，易消化，对身体虚弱以及病后需要调养的人是极好的食物。

② 虾仁的通乳作用较强，并且富含磷、钙，对小儿、孕妇尤有补益功效。

③ 虾仁能很好地保护心血管系统，减少血液中的胆固醇含量，防止动脉粥样硬化，还能扩张冠状动脉，有利于预防高血压病及心肌梗死。

【性味归经及主治】

虾仁性温，味甘；归脾、肾经；具有补肾壮阳、健脾和胃的功效；适用于久病体虚、短气乏力、面黄肌瘦、胃寒疼痛、肾虚下寒、阳痿不起、遗精早泄等症。

（十七） 虾皮

【概述】

虾皮是主要是由毛虾加工制成。毛虾是我国海产虾类中产量最大的虾类资源，常见的有中国毛虾和日本毛虾。前者主要分布在黄、渤海，后者多见于东海，两者极为相似。毛虾个体小，一般只有3cm。

【营养价值】

① 虾皮的营养价值很高，以蛋白质含量来说，每100g虾皮含蛋白质30.7g，远远高于大黄鱼、对虾、带鱼、鲳鱼等水产品及牛肉、猪肉、鸡肉等肉制品中蛋白质的含量。

② 虾皮所含的矿物质种类丰富，且含量多。除了含有陆生、淡水生物缺少的碘元素，铁、钙、磷的含量也很丰富，每100克虾皮中钙和磷的含量为991mg和582mg。所以，虾皮素有"钙库"之称。

③ 虾皮中还含有一种重要的营养物质——虾青素，虾青素是迄今为止发现的最强的一种抗氧化剂。

【食用功效】

① 虾皮是缺钙者补钙的较佳途径，老年人常食虾皮，可预防自身因缺钙所致的骨质疏松症。

② 虾皮中含有丰富的镁元素，镁对心脏活动具有重要的调节作用，能很好地保护心血管系统，可减少血液中的胆固醇含量，对于预防动脉粥样硬化、高血压病及心肌梗死有一定的作用。

③ 虾皮还有镇定作用，常用来治疗神经衰弱、自主神经功能紊乱等症。

④ 虾青素具有美容护肤、抗衰老、缓解疲劳的作用，已广泛应用在化妆品、食品添加剂以及药品中。

⑤ 宿疾者、正值上火之时不宜食虾；患变应性鼻炎（过敏性鼻炎）、支气管炎、反复发作性过敏性皮炎的老年人不宜吃虾；虾为动风发物，患有皮肤疥癣者忌食。

【性味归经及主治】

虾皮性温，味甘、咸；归脾、肾经；具有补肾壮阳、理气开胃的功效；适用于肾虚阳痿、腰酸膝软、腰脚无力、筋骨疼痛、卒中等症。

虾、蟹及软体动物类食物成分表见表1-15。

表 1-15　虾、蟹及软体动物类食物成分表

食物名称	食部/g	水分/g	能量/kcal	能量/kJ	蛋白质/g	脂肪/g	碳水化合物/g	胆固醇/mg	总维生素A/μgRE	维生素B_1/mg	维生素B_2/mg	烟酸/mg	维生素C/mg	总维生素E/mg	钙/mg	铁/mg	锌/mg	硒/μg
河蚌	43	85.3	54	226	10.9	0.8	0.7	103	243	0.01	0.18	0.7	—	1.36	248	26.6	6.23	20.24
田螺	26	82.0	60	251	11.0	0.2	3.6	154	…	0.02	0.19	2.2	—	0.75	1030	19.7	2.71	16.73
河蟹	42	75.8	103	431	17.5	2.6	2.3	267	389	0.06	0.28	1.7	—	6.09	126	1.6	3.68	56.72
海蟹	55	77.1	95	397	13.8	2.3	4.7	125	30	0.01	0.10	2.5	—	2.99	208	1.6	3.32	82.65
蛏子	57	88.4	40	167	7.3	0.3	2.1	131	59	0.02	0.12	1.2	—	0.59	134	33.6	2.01	55.14
淡菜(干)	100	15.6	355	1485	47.8	9.3	20.1	493	36	0.04	0.32	4.3	—	7.35	157	12.5	6.71	120.47
乌贼(墨鱼)(干)	82	24.8	287	1201	65.3	1.9	2.1	316	…	0.02	0.05	3.6	—	6.73	82	23.9	10.02	104.40
鱿鱼(水浸)	98	81.4	75	314	17.0	0.8	0	—	16	…	0.03	…	—	0.94	43	0.5	1.36	13.65
章鱼	78	65.4	135	565	18.9	0.4	14.0	—	…	0.04	0.06	5.4	—	1.34	21	0.6	0.68	27.30
生蚝	100	87.1	57	238	10.9	1.5	0	94	—	0.04	0.13	1.5	—	0.13	35	5.0	71.20	41.40
海蜇皮	100	76.5	33	138	3.7	0.3	3.8	8	—	0.03	0.05	0.2	—	2.13	150	4.8	0.55	15.54
海参	100	77.1	78	326	16.5	0.2	2.5	51	…	0.03	0.04	0.1	—	3.14	285	13.2	0.63	63.93
蛤蜊	39	84.1	62	259	10.1	1.1	2.8	156	21	0.01	0.13	1.5	—	2.41	133	10.9	2.38	54.31
鲍鱼	65	77.5	84	351	12.6	0.8	6.6	242	24	0.01	0.16	0.2	—	2.20	266	22.6	1.75	21.38
基围虾	60	75.2	101	423	18.2	1.4	3.9	181	—	0.02	0.07	2.9	—	1.69	83	2.0	1.18	39.70
虾仁	100	37.4	198	828	43.7	2.6	0	525	21	0.01	0.12	5.0	—	1.46	555	11.0	3.82	75.40
虾皮	100	42.4	153	640	30.7	2.2	2.5	428	19	0.02	0.14	3.1	—	0.92	991	6.7	1.93	74.43

注：营养成分以每百克食部计。

第九节　蛋类及其制品

常见的蛋类有鸡蛋、鸭蛋和鹌鹑蛋等，其中产量最大、食用最普遍、食品加工工业中使用最广泛的是鸡蛋。

一、　鸡蛋

【概述】

鸡蛋，又名鸡卵、鸡子，是母鸡所产的卵。其外有一层硬壳，内则有气室、卵白及卵黄部分。

【营养价值】

① 鸡蛋含有人体需要的几乎所有营养物质。蛋清和蛋黄分别约占总可食部的 2/3 和 1/3。

② 蛋清中所含主要是蛋白质，不但有人体所需要的必需氨基酸，且氨基酸组成与人体组成模式接近，生物学价值达 95 以上。全蛋蛋白质几乎能被人体完全吸收利用，是食物中最理想的优质蛋白质。蛋清也是维生素 B_2 的良好来源。

③ 蛋黄比蛋清含有更多的营养成分，钙、磷和铁等矿物质多集中于蛋黄中。蛋黄还含有较多的维生素 A、维生素 D、维生素 B_1 和维生素 B_2。脂肪主要集中在蛋黄里，也极易被人体消化吸收；蛋黄中还含有较多的胆固醇，每 100g 约含 1500mg。

④ 蛋黄的铁含量较多，但因有卵黄高磷蛋白的干扰，其吸收率只有 3%。

【食用功效】

① 鸡蛋对增进神经系统的功能大有裨益，因此，鸡蛋是较好的健脑食品。

② 鸡蛋有强健体魄、抗衰老、美肤等作用。

③ 鸡蛋适于每天食用，是婴幼儿、孕产妇、患者的理想食物。每天食用以不超过 2 个为宜。冠心病患者以每天不超过 1 个为宜，对已有高胆固醇血症者，尤其是重度患者，应尽量少吃或不吃，或可采取吃蛋白而不吃蛋黄的方式。

④ 鸡蛋宜熟食，一般烹调方法对鸡蛋的营养价值影响很小，仅 B 族维生素损失一些。煮熟后的鸡蛋，蛋白质变得软且松散，

容易消化吸收，利用率较高。

【性味归经及主治】

鸡蛋性平，味甘；归脾、肾、胃、大肠经；具有益精补气、润肺利咽、滋阳润燥、养血的功效；适用于体质虚弱、营养不良、贫血等症。

二、 鸭蛋

【概述】

鸭蛋，又名鸭子、鸭卵、太平、鸭春、青皮等，为鸭科动物家鸭的卵，可孵化成小鸭。

【营养价值】

鸭蛋的营养价值与鸡蛋相似。鸭蛋中蛋白质的含量和鸡蛋一样，各种矿物质的总量超过鸡蛋很多，特别是铁和钙在鸭蛋中更是丰富。鸭蛋含有较多的维生素 B_2，是补充 B 族维生素的理想食品之一。

【食用功效】

① 鸭蛋性偏凉，特别适宜阴虚火旺者食用。

② 鸭蛋亦有强健体魄、抗衰老、美肤等功效，最适宜作为食疗补品。

③ 鸭蛋的脂肪含量高于蛋白质的含量，鸭蛋的胆固醇含量也较高，有心血管病、肝肾疾病的人应少吃。

④ 鸭子体内的病菌能够渗入到正在形成的鸭蛋内，若食用未完全煮熟的鸭蛋，很容易诱发疾病。鸭蛋在开水中至少煮 15min 才可食用。

【性味归经及主治】

鸭蛋性凉，味甘、咸；归脾、肺经；具有养阴清肺、补心止热、大补虚劳、润肺美肤的功效；适用于病后体虚、燥热咳嗽、咽干喉痛、高血压病、腹泻痢疾等病症。

三、 鹅蛋

【概述】

鹅蛋是家禽鹅生下的卵。鹅蛋呈椭圆形，个体很大，一般可达 80～100g，表面较光滑，呈白色。

【营养价值】

鹅蛋的蛋白质含量低于鸡蛋，脂肪含量高于其他蛋类，鹅蛋中还含有多种维生素及矿物质，但质地较粗糙，味道有些油，草腥味较重，食味不及鸡、鸭蛋。

【食用功效】

① 鹅蛋中的脂肪绝大部分集中在蛋黄内，含有较多的磷脂，其中约一半是卵磷脂，这些成分有利于大脑及神经组织的发育。

② 鹅蛋可补中益气，防御寒冷气候对人体的侵袭，故在寒冷的季节里可多食用一些。

③ 新鲜的鹅蛋必须烹饪后食用。

【性味归经及主治】

鹅蛋性温，味甘；归胆、胃经；具有补中益气、清脑益智的功效；适用于贫血、热毒疮疡等症。

四、 鹌鹑蛋

【概述】

鹌鹑蛋，又名鹑鸟蛋、鹌鹑卵。鹌鹑蛋被认为是"动物中的人参"，近圆形，个体很小，一般只有10g左右，表面有棕褐色斑点。

【营养价值】

① 鹌鹑蛋是一种很好的滋补品，其营养成分与鸡蛋很相似，但营养价值比鸡蛋更高一筹。由于鹌鹑蛋中各种营养元素的分子较小，所以与鸡蛋中的各种营养元素相比更易被吸收利用。

② 鹌鹑蛋还含有能降血压的芦丁等物质。

【食用功效】

① 鹌鹑蛋有较好的护肤、美肤作用。

② 鹌鹑蛋是高血压病患者的理想滋补品，但是由于胆固醇很高，高脂血症患者需慎用。

③ 一般3个鹌鹑蛋的营养含量相当于1个鸡蛋。

【性味归经及主治】

鹌鹑蛋性平，味甘；归心、肝、肺、肾、胃经；具有补脾养血、强筋壮骨的功效；适用于心脾气血两虚、气阴亏虚、口干舌燥、食欲不振、咯血、大便秘结等症。

五、 咸蛋

【概述】

咸蛋是一种风味特殊、食用方便的再制蛋。咸蛋主要包括腌制的咸鸡蛋和咸鸭蛋，也包括少量的咸鸽蛋、咸鹅蛋和咸鹌鹑蛋等，其中以咸鸭蛋最为常见。

【营养价值】

咸蛋由于经过一段时间的腌制，其营养素有显著的变化：蛋白质含量明显减少，脂肪含量明显增多，碳水化合物含量增加为腌制前的 6 倍左右，矿物质保存较好，钙的含量大大提高。

【食用功效】

① 咸蛋营养丰富，对骨骼发育有益，并能预防贫血。

② 咸鸭蛋清肺火、降阴火功能比未腌制的鸭蛋更胜一筹，煮食可治愈泻痢。其中咸蛋黄油有明目养眼的功效，可治小儿积食，外敷可治烫伤、湿疹。

③ 高血压病、糖尿病、心血管病、肝肾疾病患者应少食咸蛋。

【性味归经及主治】

咸鸭蛋味甘，性凉；归心、肺、脾经；具有滋阴、清肺、丰肌美肤、除热等功效；适用于肺热咳嗽、咽喉痛、泄痢等症。

六、 松花蛋

【概述】

松花蛋，又名皮蛋、变蛋、灰包蛋等，是用石灰等原料腌制后的蛋类食品，因蛋白中常有松针状的结晶或花纹而得名。常以鸭蛋为原料，它是我国传统的风味蛋制品，口感鲜滑爽口，色、香、味均有独到之处。

【营养价值】

松花蛋较鸭蛋含更多的矿物质，脂肪和总热量却稍有下降。

【食用功效】

① 松花蛋能刺激消化器官，增进食欲，促进营养的消化吸收。

② 松花蛋含氨基酸总量较高，易于消化，营养价值高，但维生素含量较少，因属碱性食物，也特别适合胃酸过多者食用。

③ 暑热季节食用松花蛋比较合适，但寒湿下痢者以及心血管病、癌症、肝肾疾病患者应少食或不食。

【性味归经及主治】

松花蛋性凉，味辛、涩、甘、咸；归胃经；具有滋养阴血、清热润肺的功效；适用于咽干口燥、面色萎黄、高血压病、耳鸣、眩晕、视物昏花、肺燥咳嗽、齿痛、泻痢、水肿胀满、阴虚失眠等病症。

禽蛋类食物成分表见表 1-16。

表 1-16　禽蛋类食物成分表

食物名称	食部/g	水分/g	能量/kcal	能量/kJ	蛋白质/g	脂肪/g	碳水化合物/g	胆固醇/mg	总维生素A/μgRE	维生素B₁/mg	维生素B₂/mg	烟酸/mg	维生素C/mg	总维生素E/mg	钙/mg	铁/mg	锌/mg	硒/μg
鸡蛋	88	74.1	1.44	602	13.3	8.8	2.8	585	234	0.11	0.27	0.2	—	1.84	56	2.0	1.10	14.34
鸭蛋	87	70.3	180	753	12.6	13.0	3.1	565	361	0.17	0.35	0.2	—	4.98	62	2.9	1.67	15.68
鹅蛋	87	69.3	196	820	11.1	15.6	2.8	704	192	0.08	0.30	0.4	—	4.50	34	4.1	1.43	27.24
鹌鹑蛋	86	73.0	160	669	12.8	11.1	2.1	515	337	0.11	0.49	0.1	—	3.08	47	3.2	1.61	25.48
咸鸭蛋	88	61.3	190	795	12.7	12.7	6.3	647	134	0.16	0.33	0.1	—	6.25	118	3.6	1.74	24.04
松花蛋（鸭蛋）	90	68.4	171	715	14.2	10.7	4.5	608	215	0.06	0.18	0.1	—	3.05	63	3.3	1.48	25.24

注：营养成分以每百克食部计。

第十节　奶类及其制品

奶类的营养成分齐全且组成比例适宜，容易被人体消化吸收，是儿童、体弱者、年老者和患者的较理想食物。人们日常饮用的奶类主要有牛奶、羊奶及马奶等，其中以牛奶的饮用量最大。

一、牛奶

【概述】

牛奶是最古老的天然饮料之一，被誉为"白色血液"。牛奶是由蛋白质、乳糖、脂肪、矿物质、维生素、水等组成的复合乳胶体。牛奶呈乳白色，味道温和，稍有甜味，具有特有的香味与滋味。

【营养价值】

① 牛奶中的蛋白质含量平均为 3%，由 79.6% 的酪蛋白、11.5% 的乳清蛋白和 3.3% 的乳球蛋白组成，其消化吸收率高（$87\% \sim 89\%$），生物学价值为 85，必需氨基酸含量及构成与鸡蛋相似，属优质蛋白。牛奶中包括人体生长发育所需的全部氨基酸，是其他食物无法比拟的。

② 牛奶的脂肪含量约为 3%，使奶具特有的香味。乳脂是高度乳化的，呈较小的微粒分散于乳浆中，易被消化吸收。乳脂中油酸含量为 30%，其中亚油酸和亚麻酸分别占 5.3% 和 2.1%。

③ 牛奶中所含的碳水化合物为乳糖，其含量（3.4%）比人奶（7.4%）中的低。乳糖有调节胃酸、促进胃肠蠕动、有利于钙吸收和促进消化液分泌的作用；还可促进肠道乳酸菌的繁殖而抑制腐败菌的繁殖生长。

④ 牛奶中矿物质含量为 $0.6\% \sim 0.7\%$，富含钙、磷、钾，其中钙含量尤为丰富，另外，磷、钾、镁等多种矿物质的搭配也十分合理，容易消化吸收。牛奶中铁含量很低，如以牛奶喂养婴儿，应注意铁的补充。

⑤ 牛奶中所含维生素较多的为维生素 A（$24\mu g/dL$），但维生素 B_1 和维生素 C 很少，每 100mL 中分别含 0.03mg 和 1mg，

牛奶中维生素含量随季节有一定的变化。

⑥ 牛奶的相对密度（d204）为 1.028～1.032，其大小与奶中的固体物质有关。牛奶的各种成分除脂肪外，含量均较稳定，因此脂肪含量和相对密度可作为评定鲜奶质量的指标。

【食用功效】

① 牛奶中富含维生素 A、维生素 B_2 和蛋白质等，可以防止皮肤干燥及暗沉，防止色素沉着，使皮肤白皙、有光泽。

② 经常饮用牛奶可减少高血压病的患病率，降低脑血管病的发生率。

③ 牛奶中的钙最容易被吸收，而且磷、钾、镁等多种矿物搭配也十分合理，孕妇应多喝牛奶，绝经期前后的中年妇女常喝牛奶可减缓骨质流失。

④ 睡前饮用牛奶能帮助睡眠。

⑤ 胃肠功能较弱的人不宜一次饮用大量牛奶，以免出现腹部不适。肾病患者也不宜一次饮用大量牛奶，以免加重肾脏负担。另外，最好不要空腹喝牛奶。

【性味归经及主治】

牛奶性平，味甘；归心、肺、胃经；具有补血充液、填精补虚损、益脾胃、长筋骨的功效；适用于体质虚弱、气血不足、营养不良、食管癌、糖尿病、高血压病、冠心病、动脉粥样硬化、高脂血症、干燥综合征等病症。

二、 羊奶

【概述】

羊奶为山羊或绵羊泌出的乳汁，在国际界被称为"奶中之王"，美国、欧洲的部分国家把羊奶视为营养佳品。

【营养价值】

① 羊奶的脂肪颗粒体积为牛奶的 1/3，更利于人体吸收，婴儿对羊奶的消化率可达 94% 以上，并且长期饮用羊奶不会引起发胖。

② 羊奶中的蛋白质、矿物质，尤其是钙、磷的含量都比较高；维生素 A 和 B 族维生素的含量高于牛奶，对保护视力、恢复体能有好处。

【食用功效】

① 羊奶是肾病患者理想的食品之一，也是体虚者的天然补品，但急性肾炎和肾功能衰竭患者不适于喝羊奶，以免肾脏加重负担。

② 羊奶适宜营养不良、虚劳赢弱、消渴反胃、肺结核咳嗽咯血、患有慢性肾炎之人食用。

③ 慢性肠炎患者不宜喝羊奶，避生胀气，影响伤口愈合，腹部手术患者一周内不喝羊奶。

④ 治小儿口疮，以羊奶细细沥于口中；对生漆疮的患者，可取羊奶汗涂搽于患部。

【性味归经及主治】

羊奶味甘、性温；归胃、心、肾经；具有滋阴养胃、补益肾脏、润畅通便、解毒的功效；适用于虚劳赢瘦、消渴、反胃、呃逆、口疮、漆疮等症。

三、 酸奶

【概述】

酸奶是以牛奶为原料，经过巴氏杀菌后，再向牛奶中添加嗜酸乳酸菌等发酵剂，在 30℃ 左右的环境中培养，经 4～6h 发酵，再冷却、灌装的一种牛奶制品。

【营养价值】

酸奶中的乳糖在发酵过程中大部分被分解为乳酸，在发酵过程中，酸奶中的可溶性蛋白质、氨基酸、游离脂肪酸、维生素 C、维生素 B_1 和维生素 B_2 等的含量提高，且更易被人体所吸收。

【食用功效】

① 酸奶中的乳酸能提高食欲，促进消化。乳酸菌在肠道繁殖，能产生抗菌物质，可抑制腐败菌的繁殖，调整肠道菌丛，防止腐败胺类对人体产生不利的影响。

② 酸奶中含有可抑制体内合成胆固醇还原酶的活性物质。

③ 酸奶能刺激机体免疫系统，增强机体的免疫力，减少心血管病的发病率，有效地抗御癌症。

④ 制作酸奶时，维生素 C 含量增加；在妇女妊娠期间，酸奶除提供必要的能量外，还提供维生素和磷酸；在妇女更年期

时，还可以抑制由于缺钙引起的骨质疏松症；在老年时期，每天吃酸奶可矫正由于偏食引起的营养缺乏。

⑤ 牛奶中的乳糖在酸奶中已被发酵成乳酸，适合乳糖不耐症的人饮用。

⑥ 酸奶在饭后 2h 内饮用，效果最佳，而空腹不宜饮用。酸奶不能加热。酸奶中的某些菌种及所含的酸性物质对牙齿有一定的危害，容易导致龋齿，所以饮后要及时用白开水漱口。

⑦ 酸奶在制作过程中会添加蔗糖作为发酵促进剂，长期大量使用，可引起肥胖，糖尿病患者不能多饮。

【性味归经及主治】

酸奶性平，味甘、酸；归心、肺、胃经；具有生津止渴、补虚开胃、润肠通便、降血脂的功效；适用于气血不足、营养不良、肠燥便秘、高胆固醇、动脉粥样硬化、冠心病、脂肪肝、癌症、皮肤干燥等病症。

四、 奶酪

【概述】

奶酪是一种发酵的牛奶制品，其性质与常见的酸牛奶有相似之处，都是通过发酵过程制作的，也都含有可以保健的乳酸菌，但是奶酪的浓度比酸奶更高，近似固体食物，营养价值也因此更加丰富。

【营养价值】

每千克奶酪制品都是由 10kg 的牛奶浓缩而成的，奶酪中含有丰富的蛋白质、钙、脂肪、磷和维生素等营养成分，是纯天然的食品。就工艺而言，奶酪是发酵的牛奶；就营养而言，奶酪是浓缩的牛奶。奶酪独特的发酵工艺使其营养成分更易被人体吸收。

奶制品是食物补钙的最佳选择，奶酪正是含钙最多的奶制品，而且这些钙很容易被人体吸收。

【食用功效】

① 奶酪制品的蛋白质、钙和磷等人体所需的营养物质，能增进人体抵抗疾病的能力，促进代谢，增强机体活力，保护眼睛健康并保护肌肤健美。

② 奶酪中的乳酸菌及其代谢产物对人体有一定的保健作用，有利于维持人体肠道内正常菌群的稳定和平衡，防治便秘和腹泻。

③ 奶酪中的脂肪和热量都比较多，多吃容易发胖，但是其胆固醇含量却比较低。

④ 含有奶酪的食物能大大增加牙齿表层的含钙量，从而抑制龋齿的发生。

【性味归经及主治】

奶酪性平，味甘、酸；具有补肺、润肠、养阴、止渴的功效；适用于治虚热烦渴、肠燥便艰、肌肤枯涩、瘙痒等症。

五、 炼乳

【概述】

炼乳是一种牛奶制品，用鲜牛奶或羊奶经过消毒浓缩制成的饮料，它的特点是可贮存较长时间。市场上通常是将鲜乳经真空浓缩或其他方法除去大部分的水分，浓缩至原体积的 $25\% \sim 40\%$ 左右制成乳制品，再加入 40% 的蔗糖装罐制成的甜炼乳。炼乳一般是用来做菜或者作佐餐的调味料。

炼乳加工时由于所用的原料和添加的辅料不同，可以分为加甜炼乳、淡炼乳、脱脂炼乳、半脱脂炼乳、花色炼乳、强化炼乳和调制炼乳等。近年来，随着中国奶业的发展，炼乳已退出乳制品的大众消费市场。

【营养价值】

① 炼乳中的碳水化合物含量比奶粉多，而其他成分，如蛋白质、脂肪、矿物质、维生素 A、维生素 C 等的含量，皆比奶粉少。

② 炼乳并不是发酵制品，所以其营养成分不易被人体消化和吸收。

【食用功效】

① 炼乳含有丰富的营养素，可为身体补充能量，具有维护视力及皮肤健康、补充钙质、强化骨骼的作用。

② 老人、儿童、消化能力弱者、糖尿病患者不宜食用。

【性味归经及主治】

因炼乳原料的不同而不同。

六、 奶粉

【概述】

奶粉是将牛奶除去水分后制成的粉末,适宜保存。奶粉是以新鲜牛奶或羊奶为原料,用冷冻或加热的方法,除去乳中几乎全部的水分,干燥后添加适量的维生素、矿物质等加工而成的冲调食品。

【营养价值】

奶粉根据食用要求可分为全脂奶粉、脱脂奶粉、调制奶粉。

① 全脂奶粉是鲜奶消毒后,除去 70%~80% 的水分,采用喷雾干燥法,制成的雾状微粒奶粉。奶粉溶解性好,生产中对蛋白质的性质、奶的色香味及其他营养成分影响很小。

② 脱脂奶粉生产工艺同全脂奶粉,但原料奶经过脱脂的过程,由于脱脂使脂溶性维生素大量损失,此种奶粉主要适合于腹泻的婴儿及要求低脂膳食的患者。

③ 调制奶粉又称人乳化奶粉,该奶粉是以牛奶为基础,按照人乳组成的模式和特点,加以调制而成的。其各种营养成分的含量、种类、比例接近母乳。由于牛奶中蛋白质含量较人乳高 3 倍,且酪蛋白与乳清蛋白的构成比与人乳蛋白正好相反,可利用乳清蛋白改变其构成比,然后补充乳糖的不足,以适当比例强化维生素 A、维生素 D、维生素 B_1、维生素 C、叶酸和微量元素等,调制成近似母乳的婴儿奶粉。

【食用功效】

① 奶粉可根据不同人群的生理特点,调制出其适宜的营养素配比关系。

② 把新鲜牛乳或羊乳制成奶粉有利于保存及运输。

③ 奶粉罐开封后,携带了细菌、氧气和水蒸气分子的空气,会乘虚而入。奶粉受到细菌、氧气和水蒸气分子的污染后,营养成分大量流失,一周奶粉的营养会流失 10%~15%,2~3 周营养流失 20%~30%。

【性味归经及主治】

因奶粉原料的不同而不同。

乳及乳制品食物成分表见表 1-17。

表 1-17 乳及乳制品食物成分表

食物名称	食部/g	水分/g	能量/kcal	能量/kJ	蛋白质/g	脂肪/g	碳水化合物/g	胆固醇/mg	总维生素A/μgRE	维生素B₁/mg	维生素B₂/mg	烟酸/mg	维生素C/mg	总维生素E/mg	钙/mg	铁/mg	锌/mg	硒/μg
牛奶	100	89.8	54	226	3.0	3.2	3.4	15	24	0.03	0.14	0.1	1	0.21	104	0.3	0.42	1.94
羊奶	100	88.9	59	247	1.5	3.5	5.4	31	84	0.04	0.12	2.1	—	0.19	82	0.5	0.29	1.75
酸奶	100	84.7	72	301	2.5	2.7	9.3	15	26	0.03	0.15	0.2	1	0.12	118	0.4	0.53	1.71
奶酪	100	43.5	328	1372	25.7	23.5	3.5	11	152	0.06	0.91	0.6	—	0.60	799	2.4	6.97	1.52
炼乳（甜）	100	26.2	332	1389	8.0	8.7	55.4	36	41	0.03	0.16	0.3	2	0.28	242	0.4	1.53	3.26
奶粉	100	2.3	478	2000	20.1	21.2	51.7	110	141	0.11	0.73	0.9	4	0.48	676	1.2	3.14	11.80

注：营养成分以每百克食部计。

第十一节　其他常见食物

一、蛇肉

【概述】

蛇肉又称长虫肉、蟒肉，是广东、香港等地人最喜欢吃的野生动物之一，骨头较多。

【营养价值】

① 蛇肉的蛋白质中含人体必需的 8 种氨基酸，而胆固醇含量很低。

② 蛇肉还含有钙、铁、镁等矿物质和维生素 D 等维生素。

【食用功效】

① 蛇肉对防治血管硬化等有一定的作用，具有强壮神经、延年益寿之功效；同时有滋肤养颜、调节人体新陈代谢的功能。

② 蛇肉中所含有的钙、镁等元素，是以蛋白质融合形式存在的，因而更便于人体吸收、利用，所以对预防心血管疾病和骨质疏松症十分有益。

③ 生饮蛇血、生吞蛇胆非常不卫生，有一定的危险性，可引起急性胃肠炎或寄生虫病。

【性味归经及主治】

蛇肉因蛇的品种不同而性味归经不同。一般蛇肉具有补气血、强筋骨、通经络、祛风除疾、美容养颜、滋养肌肤的功效；适用于风湿痹症、肢体麻木、过敏性皮肤病、脊柱炎、骨结核、关节结核、淋巴结核及末梢神经麻痹等病症。

二、田鸡

【概述】

田鸡又叫水鸡，学名虎纹蛙，因其肉质细嫩胜似鸡肉，故而称田鸡，是我国重要的经济蛙类之一。因其风味独特、味道鲜美、营养价值高，而深受广大消费者的喜爱。

【营养价值】

田鸡含有丰富的蛋白质、糖类、水分和少量脂肪，肉味鲜美，春天鲜、秋天香，是餐桌上的佳肴。田鸡还含有维生素 E 等维生素和钙、磷、锌、硒等矿物质。

【食用功效】

① 田鸡中含有锌、硒等微量元素，并含有维生素 E 等抗氧化物，能延缓机体衰老，润泽肌肤，并有防癌、抗癌的功效。

② 田鸡可提高人体的免疫力，有利于生长发育和缓解更年期骨质疏松。

③ 田鸡有较好的利水消肿的功效，对于患有心性水肿或肾性水肿的人有补益作用。

【性味归经及主治】

田鸡性凉，味甘，无毒；归膀胱、脾、胃经；具有滋阴助阳、补虚损、解劳热、健脾消积、利水消肿的功效；适用于阴虚牙痛、腰痛、久痢、产后虚弱、低蛋白血症、精力不足、肝硬化腹水和神经衰弱等症。

三、 蚕蛹

【概述】

蚕吐丝结茧后经过 4d 左右，就会变成蛹。蚕蛹可以吃，补充营养，是体弱者、病后之人、老人及产妇产后的高级营养补品。

【营养价值】

蚕蛹含蛋白质、脂肪油，其中主要成分是不饱和脂肪酸、甘油酸，少量卵磷脂、固醇、脂溶性维生素等。

【食用功效】

① 蚕蛹可有效提高人体内白细胞水平，从而提高免疫力、延缓衰老。

② 蚕蛹对机体的糖、脂肪代谢能起到一定的调整作用，可

降低胆固醇和改善肝功能。

③ 蚕蛹中含有一种广谱免疫物质，对癌症有特殊疗效。日本等国已经从蚕蛹中生产出了 α-干扰素，临床用于抗癌治疗。

【性味归经及主治】

蚕蛹性平，味甘；归脾、胃经；具有补肾壮阳、补虚劳、祛风湿的功效；适用于阳痿、遗精、小儿疳积、消瘦、消渴、肺结核、糖尿病、高血压病、高脂血症、脂肪肝、胃下垂等病症。

四、 燕窝

【概述】

燕窝，是雨燕科飞禽动物金丝燕为产卵孵育小金丝燕以唾液分泌物所筑的窝巢，多产于东南亚地区，印度尼西亚、泰国、越南、老挝、缅甸、马来西亚等国。燕窝不是直接采摘下来就能吃的，是需要经深加工后可供人食用的部分。

【营养价值】

① 燕窝的主要成分有水溶性蛋白质、碳水化合物，比起银耳来，脂肪含量更少而蛋白质和氨基酸更加丰富。

② 燕窝还含有纤维、水分、磷、钾、钙、铁、钾等元素。

③ 燕窝中含有三种最为特别的营养物质，分别是唾液酸、表皮生长因子和集落刺激因子。

【食用功效】

① 燕窝中的关键有效成分唾液酸，在人类脑或脑中枢神经系统的发育过程中扮演着重要角色，常服可达到增强免疫力、记忆力及学习能力的功效。

② 燕窝中的唾液酸还能让细菌不易附着在呼吸系统黏膜上，适宜慢性支气管炎等肺部疾病。

③ 燕窝独特的蛋白质成分和所含有的表皮生长因子，可直接刺激细胞分裂、再生、组织重建，有助于人体组织的生长、发育及病后复原。

④ 燕窝中的有效物质对皮肤活细胞有修复作用，能够滋养真皮层，让皮肤嫩滑，还有提拉紧致的功用。

⑤ 燕窝可促进免疫功能，有延缓人体衰老、延年益寿的功效。

⑥ 燕窝是保健营养食品，男人女人都可以吃。

【性味归经及主治】

燕窝性平，味甘；归肺、胃、肾经；具有润燥、益气、补中、养颜等功效；适用于营养不良、咳嗽、慢性支气管炎、盗汗、咯血、反胃、干呕、尿多、久痢等病症。

五、 鱼翅

【概述】

鱼翅，就是鲨鱼鳍中的细丝状软骨，是用鲨鱼的鳍加工而成的一种海产珍品。

【营养价值】

鱼翅的主要营养成分是胶原蛋白。虽然鱼翅中胶原蛋白含量很高，但其氨基酸构成比例与人体蛋白质相比仍有一些差异，其所含的必需氨基酸仅占氨基酸总量的 20.5%，且胶原蛋白缺少了色氨酸，属不完全蛋白质。

【食用功效】

鱼翅含有丰富的胶原蛋白，但属不完全蛋白质，烹制时应与肉类、鸡、鸭、虾等共烹，以达到蛋白质的互补。鱼翅汤有赋味增鲜、滋养、柔嫩皮肤的作用。

鱼翅之所以和熊掌、燕窝等被誉为山珍海味，主要还是"物以稀为贵"引起的，从性价比来看，远远不成比例，没有那么大的价值。

【性味归经及主治】

鱼翅性平，味甘，咸；归脾，胃经；具有益气滋阴、开胃补虚的功效；适用于气血不足、营养不良、体质虚弱等症。

其他常见食物成分表见表 1-18。

表 1-18 其他常见食物成分表

食物名称	食部/g	能量		蛋白质/g	脂肪/g	碳水化合物/g	总维生素A/μgRE	胡萝卜素/mg	维生素B₁/mg	维生素B₂/mg	烟酸/mg	总维生素E/mg	钙/mg	铁/mg	锌/mg	硒/μg
		/kcal	/kJ	水分/g												
蛇肉	65	20	85	75.1	15.1	0.5	5	18	0	0.15	5.4	0	0.49	29	3.0	3.21	13.1
田鸡	53	22	93	77.6	20.5	1.2	0	7	1	0.28	9.0	0	0.55	127	1.5	1.15	16.1

注：营养成分以每百克食部计。

第十二节　食用油脂

食用油脂也称为食用油，是指在制作食品过程中使用的动物或者植物油脂。常温下为液态。从油脂的来源讲，可分为陆地动物油脂、海洋动物油脂、植物油脂、乳脂和微生物油脂。

陆地动物油脂：猪油、牛油、羊油、鸡油、鸭油等。

海洋动物油脂：鲸油、深海鱼油等。

植物油脂：核桃油、杏仁油、大豆油、玉米油、花生油、菜籽油、芝麻油、葵花籽油、棉籽油、油茶籽油（山茶油）、棕榈油、椰子油、橄榄油、葡萄籽油、紫苏油等。

油脂是由甘油和不同脂肪酸组成的。植物油含不饱和脂肪酸多，溶点低，常温下呈液态，消化吸收率高，此外还含有丰富的维生素 E。动物油以饱和脂肪酸为主，溶点较高，常温下呈固态，消化吸收率不如植物油高，含有少量维生素 A，所含有的维生素 E 不如植物油高。

油脂对消化功能已减弱的中老年人来说，不仅可增进食欲，更有利于营养成分的吸收；植物油富含维生素 E，具有促进细胞分裂和延缓衰老的功能；此外，植物油可以祛斑，还有很好的润肠通便作用。

一、菜籽油

【概述】

菜籽油就是我们俗称的菜油，是以十字花科植物芸薹（即油菜）的种子榨制所得的透明或半透明状的液体。菜籽油色泽金黄或棕黄，有一定的刺激气味，这种气体是其中的芥子苷所致，但特优品种的油菜籽则不含这种物质。菜籽油是我国主要食用油之一，主产于长江流域及西南、西北等地区，产量居世界首位。

【营养价值】

① 优质菜籽油不饱和脂肪酸中的油酸含量仅次于橄榄油，平均含量在 61% 左右。此外，菜籽油所含有的对人体有益的油

酸及亚油酸含量居各种植物油之冠。

②人体对菜籽油的吸收率很高，因此它所含的亚油酸等不饱和脂肪酸和维生素 E 等营养成分能很好地被机体吸收。

③菜籽油中的胆固醇很少或几乎不含，所以控制胆固醇摄入量的人可以放心食用。

④粗制菜籽油是一种芥酸含量特别高的油，芥酸是否会引起心肌脂肪沉积和使心脏受损目前尚有争议。但是，特优品种的油菜籽则不含这种物质，可放心食用。

【食用功效】

①菜籽油含丰富的单不饱和脂肪酸。单不饱和脂肪酸可以有效调节血脂，防止动脉粥样硬化，具有一定的软化血管、延缓衰老的功效。

②由于榨油的原料是植物的种实，一般会含有一定的种子磷脂，对血管、神经、大脑的发育十分重要。

③但是，脂肪类食物不宜食入过多，每天不应超过 30g，以免引起肥胖及心血管疾病。

【性味归经及主治】

菜籽油性温，味甘、辛；归脾、胃、大肠经；具有润燥、杀虫、行滞血、散火丹、消肿散结的功能；适用于金疮血痔、蛔虫性及食物性肠梗阻等症。

二、 芝麻油

【概述】

芝麻油也叫麻油，俗称香油，是以芝麻为原料加工制取的食用植物油，属半干性油，是消费者喜爱的调味品。

【营养价值】

①芝麻油的主要营养成分脂肪酸与花生油相似，并且其中含有 1‰左右的芝麻酚以及芝麻素等天然抗氧化剂。芝麻油还含有丰富的维生素 E 和人体必需的铁、锌、铜等微量元素。

②芝麻油具有浓郁、显著的香味，能促进人们的食欲，有利于食物的消化吸收，深受人们的喜爱。

【食用功效】

①芝麻油中含丰富的维生素 E，具有促进细胞分裂和延缓

衰老的功能。

② 芝麻油中含有 40% 左右的亚油酸、棕榈酸等不饱和脂肪酸，容易被人体分解、吸收和利用，以促进胆固醇的代谢，并有助于消除动脉血管壁上的沉积物。

③ 芝麻油还有润肠通便的作用，对口腔溃疡、牙周炎、牙龈出血、声音嘶哑、咽喉发炎也有很好的改善作用。

④ 芝麻油中所含的卵磷脂有益寿延年、抗衰老的作用。

⑤ 芝麻油还是一种促凝血药，可用于辅助治疗血小板减少性紫癜。

【性味归经及主治】

芝麻油性平，味甘；归肝、肺、肾经；具有滋补肝肾、生津润肠、润肤护发、明目的功效；适用于肾不足所致的眩晕、眼花、视物不清、腰酸腿软、耳鸣耳聋、发枯发落、头发早白、产妇缺乳、糖尿病、痔等病症。

三、 花生油

【概述】

花生油是我国主要的食用植物油之一，为豆科植物花生的种子榨出的脂肪油，具有花生的香味，可提供给人体大量营养，含多种脂肪酸的甘油酯，可增加食品的美味。

【营养价值】

① 花生油的成分中 80% 以上都是不饱和脂肪酸，包括人体所必需的亚油酸、亚麻酸、花生油四烯酸等多种不饱和脂肪酸。

② 花生油中含有 6%～7% 的长碳链脂肪酸，因此花生油在冬季或冰箱中一般呈固体或者半固体。

③ 花生油中还含有甾醇、麦胚酚、磷脂、维生素 E、胆碱、白藜芦醇和 β-谷固醇等对人体有益的物质。

【食用功效】

① 花生油有延缓脑功能衰老的作用，还具有健脾润肺、解积食、驱脏虫的功效。

② 花生油含有的白藜芦醇、单不饱和脂肪酸和 β-谷固醇可预防肿瘤，降低血小板聚集，防治动脉粥样硬化。

③ 花生油中的胆碱，还可改善人脑的记忆力，延缓脑功能衰退。

④ 花生油熟食，有润肠逐虫之功效，可治疗蛔虫性肠梗阻。

【性味归经及主治】

花生油味甘、性平；归脾、肺、大肠经；具有补脾润肺、润肠通便的功效；适用于润肠下虫。

四、 大豆油

【概述】

大豆油取自大豆种子，是世界上产量最多的油脂。

【营养价值】

① 大豆油中含有大量的亚油酸、卵磷脂和不饱和脂肪酸，易于消化吸收。

② 大豆油的单不饱和脂肪酸相对较低，约为 20%。此外，大豆还含有维生素 E、维生素 D 以及卵磷脂，这些物质对人体健康非常有益。

【食用功效】

① 大豆油中的卵磷脂可以增强脑细胞活性，帮助维持脑细胞的结构，减缓记忆力衰退。大豆油中的不饱和脂肪酸可以降血脂、降低胆醇，保持血液循环畅通。

② 大豆油中含有的亚油酸具有重要的生理功能。幼儿缺乏亚油酸，皮肤变得干燥，鳞屑增厚，发育生长迟缓；老年人缺乏亚油酸，会引起白内障及心脑血管病变。

【性味归经及主治】

大豆油性温，味甘、辛；归脾、肺、大肠经；具有补虚、润肠的功效；适用于体虚、大便不利、燥咳、皮肤皲裂等症。

五、 玉米胚芽油

【概述】

玉米胚芽油是从玉米胚芽中提炼出的油。在欧美国家，玉米油被作为一种高级食用油而广泛食用，享有"健康油""放心油""长寿油"等美称。

【营养价值】

玉米胚芽油富含人体必需的维生素 E 和不饱和脂肪酸，如亚油酸和油酸，极易消化，人体吸收率高达97％。玉米胚芽油中的不饱和脂肪酸含量达80％以上，在不饱和脂肪酸中亚油酸的含量又较多。玉米胚芽油富含维生素，如维生素D、维生素E和维生素B_2。

【食用功效】

① 玉米胚芽油具有降胆固醇、降血脂、软化血管等功效，对心脑血管病患者起到保健作用。

② 玉米胚芽油可防治眼干燥症、夜盲症、皮炎、支气管扩张等多种病症，并具有一定的抗癌作用。

③ 玉米胚芽油富含维生素，具有增强机体抵抗能力、改善血液循环、帮助抵御寒冷、促进骨骼发育的作用。

【性味归经及主治】

玉米胚芽油性凉，味甘；归脾、肺、大肠经；具有润肠通便的功效；适用于润肠下虫、皮肤皲裂。

六、 葵花籽油

【概述】

葵花籽油，颜色金黄，澄清透明，气味清香，是一种高级营养油。葵花籽油是欧洲国家重要的食用油品种。许多国家和地区，如中国台湾、中国香港、日本、韩国的葵花籽油消费比例高达70％。

【营养价值】

① 葵花籽油中90％是不饱和脂肪酸，其中亚油酸占66％左右，其中亚油酸、α-亚麻酸在体内可合成与脑营养有关的DHA，孕妇吃有利于胎儿脑发育。

② 葵花籽油含中有维生素E、植物固醇、磷脂等多种对人类有益的物质，其中天然维生素E含量在所有主要植物油中含量最高。

③ 葵花籽油中含有维生素A、维生素B_3等，且含有一定量的钾、磷、铁、镁等矿物质。

④ 葵花籽油熔点也较低，宜于被人体吸收。

【食用功效】

① 葵花籽油可以促进人体细胞的再生和成长，保护皮肤健康，

并能减少胆固醇在血液中的淤积，降低甘油三酯水平，降低血压。

② 葵花籽油含有丰富的必需脂肪酸和维生素，有软化血管、预防心脑血管疾病、延缓衰老及防止眼干燥症、夜盲症、皮肤干燥的作用。

③ 葵花籽油中还含有较多的维生素 B_3，对治疗神经衰弱和抑郁症等疗效明显。它含有一定量的钾、磷、铁、镁等矿物质，对糖尿病、缺铁性贫血病的治疗都很有效，对促进青少年骨骼和牙齿的健康发育具有重要意义。

【性味归经及主治】

葵花籽油性平，味甘；归脾、肺、大肠经；具有平肝祛风、消滞气、清湿热、补虚调味等功效；适用于体虚、皮肤皲裂、视物不清、高脂血症、糖尿病等病症。

七、 茶油

【概述】

茶油即油茶籽油，又名山茶油、山茶籽油，是从山茶科山茶属植物的普通油茶成熟种子中提取的纯天然高级食用植物油，色泽金黄或浅黄，品质纯净，澄清透明，气味清香，味道纯正。全球油茶籽油产量的 90% 以上来自中国。茶油是中国政府提倡推广的纯天然木本食用植物油，以及国际粮农组织首推的卫生保健植物食用油。

【营养价值】

① 茶油中单不饱和脂肪酸的含量高，高达 79%，与橄榄油相当。

② 茶油富含角鲨烯、茶多酚、黄酮类物质等多种对人体有益的物质。

【食用功效】

① 经常食用山茶油可以保护心血管，预防"三高"。

② 茶油含有角鲨烯与黄酮类物质，对抗癌、抗炎有着极佳的作用。

③ 孕妇在孕期食用茶油不仅可以增加母乳，而且对胎儿的正常发育十分有益。婴幼儿及儿童食用茶油可通便、消火、助消

化，对促进骨骼等身体发育很有帮助。老年人食用茶油可以去火，延缓衰老，长寿健康。有资料表明，长期食用茶油地区的居民，冠心病及癌症患者极少。

④ 茶油能抗紫外线，防止晒斑并能去皱纹。

⑤ 茶油能抗菌、抗病毒及杀微菌，能防止头癣、脱发、皮屑并止痒；茶油杀虫效果很好，可以治癣疥，可作洗发剂及护发素使用；茶油也可直接搽用以防治蚊虫叮咬，有很好的止痒效果，浓的茶油可以去除疣。

【性味归经及主治】

茶油性平，味甘；归大肠经；具有清热解毒、润肠、杀虫、消炎的功效；适用于痧气腹痛、便秘、蛔虫性肠梗阻、疥癣、烫伤等症。

八、 橄榄油

【概述】

橄榄油是由新鲜的油橄榄果实直接冷榨而成的，不经加热和化学处理，保留了天然营养成分。橄榄油被认为是迄今所发现的油脂中最适合人体营养的油脂。在西方被誉为"液体黄金""植物油皇后""地中海甘露"。

【营养价值】

① 橄榄油突出特点是含有大量的单不饱和脂肪酸——油酸。

② 橄榄油还有维生素 D、维生素 E、维生素 K 及抗氧化物等。

【食用功效】

① 单不饱和脂肪酸除能供给人体热量外，还能调整人体血浆中高、低密度脂蛋白胆固醇的比例，能增加人体内高密度脂蛋白（HDL）的水平和降低低密度脂蛋白（LDL）的水平，从而能防止人体内胆固醇过量。

② 橄榄油能降低癌症的发病率，增强癌症患者化疗和放疗的治疗效果。

③ 橄榄油能减慢老年人神经细胞功能退化和大脑萎缩，进而能预防和推迟发生老年痴呆。

④ 橄榄油可防辐射，对经常使用电脑和常看电视的人常食有益。

⑤ 橄榄油能增强骨骼对矿物质钙的吸收，有利于预防骨质

疏松症。

⑥ 孕妇和产妇经常食用橄榄油能促进婴幼儿神经和骨骼发育。

⑦ 经常食用橄榄油，能增强皮肤弹性、润肤美容。

【性味归经及主治】

橄榄油性平，味甘、酸；归肺、胃经；具有美容、生津、解毒的功效；适用于骨质疏松、便秘、阿尔茨海默症等病症。

九、 杏仁油

【概述】

杏仁油，微黄透明，味道清香，不仅是一种优良的食用油，还是一种高级的润滑油，可耐−20℃以下的低温，可作为高级油漆涂料、化妆品及优质香皂的重要原料，还可提取香精和维生素。由于杏仁有南杏（甜杏仁）、北杏（苦杏仁）之别，故尚有甜杏仁油。

【营养价值】

① 杏仁油的主要成分为油酸和亚油酸，两种含量总和为95％。

② 杏仁油富含不饱和脂肪酸、维生素、矿物质及人体所需的微量元素。

③ 杏仁油含有维生素 E，其中以 α-生育酚和 γ-生育酚为主。因此，杏仁油具有良好的抗氧化稳定性。

④ 杏仁油中的苦杏仁苷是天然的抗癌活性物质。

【食用功效】

① 杏仁油营养丰富，具有润肺、健胃、补充体力的作用。

② 杏仁油具有防癌、抗癌的作用，因其中含有苦杏仁苷，苦杏仁苷是一种天然的抗癌活性物质。

③ 甜杏仁油具有护肤、抗皱、美发的功效。甜杏仁油在国内外化妆品应用的很广泛，膏霜、奶蜜、香皂都用它作天然添加剂，它能有效地减轻皮肤瘙痒、红肿、干燥和发炎。

④ 对于运动过度引起的肌肉疼痛，若以甜杏仁油按摩可加强细胞带氧功能，消除疲劳与碳酸累积，具有镇痛及减轻刺激的作用。

【性味归经及主治】

杏仁油性凉，味甘；归脾、肺、大肠经；具有润肠通便、美容护肤、防癌抗癌等功效；适用于体虚、大便不利、癌症、皮肤炎症等病症。

十、 棕榈油

【概述】

棕榈油是从油棕树上的棕榈果中榨取出来的，果肉和果仁分别产出棕榈油和棕榈仁油，传统概念上所言的棕榈油只包含前者。棕榈油经过精炼分提，可以得到不同熔点的产品，分别在餐饮业、食品工业和油脂化工业拥有广泛的用途。目前，中国已经成为全球第一大棕榈油进口国。

【营养价值】

① 棕榈油主要含有棕榈酸和油酸两种最普通的脂肪酸，棕榈油的饱和程度约为 50%，被认为是饱和油脂。

② 棕榈仁油主要含有月桂酸，饱和程度达 80% 以上。棕榈油像其他普通的食用油一样，是热量的来源，也很容易被消化、吸收和利用。

③ 人体对棕榈油的消化和吸收率超过 97%，和其他所有植物食用油一样，棕榈油本身不含有胆固醇。

④ 棕榈油中富含天然维生素 E、类胡萝卜素和亚油酸。

【食用功效】

① 棕榈油在世界上被广泛用于烹饪和食品制造业。它被当作食油、松脆脂油和人造奶油来使用。

② 从棕榈油的组合成分看来，它的高固体性质甘油含量让食品避免氢化而保持平稳，并能有效地抗氧化；它也适合炎热的气候，成为糕点和面包产品的良好佐料。

【性味归经及主治】

棕榈油性凉，味甘；归脾、肺、大肠经；具有润肠通便等功效；适用于体虚、大便不利、燥咳、皮肤皲裂等症。

十一、 猪油

【概述】

猪油，中国人也将其称为荤油或者大油。它是由猪肉提炼出，初始状态是略黄色、半透明液体的食用油。猪油具有特殊香味，深受人们欢迎。

【营养价值】

猪油的饱和脂肪酸含量很高，是一种饱和油脂。

【食用功效】

① 猪油中含有多种脂肪酸和胆固醇，饱和脂肪酸和不饱和脂肪酸的含量相当，几乎平分秋色，具有一定的营养，并且能提供极高的热量。

② 猪油中的饱和脂肪酸可增加心血管疾病的发病率。老年人、肥胖者和心脑血管病患者都不宜食用，一般人食用也不要过量。

③ 猪油、牛油不宜用于凉拌和炸食。用它调味的食品要趁热食用，放凉后会有一种油腥气，影响人的食欲。

④ 猪油熬好后，趁其未凝结时，加进一点白糖或食盐，搅拌后密封，可久存而不变质。可药用内服、熬膏或入丸剂，外用作膏油涂敷患部。

【性味归经及主治】

猪油性凉，味甘，无毒；归脾、肺、大肠经；具有补虚、润燥、解毒的功效；适用于脏腑枯涩、大便不利、燥咳、皮肤皲裂等症。

十二、 奶油

【概述】

奶油（Cream），或称淇淋、激凌、克林姆，是从牛奶、羊奶中提取的黄色或白色脂肪性半固体食品，是由未均质化之前的生牛乳顶层（牛奶脂肪含量较高的一层）制得的乳制品。

奶油在类型上分为动物奶油和植物奶油。动物奶油是由牛奶中的脂肪分离获得的；而植物奶油是以大豆等植物油和水、盐、奶粉等加工而成的。

【营养价值】

① 奶油、黄油含有人体必需的脂肪酸及丰富的维生素 A 和维生素 D，并有卵磷脂，这都是牛油、猪油和羊油等畜类的体脂所没有的。

② 奶油相当油腻，其热量很高，62％的脂肪都由饱和脂肪酸组成。奶油中含有胆固醇。

③ 植物奶油的主要成分就是氢化植物油，相比普通奶油脂肪含量要低，热量也要低，但是相对添加剂要多，且风味没有奶油好。

【食用功效】

① 奶油在人体内的消化吸收率较高，可达95％以上。而且，奶油含有较多的蛋白质、氨基酸、维生素 A 和维生素 D，可为身体的发育和骨骼的发育补充大量营养。

② 奶油较适于缺乏维生素 A 的人和少年儿童食用。

③ 很多奶油制品含有大量的糖，所以也不宜吃得太多，糖尿病患者也应注意。

【性味归经及主治】

奶油性温，味甘；归脾、肺、大肠经；具有补脾润肺、润肠通便、健脑、壮骨的功效；适用于润肠下虫、骨质疏松等症。

十三、 黄油

【概述】

黄油，又叫乳脂、白脱油，是将牛奶中的稀奶油和脱脂乳分离后，使稀奶油成熟并经搅拌滤去部分水分之后而制成的。

【营养价值】

黄油含丰富的蛋白质、氨基酸、维生素、矿物质、脂肪酸、磷脂、胆固醇等。黄油主要用作调味品，营养丰富但含脂量很高，所以不要过多食用。

【食用功效】

黄油是由牛奶提炼出来的，富含氨基酸、蛋白质，还富含维生素 D 等各种维生素和矿物质，为身体的发育和骨骼的发育补充大量营养，是青少年不可多得的保健食材。

【性味归经及主治】

黄油性温、味甘；归脾、肺、大肠经；具有补脾润肺、润肠通便、健脑、壮骨的功效；适用于润肠下虫、骨质疏松等症。

食用油脂食物成分表见表1-19。

表1-19 食用油脂食物成分表

食物名称	食部/g	水分/g	能量/kcal	能量/kJ	蛋白质/g	脂肪/g	碳水化合物/g	胆固醇/g	总维生素A/μgRE	胡萝卜素/μg	维生素B$_1$/mg	维生素B$_2$/mg	烟酸/mg	维生素C/mg	总维生素E/mg	钙/mg	铁/mg	锌/mg	硒/μg
菜籽油	100	0.1	899	3761	—	99.9	0	—	—	—	—	—	Tr	—	60.89	9	3.7	0.54	—
芝麻油	100	0.1	898	3757	—	99.7	0.2	—	—	—	—	—	Tr	—	68.53	9	2.2	0.17	—
花生油	100	0.1	899	3761	—	99.9	0	—	—	—	—	Tr	Tr	—	42.06	12	2.9	0.48	—
大豆油	100	0.1	899	3761	—	99.9	0	—	—	—	—	Tr	Tr	—	93.08	13	2.0	1.09	—
玉米胚芽油	100	0.2	895	3745	—	99.2	0.5	—	—	—	—	—	—	—	50.94	1	1.4	0.26	—
葵花籽油	100	0.1	899	3761	—	99.9	0	—	—	—	—	Tr	—	—	54.60	2	1.0	0.11	—
茶油	100	0.1	899	3761	Tr	99.9	0	—	—	—	Tr	Tr	Tr	—	27.9	5	1.1	0.34	—
橄榄油	100	Tr	899	3696	—	99.9	0	0	0	—	—	—	Tr	0	—	Tr	0.4	Tr	Tr
棕榈油	100	—	900	3766	—	100.0	0	—	18	110	—	—	—	—	15.24	—	3.1	0.08	—
猪油（炼）	100	0.2	897	3753	—	99.6	0.2	93	27	—	0.02	0.03	—	0	5.21	—	—	—	—
奶油	100	0.7	879	3678	0.7	97.0	0.9	209	297	—	0.01	0.01	0	—	1.99	14	1.0	0.09	0.70
黄油	100	0.5	888	3715	1.4	98.0	0	296	—	—	—	0.02	—	—	—	35	0.8	0.11	1.60

注：营养成分以每百克食部计。

第十三节　调味品及其他食品

本节将介绍调味品食糖、蜂蜜、酱油、醋等，另外还将介绍酒以及茶叶。

一、食糖

日常生活中常用的食糖主要有红糖、白糖、冰糖，都是从甘蔗或甜菜里面制取的。

（一）红糖

【概述】

红糖，也叫黑砂糖，是直接用甘蔗煎煮干燥而成的。

【营养价值】

① 红糖中含有 95％ 左右的蔗糖，还含有矿物质及甘醇酸。甘醇酸就是一种分子最小的果酸，能促进肌肤的新陈代谢，而糖分及矿物质能吸收水分，保持肌肤的润泽度。

② 红糖由于未经提炼，所含钙、铁、锰、锌等矿物质都较白糖多。矿物质能让血液保持碱性。

【食用功效】

① 红糖保留了较多甘蔗的营养成分，也更加容易被人体消化吸收，因此能快速补充体力、增加活力，所以又被称为"东方的巧克力"。

② 红糖有抗衰老的作用。红糖中含一种叫作"糖蜜"的多糖，实验证明它具有较强的抗氧化功效，对于抗衰老有明显的作用。

③ 红糖可补血、活血。红糖入药，具有补血、散瘀、暖肝、祛寒等功效，尤其适合产妇、贫血儿童、体虚的人、老年人食用，有补益的作用。

④ 食用红糖还有促进血液循环、活血舒筋、暖脾健胃、化瘀生新之功效。红糖不仅仅是糖，它其实还含有很多的营养素，

不像白糖经过提纯。跟白糖相比，红糖含有更多对人体有益的成分，所含的微量元素对人体的造血功能有很强的刺激作用，这正是它能补血的关键。

⑤ 红糖是温性的。热性体质的人要慎用，吃多了容易生湿热。一年四季中，春季要少吃红糖。

⑥ 红糖里面的矿物质很丰富，容易产生化学反应。尤其在用铁锅的时候，铁锅中的铁易和红糖产生化学反应，所以红糖一般在起锅时放比较好。

【性味归经及主治】

红糖性温，味甘，无毒；归肝、脾经；具有润心肺、和中助脾、缓肝气、解酒毒、补血、破瘀的功效；适用于心腹热胀、口干欲饮、咽喉肿痛、肺热咳嗽、肠热、酒毒等症。

（二）白糖

【概述】

白糖，是红糖经脱色制成，是蔗糖的结晶体，纯度一般在99.8%以上，主要有白砂糖和绵白糖两种。颜色洁白、颗粒如砂者，叫白砂糖；颜色洁白、粒细而软，入口易化者，叫绵白糖。

绵白糖是细小的蔗糖晶粒被一层转化糖浆包裹而成的，其纯度与白砂糖相当。转化糖在这里起着变软、增香、助甜的作用。这是因为转化糖具有蜂蜜般的清香味其甜度又大于蔗糖（以蔗糖的甜度为1，则转化的糖甜度为1.2），转化糖较强的吸水能力保持了糖粒的锦软，所以绵白糖的口感优于白砂糖。绵白糖最宜直接食用，冷饮凉食用之尤佳，但不宜用来制作高级糕点。

【营养价值】

白糖富含葡萄糖和果糖。此外，还含有少许氨基酸、钙、磷、铁等成分。

【食用功效】

① 白糖可溶性好，可迅速补充人体所需热量，且具有增甜作用。在制作汤羹、菜点、饮料时，加入适量的白糖，能使食品

增加甜味。

② 白糖有抑菌防腐的作用，常用于糖渍各种食品，加入大量的白糖拌匀，可保持长时间不变质。

③ 白糖有一定的润肺、清肺热的作用。不过，冰糖清肺热的效果更好，炖汤品时首选冰糖。白糖有一定的解毒作用。实际上，所有甜味的糖类都有一点儿解毒的作用，而白糖由于糖分的含量非常高，效果比较快。

④ 吃白糖会让血液偏向于酸性，并且这种作用很强。人的身体要在偏于弱碱性时才能保持健康状态，如果血液长期偏于酸性，体内的毒素会堆积，癌细胞也是在酸性环境中生长的。所以用白糖的时候，尽量控制它的用量，这样会比较健康一些。

【性味归经及主治】

白糖性平，味甘；归脾、肺经；具有润肺生津、和中缓急的功效；适用于肺燥咳嗽、中虚腹痛等症。

（三）冰糖

【概述】

冰糖是以白砂糖为原料，经过再溶、清净、重结晶而制成的。冰糖分为单晶冰糖和多晶冰糖两种，前者又称颗粒状冰糖，后者又称盒冰糖，是由多颗晶体并聚而成的蔗糖晶体。冰糖从品种上又分为白冰糖和黄冰糖两种。

【营养价值】

冰糖成分以蔗糖为主，可分解为葡萄糖及果糖等。冰糖品质纯正，不易变质，除可作糖果食用外，还可用于高级食品甜味剂，配制药品浸渍酒类和滋补佐药等。

【食用功效】

① 冰糖适宜多痰、痰黏稠、咳嗽等症状。对咽喉部有良好的湿润和物理治疗作用，有利于局部炎症治愈，并能解除局部痒感，从而阻断咳嗽反射。能稀释呼吸道炎症和分泌物的黏稠度，使之易咳出，有利于止咳和祛痰。

② 冰糖可保护呼吸道上皮，提高免疫球蛋白的功能，预防

呼吸道感染。滋阴润肺，去除肺燥肺热，使人呼吸畅通舒适。

③ 冰糖能清心泻火，清热除烦。冰糖清理身体内长期淤积的毒素，增进身体健康，增加免疫细胞的活性，消除体内的有害物质。

④ 冰糖能够使血压更易控制，并使毛细管扩张，血黏度降低，微循环改善。

【性味归经及主治】

冰糖性平，味甘，无毒；归肺、脾经；具有养阴生津、补中益气、和胃润肺、止咳化痰的功效；适用于肺燥、肺虚、风寒劳累所致的咳喘、小儿疟疾、噤口痢、口疮、风火牙痛等症。

二、 饴糖

【概述】

饴糖，是以高粱、米、大麦、粟、玉米等淀粉质的粮食为原料，经发酵糖化制成的食品，市场上常见的有高粱饴、山楂饴等。

【营养价值】

饴糖主要含麦芽糖，并含 B 族维生素和铁等。饴糖有软、硬两种，软者为黄褐色黏稠液体；硬者系软饴糖经搅拌，混入空气后凝固而成，为多孔之黄白色糖块。软者称胶饴，非糖类成分多，俗称糖稀；硬者称白饴糖，均可入药，但以胶饴为主。

【食用功效】

① 饴糖能迅速补充体力，消除疲劳，增强对疾病的抵抗力。

② 饴糖能补中缓急，润肺止咳，对肺燥久咳有效。

③ 饴糖宜溶化饮，入汤药，噙咽，或入糖果等。脾胃湿热、中满呕哕者不宜食用。

【性味归经及主治】

饴糖性温，味甘；归脾、胃、肺经；具有补益中气、缓急止痛、润肺止咳的功效；适用于脾胃虚弱、里急腹痛、肺燥咳嗽、咽痛等症。

三、 蜂蜜

【概述】

蜂蜜是蜜蜂从开花植物的花中采得的花蜜在蜂巢中酿制的蜜。新鲜成熟的蜂蜜为黏稠的透明或半透明胶状液体，蜂蜜的相对密度为 1.401～1.443。蜂蜜的颜色从水白色到深琥珀色，差别较大，因为蜜源植物的品种不同，蜂蜜具有不同花的特殊芳香。

【营养价值】

① 蜂蜜的主要成分是果糖和葡萄糖，两者共占 65％～80％，蜂蜜是糖的过饱和溶液，低温时会产生结晶，生成结晶的是葡萄糖，不产生结晶的部分主要是果糖。蔗糖极少，不超过 8％；水分 16％～25％；糊精和非糖物质、矿物质、有机酸等含量在 5％左右。

② 蜂蜜含有丙氨酸、苯丙氨酸、谷酰胺、天冬酰胺、组氨酸等 16 种氨基酸；矿物质在蜂蜜中也很多，主要有磷、铜、铁、镁、镍等。蜂蜜一般只含微量维生素。

③ 蜂蜜含转化酶、过氧化氢酶、蔗糖酶、淀粉酶、氧化酶、还原酶、过氧化氢酶等酶类，并含乙酰胆碱。蔗糖酶、淀粉酶可以促进糖类的消化和吸收；葡萄糖转化酶直接参与物质代谢；过氧化氢酶有抗氧自由基的作用，可以防止机体老化和癌变。

④ 蜂蜜的有机酸中含有柠檬酸、苹果酸、琥珀酸、甲酸、乙酸等。

【食用功效】

① 食用蜂蜜能迅速补充体力，消除疲劳，增强对疾病的抵抗力。蜂蜜在体内代谢为碱性成分，可中和血液中的酸性成分，可使人较快地解除疲劳，增进健康。

② 蜂蜜对肝脏有保护作用，能促使肝细胞再生，对脂肪肝的形成有一定的抑制作用。

③ 常服蜂蜜对于心脏病、高血压病、肺病、眼病、肝脏病、痢疾、便秘、贫血、神经系统疾病、胃和十二指肠溃疡病等病症都有良好的辅助医疗作用。外用还可以治疗烫伤、滋润皮肤和防

治冻伤。

④ 蜂蜜具有润肺止咳的作用，适用于肺燥咳嗽。如果咳嗽少痰，或痰少而黏，或者干咳无痰，可以冲蜂蜜喝。

⑤ 失眠的人在每天睡觉前喝1杯蜂蜜水，可以帮助尽快进入梦乡。

⑥ 在服用退热药或含退热成分的感冒药时，不宜同时服用蜂蜜。很多感冒药都含有解热镇痛药对乙酰氨基酚，它遇到蜂蜜会形成一种复合物，影响机体对其的吸收速率，从而减弱退热作用。

【性味归经及主治】

蜂蜜性平，味甘；归脾、肺、大肠经；具有补中润燥、止痛、解毒的功效；适用于体虚、肺燥咳嗽、便秘、胃脘疼痛、神经衰弱、肥胖症、高血压病、心脏病、胃及十二指肠溃疡、口疮、汤火烫伤等病症。

四、 酱油

【概述】

酱油，俗称豉油，是以大豆、小麦或麸皮等为原料，经微生物发酵等程序酿制而成的，具有特殊色、香、味的液体调味品。酱油的成分比较复杂，除食盐的成分外，还有多种氨基酸、糖类、有机酸、色素及香料等成分。以咸味为主，亦有鲜味、香味等。酱油一般有老抽和生抽两种：生抽较咸，用于提鲜；老抽较淡，用于提色。

【营养价值】

① 氨基酸是酱油中最重要的营养成分。酱油的鲜味主要来自于蛋白质与氨基酸等含氮化合物，含氮化合物的含量高低是酱油品质的重要标志。

② 酱油中含有少量还原糖以及少量糊精。还原糖也是酱油的一种主要营养成分。淀粉质原料受淀粉酶作用，水解为糊精、双糖与单糖等物质，均具还原性。一些糖与蛋白质能合成糖蛋白，与脂肪形成糖脂，这些都是具有重要生理功能的物质。

③ 酱油含有多种维生素和矿物质，其中烟酸经过发酵产生

了植物性食品中不含有的维生素 B_{12}。

④ 酱油中的香气成分主体为有机酸和芳香物质。总酸包括乳酸、醋酸、琥珀酸、柠檬酸等多种有机酸，对增加酱油风味有着一定的影响，但过高的总酸能使酱油酸味突出、质量降低。

⑤ 酱油能产生天然的抗氧化成分，有助于减少自由基对人体的损害，其功效比常见的维生素 C 和维生素 E 等抗氧化剂高十几倍。

⑥ 食盐也是酱油的主要成分之一，酱油一般含食盐 18g/100mL 左右，它赋予酱油咸味，可补充体内所失的盐分。

⑦ 酱油还含有钙、铁等矿物质，有效地维持了机体的生理平衡。

【食用功效】

① 烹调食品时加入一定量的酱油，可增加食物的香味，并可使其色泽更加好看，从而增进食欲。

② 酱油具有防癌、抗癌之功效。科学界发现酱油含有较多的天然防氧化成分。酱油的主要原料是大豆，大豆及其制品因富含硒、黄酮等物质而有防癌的效果。

③ 酱油虽是调味品，但有些人不可多吃，如高血压病、冠心病、糖尿病患者应和控盐一样控制酱油。因为酱油既含有氯化钠，又含有谷氨酸钠，还有苯甲酸钠，是钠的密集来源。痛风患者慎用，因为酱油中含有来自于大豆的嘌呤，而且很多产品为增鲜还特意加了核苷酸。

【性味归经及主治】

酱油性平，味咸、甘；归胃、脾、肾经；具有除热解毒的功效；适用于食欲缺乏、痈疽疮肿等症。

五、 醋类

【概述】

醋是中国传统的调味品，是以粮食为原料，经过糖化、酒精发酵、醋酸发酵及后续消毒灭菌、加工而成。按原料可分为粮食醋和水果醋，按生产工艺可以分为酿造醋、配制醋和调味醋，按颜色可分为黑醋和白醋。目前大多数食醋都属于以酿造醋为基础，后又经调味制成的复合调味酿造醋。食醋的主要成分是醋酸，化学名称是乙酸。

中国著名的醋有"神秘湘西"原香醋、镇江香醋、山西老陈醋、保宁醋、天津独流老醋、福建永春老醋、广灵登场堡醋、岐山醋、河南老鳖一特醋及红曲米醋。

【营养价值】

① 食醋中含有蛋白质 0.05%～3.0%，氨基酸有 18 种，其中人体必需氨基酸均具备。

② 食醋中的糖类如葡萄糖、麦芽糖、果糖等较多，这些成分对食醋的浓度及柔和感有着十分重要的调节作用，也有利于保健功能。

③ 醋中的有机酸含量较多，主要含有醋酸，其次含有乳酸、丙酮酸、甲酸、苹果酸、柠檬酸等。这些物质可促进血液中抗体的增加，提高人体免疫力，有很好的杀菌和抑菌作用；除此之外，这些物质能促进机体的新陈代谢和细胞内的氧化还原作用。

④ 食醋的芳香成分虽然含量极少，但乙酸乙酯、乙醇、乙醛、3-羟基丁酮等赋予食醋特殊的芳香及风味。醋中的挥发性物质及香味物质能刺激大脑中枢，使消化液大量分泌，改善消化功能。

【食用功效】

① 食醋具有一定的杀菌、抑菌能力，能抑制芽孢杆菌属菌、微球菌属菌、荧光假单胞菌和金黄色葡萄球菌、鼠伤寒沙门菌和病原性大肠菌等菌的繁殖。试验还证明，食醋有杀灭白喉杆菌和流行性脑脊髓膜炎病毒、麻疹病毒、腮腺炎病毒的效力。

② 经常喝醋能够起到消除疲劳等作用，醋还可以防治感冒。在酿造食醋的工厂里，工人们很少患感冒。研究表明因为引起感冒的病毒没有细胞膜，酸碱度的改变易影响其生长。

③ 醋是一种能帮助消化的饮料。食醋对消化系统的作用，主要是促进胃液的分泌。在做凉拌菜时也加些醋，对促进食欲、帮助消化是有益的。醋还可以防治腹泻、下痢。

④ 食醋能降胆固醇、血压，是因食醋中含有大量酸性物质，

能扩张血管，促进胆固醇的排泄，并能增强血管的弹性和渗透力。此外，食醋还能增强肾功能，有利尿作用，通过利尿使钠排出，间接引起降压。

⑤ 食醋具有保护肝脏的良好作用，并能促进消化液的分泌，增加肝脏患者的食欲。食醋中含有丰富的氨基酸、醋酸、乳酸、苹果酸、琥珀酸、维生素等多种肝脏所需要的营养物质。食用醋后其营养物质被充分吸收转化，其转化合成的蛋白质对肝脏组织的损伤有修复作用，并可提高肝脏解毒功能及促进新陈代谢。醋本身还能杀灭肝炎病毒，从而防治肝病。

⑥ 醋能治疗糖尿病是近年来国内外学者的新发现，长期服用食醋能使血糖降低，并能增强体质。在民间流传用醋蒸鸡治疗糖尿病的方法，有明显的效果。

⑦ 食醋本身所具有的杀菌作用能直接抵抗传染性病毒，并能使癌细胞、真菌难以生长，还可抵消黄曲霉素的致癌作用。食醋中含有的酶，也能起到抑癌的作用。

⑧ 食醋中所含的氨基酸除了可以促进人体内过多的脂肪转变为体能消耗外，还可使摄入的糖与蛋白质等的代谢顺利进行，因而具有良好的减肥作用。

⑨ 长期服用食醋不仅不会使皮肤色素沉着，而且具有延缓衰老的作用。此外，食醋中的醋酸、乳酸、氨基酸、甘油和醛类等化合物，对人的皮肤有柔和的刺激作用，能使血管扩张，增加皮肤血液循环，使皮肤光润。在民间有用食醋浸泡鸡蛋，以蛋清涂抹皮肤或食用以治疗皮肤黑褐斑、牛皮癣、神经性皮炎等皮肤病。

⑩ 醋中含有多种成分，这些成分相互配合，使食醋成为一种天然的"醒酒剂"。食醋能对抗和缓解酒精的抑制作用，增加胃液分泌，扩张血管，利于血液循环，提高肝脏的代谢能力，增加肾脏功能，加快利尿，促进酒精从体内迅速排出。

【性味归经及主治】

醋性温，味酸、苦；归肝、胃经；具有散瘀、止血、解毒、杀虫的功效；适用于产后血晕、黄疸、黄汗、吐血、衄血、大便下血、阴部瘙痒、痈疽疮肿等症，并能解鱼肉菜毒。

六、 茶叶

【概述】

我国是世界上茶类最多的国家之一，在千余年来的生产实践中，劳动人民在茶叶加工方面积累了丰富的经验，创造了丰富的茶类，对茶的分类方法有很多，分出来的类别也各有不同。按色泽（或制作工艺）分类可分为绿茶、黄茶、白茶、青茶、红茶、黑茶。绿茶为不发酵的茶（发酵度为零），黄茶为微发酵的茶（发酵度为 10％～20％），白茶为轻度发酵的茶（发酵度为 20％～30％），青茶为半发酵的茶（发酵度为 30％～60％），红茶为全发酵的茶（发酵度为 80％～90％），黑茶为后发酵的茶（发酵度为 100％）。

【营养价值】

营养成分包括蛋白质、脂质、碳水化合物、多种维生素和矿物质；非营养成分比较多，主要包括多酚类、色素、茶氨酸、芳香物质以及皂苷类。

① 茶多酚是茶叶中含量最多的一类可溶性成分，也是茶叶发挥其健康保健功效最主要的物质，最典型的代表是儿茶素（酚），具有抗氧化（消除氧自由基）、抗炎、降低心血管病发病概率、预防癌症、降血脂、减少体脂形成、抗菌、改变肠道菌群生态等多项功效。

② 茶色素主要包括叶绿素、β-胡萝卜素等，具有抗肿瘤、延缓衰老以及美容等作用。

③ 茶氨酸能提高大脑功能，增强记忆力和学习能力。对阿尔茨海默病、帕金森病及自主神经功能紊乱都有预防作用。

④ 茶多糖是一类成分复杂的混合物。茶多糖具有抗辐射、增加白细胞数量、提高免疫力的作用，还能降血糖。

⑤ γ-氨基丁酸在天然茶叶中含量不多，但茶叶经加工后其含量大幅增加。γ-氨基丁酸的主要功效是扩张血管使血压下降，故可辅助治疗高血压病。它还能改善大脑血液循环，增强脑细胞的代谢能力，这有助于脑卒中、脑动脉粥样硬化后遗症等的康复治疗。

【食用功效】

① 饮茶预防肿瘤。据新近的研究显示，不管是喝红茶，还是喝绿茶，都能够预防前列腺癌；绿茶还可以降低妇女卵巢癌的发病率，每天坚持饮用绿茶的妇女卵巢癌的发病率可比其他妇女减少将近60％。

② 饮茶预防心血管疾病。研究表明每天喝茶2～3杯，可降低心脑血管疾病发病和死亡的风险。

③ 饮茶有降低胆固醇和血压的作用。茶叶中的茶多酚和维生素C都有活血化瘀、防止动脉粥样硬化的作用。所以经常饮茶的人当中，高血压病和冠心病的发病率较低。

④ 饮茶有助于降低患糖尿病的风险。研究表明一天喝6杯以上绿茶者比一周喝不到1杯者，患糖尿病的风险减少33％。

⑤ 饮茶有助于防治阿尔茨海默病。茶对大脑细胞有保护作用，能有效延缓大脑退化，有助于维持大脑血管的健康。最新研究表明，多喝茶可改善记忆力和防治阿尔茨海默病。

⑥ 饮茶有抗压力和抗焦虑作用。绿茶含有茶氨酸，可帮助控制焦虑情绪，提高注意力，改善精神状态和总体机能。一般3～4杯绿茶能含有100～200mg的茶氨酸，这使得绿茶在抗压力和抗焦虑方面有较好的功效。

⑦ 饮茶能提高免疫力。研究人员发现经常饮茶的人，其体内会产生大量的抗病毒干扰素，其含量是不喝茶人的10倍，这种可以抵抗感染的蛋白可以提高人体免疫力并有效帮助人体抵御流行性感冒病毒。研究发现，绿茶可使抗菌素药力大增，最高杀菌效率可提高3倍以上，并且，还有降低各种病菌耐药性的作用。

⑧ 饮茶有减肥瘦身效果。茶中的咖啡碱、肌醇、叶酸、泛酸和芳香类物质等多种化合物，能调节脂肪代谢，特别是乌龙茶对蛋白质和脂肪有很好的分解作用。研究发现，喝茶10年以上者与不喝茶者相比，男性体脂比例约减少20％，女性可减少30％。茶对皮肤还有很好的保护作用。

⑨ 其他作用。茶还能消除疲劳、提神、明目、消食、利尿解毒、防止龋齿、消除口臭，茶还是碱性饮料，有利于酸性体质的纠正。

⑩ 茶叶应合理利用。茶叶含咖啡因，故失眠、溃疡病患者不

宜饮茶；另外，茶叶中含有茶碱和鞣酸，会影响矿物质等营养素的吸收，所以营养不良者，特别是缺铁性贫血患者不宜多饮茶。

茶叶苦寒，宜喝热茶，冷茶会伤脾胃，体形肥胖者宜多饮绿茶，体质弱小者宜多饮红茶和花茶。夏季饮绿茶，可清热、去火、降暑，秋冬季最好饮红茶，和中暖胃。

【性味归经及主治】

茶叶性微寒，味甘、苦，无毒；归心、肺、胃经；具有清热、消食、利尿、收敛、止痢、解毒的功效；适用于头痛、目昏、心烦口渴、食积痰滞、疟疾、痢疾等病证

调味品及其他食品食物成分表见表 1-20。及表 1-21

七、 酒类

【概述】

酒是以粮食为原料经发酵酿造而成的。酒的化学成分是乙醇，一般含有微量的杂醇和酯类物质，食用白酒的浓度一般在 60°（即 60％）以下（少数有 60°以上），白酒经分馏提纯至 75％以上为医用酒精，提纯到 99.5％以上为无水乙醇。

酒的种类包括白酒、啤酒、葡萄酒、黄酒、米酒、药酒等。

① 白酒是中国特有的一种蒸馏酒。由淀粉或糖质原料制成酒醅或发酵醪经蒸馏而得。又称烧酒、老白干、烧刀子等。酒质无色（或微黄）透明，气味芳香纯正，入口绵甜爽净，酒精含量较高，经贮存老熟后，具有以酯类为主体的复合香味。

② 啤酒以大麦芽、酒花、水为主要原料，经酵母发酵作用酿制而成的饱含二氧化碳的低酒精度酒。国际上的啤酒大部分均添加辅助原料。有的国家规定辅助原料的用量总计不超过麦芽用量的 50％。

③ 葡萄酒是用新鲜的葡萄或葡萄汁经发酵酿成的酒精饮料。通常分红葡萄酒和白葡萄酒两种。前者是红葡萄带皮浸渍发酵而成的；后者是葡萄汁发酵而成的。

④ 黄酒是中国的民族特产，属于酿造酒，其中浙江绍兴黄酒是黄酒历史最悠久、最有代表性的产品。它是一种以稻米为原料酿制成的粮食酒。黄酒没有经过蒸馏，酒精含量低于

表 1-20 调味品及其他食品食物成分表

食物名称	食部/g	水分/g	能量/kcal	能量/kJ	蛋白质/g	脂肪/g	碳水化合物/g	不溶性纤维/g	总维生素A/μgRE	胡萝卜素/μg	维生素B₁/mg	维生素B₂/mg	烟酸/mg	维生素C/mg	总维生素E/mg	钙/mg	铁/mg	锌/mg	硒/μg
红糖	100	1.9	389	1628	0.7	—	96.6	—	—	—	0.01	—	0.3	—	—	157	2.2	0.35	4.20
白砂糖	100	Tr	400	1672	—	—	99.9	—	—	—	Tr	—	—	—	—	20	0.6	0.06	—
绵白糖	100	0.9	396	1657	0.1	—	98.9	—	—	—	—	—	0.2	—	—	6	0.2	0.07	0.38
冰糖	100	0.6	397	1662	—	—	99.3	—	—	—	0.03	0.03	—	—	—	23	1.4	0.21	—
蜂蜜	100	22.0	321	1343	0.4	1.9	75.6	—	—	—	—	0.05	0.1	3	—	4	1.0	0.37	0.15
酱油	100	67.3	63	265	5.6	0.1	10.1	0.2	—	—	0.05	0.13	1.7	—	—	66	8.6	1.17	1.39
白醋	100	99.4	6	24	0.1	0.6	0	—	—	—	—	—	Tr	—	—	26	2.2	—	0.35
香醋	100	79.7	68	285	3.8	0.1	13	—	—	—	0.03	0.13	1.5	—	—	37	2.9	—	5.18
陈醋	100	66.0	114	475	9.8	0.3	17.9	—	—	—	0.11	0.16	7.4	8	0.76	125	13.9	4.38	1.00
红茶	100	7.3	324	1355	26.7	1.1	59.2	14.8	645	3870	—	0.17	6.2	—	5.47	378	28.1	3.97	56.00
花茶	100	7.4	316	1323	27.1	1.2	58.1	17.7	885	5310	0.06	0.17	—	26	12.73	454	17.8	3.98	8.53
绿茶	100	7.5	328	1370	34.2	2.3	50.3	15.6	967	5800	0.02	0.35	8.0	19	9.57	325	14.4	4.34	3.18

注：营养成分以每百克食部计。

表 1-21　酒类食物成分表

食物名称	酒精		能量		蛋白质/g	维生素 B$_1$/mg	维生素 B$_2$/mg	烟酸/mg	钙/mg	铁/mg	锌/mg	硒/μg
	/ml	/g	/kcal	/kJ								
啤酒	5.3	4.3	32	134	0.4	0.15	0.04	1.1	13	0.4	0.30	0.64
葡萄酒	12.9	10.2	72	301	0.1	0.02	0.03	—	21	0.6	0.08	0.12
黄酒	10.0	8.6	66	276	1.6	0.02	0.05	0.5	41	0.6	0.52	0.66
二锅头(58度)	58.0	50.1	351	1469	—	0.05	—	—	1	0.1	0.04	—

注：营养成分以每百克食部计。

20%。不同种类的黄酒颜色亦呈现出不同的米色、黄褐色或红棕色。

⑤ 糯米酒，酒酿又名醪糟，古人叫"醴"。是南方常见的传统地方风味小吃。主要原料是糯米。酒酿在北方一般称它为"米酒"或"甜酒"。米酒可温养脾胃，有一定的补益作用。

⑥ 药酒，素有"百药之长"之称，将强身健体的中药与酒"溶"于一体的药酒，中药的各种有效成分都易溶于其中，药借酒力、酒助药势而充分发挥其效力，提高疗效。常用药酒有长生固本酒、养生酒、十全大补酒、状元红酒、参茸酒、枸杞酒、何首乌回春酒、五加皮酒、黄精酒、菊花酒、茯苓酒等。

【营养价值】

① 酒都含有不同数量的乙醇、糖和微量肽类或者氨基酸，它们都是酒的能量来源。

② 糖是发酵酒类的主要营养成分。酒中的糖不仅具有营养作用，也影响和决定酒的口味。

③ 在啤酒和葡萄酒中还含有各种维生素，虽然含量较少，但影响着酒的色泽、香型、风味以及口感等各种品质特性。

【食用功效】

① 红葡萄酒有保护心脏的作用。红葡萄酒含有一种被称为槲皮酮的植物色素成分。这种色素具有抗氧和抑制血小板凝固的双重作用，可以保持血管的弹性与人体血液畅通，因此不易导致

心脏缺血，所以经常饮用红葡萄酒可以降低心脏病的发病率。白葡萄酒虽与其"同宗"，但因在酿制过程中槲皮酮丧失殆尽，故几乎无保护心脏的作用。

② 酒还有防腐作用。一般酒类都能保存数月甚至数年时间而不变质，这就给饮酒养生者以极大的便利。

③ 酒有助于药物有效成分的析出。酒还可以行药势，使理气行血药物的作用得到较好的发挥，也能使滋补药物补而不滞。

④ 饮酒量应适度。少饮有益，多饮有害。

【性味归经及主治】

酒有多种，其性味功效大同小异。酒性温，味辛、甘；归心、肝、肺、胃经；具有和血通脉、补益肠胃、祛寒温神、行气活血、宣导药势的药效。此外，酒还能杀虫驱邪、辟恶逐秽。

第十四节　药用食物

一、白芷

【概述】

白芷常以根入药，亦可作香料。夏、秋间叶黄时采挖，除去须根及泥沙，晒干或低温干燥。一般生于林下、林缘、溪旁、灌丛和山谷草地。

【营养价值】

白芷含挥发油、香豆素类物质，并含多种维生素及矿物质。

【食用功效】

① 用于感冒风寒、头痛、鼻塞者。常配伍防风、羌活等。

② 用于头痛、齿痛、鼻渊、风湿痹痛者。治疗阳明头痛、眉棱骨痛、头风痛等，外感风寒者，配伍荆芥、防风、川芎；外感风热者，配伍薄荷、菊花、蔓荆子。治疗齿痛，属风火者，配石膏、黄连。治鼻渊头痛，与苍耳子、辛夷、薄荷同用。治风湿寒痹、腰背疼痛，与羌活、独活、威灵仙同用。

③ 用于疮疡肿痛。如乳痈初起可配蒲公英、瓜蒌同用；脓出不畅配金银花、天花粉同用。

④ 用于带下过多。属寒湿带下，与鹿角霜、白术、炮姜等配伍；属湿热带下，配伍车前子、黄柏等。

【性味归经及主治】

白芷性温，味辛；归肺、胃经；具有散寒解表、祛风燥湿、消肿排脓、止痛的功效；适用于风寒表证、头痛、牙痛、痈疮肿痛、寒湿带下、肠风痔漏、皮肤燥痒、疥癣等症。

二、 枸杞子

【概述】

枸杞子，为茄科植物枸杞的成熟果实。夏、秋果实成熟时采摘，除去果柄，置阴凉处晾至果皮起皱纹后，再曝晒至外皮干硬、果肉柔软即得。遇阴雨可用微火烘干。具有多种保健功效，是卫生部批准的药食两用食物。

【营养价值】

① 枸杞子含有丰富的胡萝卜素、多种维生素和钙、铁等健康眼睛的必需营养物质，故有明目之功，俗称"明眼子"。

② 枸杞子色素是存在于枸杞浆果中的各类呈色物质的总称，是枸杞子的重要生理活性成分。主要包括 β-胡萝卜素、少量的叶黄素及其他有色物质。

③ 枸杞子含枸杞多糖、甜菜碱、阿托品、天仙子胺等植物活性物。枸杞多糖是一种水溶性多糖，是枸杞中最主要的活性成分。

【食用功效】

① 枸杞可用于治疗肝血不足、肾阴亏虚引起的视物昏化和夜盲症。

② 枸杞多糖有免疫调节和抗肿瘤的作用。现已有很多研究表明枸杞多糖具有促进免疫、抗衰老、抗肿瘤、清除自由基、抗疲劳、抗辐射、保肝、生殖功能保护和改善等作用。

③ 枸杞调节脂质代谢或抗脂肪肝的作用主要是由于其含甜菜碱。

④ 枸杞所含有的类胡萝卜素则具有非常重要的药用价值。很多研究已经证明枸杞子色素具有提高人体免疫功能、预防和抑制肿瘤及预防动脉粥样硬化等作用。胡萝卜素是枸杞子色素的主要活性成分，具有抗氧化和作为维生素 A 的合成前体等重要的生理功能。

【性味归经及主治】

枸杞性平，味甘；归肝、肾经；具有补气强精、滋补肝肾、益精明目的功效；适用于虚劳精亏、腰膝酸痛、眩晕耳鸣、内热消渴、血虚萎黄、目昏不明、癌症等病症。

三、 薄荷

【概述】

薄荷，土名叫"银丹草"，别名番荷菜、升阳菜。薄荷是中华常用中药之一。

【营养价值】

薄荷含挥发油，油中主要为薄荷醇、薄荷酮及薄荷酯类等。这些物质可清新口气并具有多种药性。

【食用功效】

① 薄荷具有刺激中枢神经的功效，作用于皮肤有灼感和冷感的同时，它对感觉神经末梢又有抑制和麻痹的作用；因此，可用作抗刺激剂和皮肤兴奋剂。既对皮肤瘙痒具有抗过敏和止痒作用，又对神经痛和风湿关节痛具有明显的缓解和镇痛作用。

② 薄荷对蚊虫叮咬皮肤有脱敏、消炎和抗菌的作用；对上呼吸道感染亦有明显的止咳、消炎和抑菌作用；对痔、肛裂有消肿止痛、消炎抗菌的作用。

③ 薄荷有益于治疗食积不化、解除胃脘涨滞感觉，也可治疗呃逆和痉挛性胃痛。此外，薄荷在肠道内亦有较好的驱风作用，能减轻肠充气、弛缓肠肌蠕动，具有减缓肠疝痛的作用。

④ 薄荷所特有的清凉润喉而芳香宜人的气味，可用来掩饰和改善一些具有异味和难以吞服的药物的不适感。

⑤ 大量食用薄荷可导致失眠，但小剂量食用却有助于睡眠。

薄荷性凉，味甘、辛；归肝、肺经；具有宣散风热、清肝明目、去翳、拔毒生肌、强筋壮骨、祛风除湿的功效；适用于风热感冒、温病初起、头痛、目赤、喉痹、神经痛、口疮、风疹、麻疹、胸胁涨闷等病症。

四、丁香

【概述】

丁香为桃金娘科植物丁香的花蕾。当丁香花蕾由绿色转红色时采摘，晒干。

【营养价值】

丁香含挥发油，即丁香油。油中主要含有丁香油酚、乙酰丁香油酚、β-石竹烯，以及甲基正戊基酮、水杨酸甲酯等。

【食用功效】

① 丁香有补肾阳的作用，可用来治疗因肾阳虚导致的阳痿、早泄、腰部怕冷等症状。

② 丁香能抑制细菌及微生物滋长，可以治疗牙痛、口腔溃疡、口臭等口腔问题，所以被称为"天然中药口香糖"。

③ 丁香具有健胃消胀、促进排气的功效，减轻因胃部发酵产生的呃逆、反胃与口气不佳，缓和因腹泻所引起的腹部疼痛。

④ 丁香能减轻上呼吸道感染症状，并可净化空气，利用香薰器及呼吸可增加身体的抗菌能力。

【性味归经及主治】

丁香性温，味辛；归脾、胃、肾经；具有温中降逆、温肾助阳的功效；适用于胃寒呕吐、呃逆、腹泻、肾虚阳痿、脘腹冷痛、泄泻痢疾、阴冷疝气、腰膝冷痛、口臭齿疳等症。

五、橘皮

【概述】

橘皮，又称为陈皮，为芸香科植物橘及其栽培变种的成熟果皮。橘皮（陈皮）药材分"陈皮"和"广陈皮"。

【营养价值】

陈皮含挥发油 $1.9\% \sim 3.5\%$，其中主要为柠檬烯、月桂烯、桧烯、水芹烯、芳樟醇、麝香草酚。此外，还含有橙皮苷、柑橘素、黄酮化合物、枸橼醛、β-谷甾醇等。

【食用功效】

① 陈皮所含挥发油主要成分为柠檬烯，有刺激性祛痰作用。

② 陈皮有降低血清胆固醇的作用，并能明显地减轻和改善其主动脉粥样硬化病变。

③ 陈皮对肝损害有保护作用，并且可增强其利胆效果。柠檬烯还有溶解胆固醇结石的作用。

④ 广陈皮有抑制细菌生长的作用，另外，其中所含有的陈皮苷能预防流行性感冒病毒的感染。

【性味归经及主治】

橘皮性温，味苦、辛；归肺、脾经；具有理气健脾、燥湿化痰的功效；适用于脘腹胀满、食少吐泻、咳嗽痰多等症。

六、 菊花

【概述】

菊花常被制成菊花茶，有时也在白菊花中加些茶叶，起到调味的作用。湖北大别山麻城福田河的福白菊，浙江桐乡的杭白菊和黄山脚下的黄山贡菊（徽州贡菊）比较有名。产于安徽亳州的亳菊、滁州的滁菊、四川中江的川菊、浙江德清的德菊、河南济源的怀菊花（四大怀药之一）都有很高的药效。

【营养价值】

菊花的主要成分有挥发油、腺嘌呤、胆碱、水苏碱、菊苷及黄酮类化合物。挥发油主要有龙脑、樟脑、菊酮和醋酸龙脑酯等成分，黄酮类成分有木樨草素、芹菜素、刺槐素等。此外，菊花中还含有丰富的维生素、氨基酸、微量元素等。杭白菊中维生素E含量较高。

【食用功效】

① 菊花具有降血压、消除癌细胞、扩张冠状动脉和抑菌的作用，长期饮用能增加人体钙质、调节心肌功能、降低胆固醇，适合中老年人和预防流行性结膜炎时饮用。

② 菊花除了涂抹眼睛可消除水肿之外，平常可以泡一杯菊花茶来喝，能消除眼睛疲劳。如果每天喝 3～4 杯的菊花茶，对

恢复视力也有一定作用。

③ 菊花是一种神经强壮剂，能增强毛细血管的抵抗力，可延缓衰老，增强体力。菊花有良好的镇静作用，经常食用能使人肢体轻松，醒脑提神。

④ 平素阳虚或脾虚便溏者慎食。

【性味归经及主治】

菊花性凉，味辛、甘、苦，微黄；归肺、肝经；具有疏散风热、清肝明目的功效；适用于风热表证、温病初起、目赤肿痛、目暗昏花、头目眩晕等症。

七、 玫瑰花

【概述】

玫瑰属于蔷薇科，它有甜美的香气，是食品、化妆品中香气的主要添加剂，也是红茶窨花的主要原料。中国民间也有用糖腌渍玫瑰花瓣而制成的"玫瑰花酱"的做法。

【营养价值】

玫瑰花含有少量挥发油和黄色结晶性鞣质、没食子酸、色素等。玫瑰油中主要成分为醇类化合物。玫瑰鲜花含挥发油即玫瑰油，约 0.03%，主要成分为香茅醇、橙花醇、丁香油酚、苯乙醇等。玫瑰油还含有芳樟醇、乙酸苯乙酯、槲皮苷、鞣质、有机酸、红色素、β-胡萝卜素等。

【食用功效】

① 玫瑰花对治疗皮肤病有很好的疗效，长期使用能彻底去除痤疮和粉刺，使面部的皮肤光滑柔嫩，对治疗面部黄褐斑有一定作用。

② 玫瑰花有补血、活血、散瘀之功，可用于月经不调、经前乳房胀痛、跌打伤痛等。

③ 玫瑰花具有浓郁甜美的香气，是一些食品、化妆品的主要添加剂。

【性味归经及主治】

玫瑰花性微温，味甘、微苦；归肝、脾、胃经；具有舒肝解郁、活血调经的功效；适用于胸膈满闷、胃脘、胁肋、乳房胀痛、月经不调、赤白带下、泄泻痢疾、跌打损伤、风痹、痈肿等症。

八、 红花

【概述】

红花，别名红蓝花、刺红花，菊科红花属植物，具特异香气，味微苦，以花片长、色鲜红、质柔软者为佳。主产于河南、湖南、四川、新疆、西藏等地。

【营养价值】

红花含"红花籽"油，红花籽油中还含有大量的维生素 E、谷维素、固醇等药用成分。

【食用功效】

① 红花能降胆固醇、降血脂和血压，并且能软化和扩张血管、防衰老、调理内分泌。

② 红花能活血通经、散瘀止痛，有助于治经闭、痛经、恶露不行、胸痹心痛、瘀滞腹痛、胸胁刺痛、跌打损伤、疮疡肿痛等症。

③ 红花有活血化瘀、散湿去肿的功效，避免孕妇使用，否则会造成流产。

【性味归经及主治】

红花性温，味辛；归心、肝经；具有活血通经、散瘀止痛；适用于闭经、痛经、恶露不行、癥瘕痞块、跌扑损伤、疮疡肿痛等症。

九、 藏红花

【概述】

藏红花，又称番红花、西红花，是一种鸢尾科番红花属的多年生花卉，是一种常见的香料，也是一种名贵的中药材，具有强大的生理活性。藏红花自古以来就是治疗人类心脑血管疾病的特效中药（藏药），因其珍稀，又被誉为"植物黄金"。

红花与藏红花仅一字之差，其实是两种完全不同的植物。红花是属于双子叶植物纲的菊科一年生草本植物，头状花序中的每一朵管状花呈橘红色；而藏红花是属于单子叶植物纲的鸢尾科的多年生草本植物，具鳞茎，花为青紫色或紫红色。西藏不产藏红花，只因为这种药材从地中海沿岸经印度传入西藏后，又经西藏转运至内地，这样人们就把它称之为藏红花。

【营养价值】

藏红花的主要成分是苦藏花素，含有藏花素、藏花酸、番红花苷、番红花苦苷和挥发油等。挥发油含量为 $0.4\% \sim 1.3\%$，挥发油中主要含番红花醛，为番红花苦苷的分解产物，其次含桉油精、蒎烯等。此外，还含有多种胡萝卜素类化合物、山奈素及维生素 B_1、维生素 B_2 和钙、铁等矿物质。

【食用功效】

① 藏红花含大量铁质，非常适合女性饮用。对于手脚冰冷、因血压异常引起的头痛，有明显的改善作用。

② 藏红花能改善血液循环，满足体内氧气的供应，让人保持思维敏捷。藏红花含有多种苷的成分，可明显增加大冠状动脉的血流量，改善心肌供血供氧。藏红花可明显预防和治疗脑血栓、脉管炎、心肌梗死、神经衰弱等常见病症。

③ 长期服用藏红花可全面提高人体的免疫力。藏红花的花蕊中含有的藏红花酸、藏红花、藏红花素和藏红花苦素等都具有较强的抗癌活性。

④ 藏红花能促使黑色素分解，具有很强的祛斑嫩肤的美容功效，同时可减去体内各部位多余脂肪，再现女性曲线窈窕之美。

【性味归经及主治】

藏红花性平，味甘；归心、肝经；具有疏经活络、通经化瘀、散瘀开结、消肿止痛、养血补血、生津益气、凉血解毒、解郁安神、理气健胃等功效；适用于产后恶露不尽、惊悸发狂、斑疹血热、吐血、妇女经痛、产后瘀血、腹痛、跌打肿痛等症。

十、 茯苓

【概述】

茯苓，俗称云苓、松苓、茯灵，为寄生在松树根上的菌类植物，形状像甘薯，外皮黑褐色，里面白色或粉红色。古人称茯苓为"四时神药"。

【营养价值】

茯苓含有茯苓聚糖、茯苓酸、脂肪酸、卵磷脂、腺嘌呤、蛋白酶和三萜类等物质，还含有钾、钙、镁、磷、铁、硫等矿物质。

【食用功效】

① 茯苓能降低血糖，对于高血糖人士来说，茯苓有一定的治疗作用。

② 茯苓可用于心悸、失眠等症。茯苓能养心安神，故可用于心神不安、心悸、失眠等症，常与人参、远志、酸枣仁等配伍。

③ 茯苓具有抗胸腺萎缩及抗脾脏增大和抑制肿瘤生长的功能。临床常用治疗食管癌、胃癌、肝癌、鼻咽癌、舌癌、乳腺癌、膀胱癌、肺癌、溃疡性黑色素瘤等癌瘤中属脾虚湿盛、痰饮内停、湿热壅结者。

④ 茯苓可提高人体免疫力。

⑤ 阴虚而无湿热、虚寒精滑、气虚下陷者慎服。服用茯苓的时候忌饮茶。

【性味归经及主治】

茯苓性平，味甘、淡；归心、脾、肺、肾经；具有利水渗湿、健脾宁心的功效；适用于水肿尿少、痰饮眩悸、脾虚食少、便溏泄泻、心神不安、惊悸失眠等症。

十一、 罗汉果

【概述】

罗汉果别名拉汗果、假苦瓜、光果木鳖、金不换、罗汉表、裸龟巴，被人们誉为"神仙果"。罗汉果是桂林名贵的土特产，也是国家首批批准的药食两用材料之一。

【营养价值】

罗汉果的果实营养价值很高，含丰富的维生素 C 以及糖苷、果糖、葡萄糖、黄酮蛋白质、脂类、矿物质等。罗汉果含罗汉果苷，较蔗糖甜 300 倍；果中含非糖甜味的成分，主要是三萜苷类，如罗汉果苷、D-甘露醇。

【食用功效】

① 罗汉果含的 D-甘露醇有止咳作用，又可用于脑水肿，能提高血液渗透压，还可用于大面积烧伤和烫伤的水肿，防治急性肾功能衰竭和降低眼球内压，治疗急性青光眼。

② 罗汉果可代替糖作糖尿病患者的甜味食品或调味剂。

③ 罗汉果对肠管运动功能有双向调节作用。

【性味归经及主治】

罗汉果性凉，味甘；归肺、脾经；具有清肺利咽、化痰止咳、润肠通便的功效；适用于痰火咳嗽、咽喉肿痛、伤暑口渴、肠燥便秘等症。

十二、 甘草

【概述】

甘草，别名甜草根、红甘草、粉甘草。甘草为豆科植物甘草、光果甘草或胀果甘草的根及根茎。

【营养价值】

甘草含有多种化学成分，主要成分有甘草酸、甘草苷等。甘草的化学组成极为复杂，这些成分和数量通常会随甘草的种类、种植区域、采收时间等因素的不同而异。大量的研究表明，甘草甜素和黄酮类物质是甘草中最重要的生理活性物质，主要存在于甘草根表皮以内的部分。

【食用功效】

① 甘草有类似肾上腺皮质激素样作用。对组胺引起的胃酸分泌过多有抑制作用；并有抗酸和缓解胃肠平滑肌痉挛的作用。

② 甘草黄酮、甘草浸膏及甘草次酸均有明显的镇咳作用，祛痰作用也较显著，其作用强度为甘草酸＞甘草黄酮＞甘草浸膏。

③ 甘草有抗炎、抗过敏作用，能保护发炎的咽喉和气管黏膜。甘草浸膏和甘草酸对某些毒物有类似葡萄糖醛酸的解毒作用。

④ 甘草常用来治疗更年期综合征。因为甘草里含有甘草素，

是一种类似激素的化合物，它有助于平衡女性体内的激素含量。

⑤ 甘草所含的次酸能阻断致癌物诱发肿瘤生长。

【性味归经及主治】

甘草性平，味甘；归心、脾、肺、胃经；具有补脾益气、清热解毒、祛痰止咳、缓急止痛、调和诸药的功效；适用于脾胃虚弱、倦怠乏力、心悸气短、咳嗽痰多、脘腹、四肢挛急疼痛、痈肿疮毒等症，可缓解药物毒性、烈性。

十三、 沙棘

【概述】

沙棘是植物和其果实的统称。沙棘为药食同源植物。沙棘的根、茎、叶、花、果，特别是果实含有丰富的营养物质和生物活性物质。

【营养价值】

沙棘果实营养丰富，含糖 7.5％～10％，含酸 3％～5％。果实中含有多种维生素、脂肪酸、微量元素、亚油素、沙棘黄酮、超氧化物等活性物质和人体所需的各种氨基酸。其中维生素 C 含量极高，是猕猴桃的 2～3 倍，素有"维生素 C 之王"的美称。

【食用功效】

① 沙棘具有很高的药用价值，可降低胆固醇、治愈心绞痛等，还有防治冠心病的作用。

② 沙棘有祛痰、止咳、平喘和治疗慢性气管炎的作用。

③ 沙棘能治疗胃和十二指肠溃疡以及消化不良等，对慢性浅表性胃炎、萎缩性胃炎、结肠炎等病症疗效显著。

④ 沙棘对烧伤、烫伤、刀烧、冻伤有很好的治疗作用；对妇女宫颈糜烂有良好的治疗效果。

⑤ 沙棘油中含有的大量维生素 E、维生素 A、黄酮和 SOD 活性成分能够有效防止自由基以达到抗衰老的作用，因此沙棘被化妆品产业用作重要的高级化妆品原料。

【性味归经及主治】

沙棘性温，味酸涩；归肝、胃、大小肠经；具有活血散瘀、化痰宽胸、生津止渴、补益胃、清热止泻的功效；适用于跌打损伤、肺脓肿、咳嗽痰多、呼吸困难、消化不良、高热伤阴、肠炎痢疾、胃痛、闭经等病症。

十四、 酸枣仁

【概述】

酸枣仁，别名枣仁、酸枣核、山枣仁。由鼠李科乔木酸枣成熟果实去果肉、核壳，收集种子，晒干而成。

【营养价值】

酸枣仁含多量脂肪油、蛋白质和生物碱，并含甾醇、三萜类、酸枣仁皂苷、多量维生素 C 和矿物质。

【食用功效】

① 酸枣仁有镇静、催眠作用。实验证明酸枣仁与巴比妥类药物协同作用。

② 酸枣仁有安定作用。近年来有人将酸枣仁与安定药比较，发现有许多相似之处。

③ 酸枣仁有镇痛、降温作用。

【性味归经及主治】

酸枣仁性平，味甘、酸；归心、肝、胆经；具有补肝、宁心、敛汗、生津的功效；适用于虚烦不眠、惊悸多梦、体虚多汗、津伤口渴等症。

十五、 紫苏

【概述】

紫苏，别名桂荏、白苏、赤苏等，为唇形科一年生草本植物。具有特异的芳香，叶片多皱缩卷曲，完整者展平后呈卵圆形。紫苏主要用于药用、油用、香料、食用等方面，其叶（苏叶）、梗（苏梗）、果（苏子）均可入药，嫩叶可生食、作汤。紫苏在中国常用中药，而日本人多用于料理，尤其在吃生鱼片时是必不可少的陪伴物，在中国少数地区也有用它作蔬菜或入茶。

【营养价值】

紫苏含挥发油，以紫苏醛为主，还有柠檬烯、异白苏烯酮、薄荷醇、薄荷酮、紫苏醇、二氢紫苏醇、丁香油酚等。此外，还含精氨酸、枯酸等。

【食用功效】

① 紫苏叶能散表寒，发汗力较强，用于风寒表证，见恶寒、发热、无汗等症，常配生姜同用；如表症兼有气滞，可与香附、陈皮等同用。行气宽中紫苏叶用于脾胃气滞、胸闷、呕恶。

② 紫苏全草可蒸馏紫苏油，种子出的油也称苏子油，长期食用苏子油对治疗冠心病及高脂血症有明显的疗效。

③ 另外，在南方地区，在泡菜坛子里放入紫苏叶或杆，可以防止泡菜液中产生白色的病菌。

④ 阴虚及温病患者慎服。

【性味归经及主治】

紫苏叶性温，味辛；归肺、脾经；具有发汗解表、行气宽中的功效；适用于感冒风寒、咳嗽、胸腹胀满、恶心呕吐等症。

十六、 肉桂

【概述】

肉桂亦称中国肉桂，又名玉桂、牡桂、玉树、大桂、辣桂、平安树、中国桂皮，为樟科植物肉桂的干燥树皮。树皮芳香，可作香料，味与产自斯里兰卡肉桂的桂皮相似，但较辣，不及桂皮鲜美，且较桂皮厚。

【营养价值】

肉桂含桂皮油、桂皮醛等植物活性物质。

【食用功效】

① 肉桂能促进机体降低肾上腺活动，具有降压作用。

② 肉桂含有的桂皮醛，可引起血管扩张及白细胞增加，有明显的镇静、镇痛、降温、解热作用。

③ 肉桂含有桂皮油，有强大杀菌作用，对革兰阳性菌的效果比阴性者好，因有刺激性，很少用作抗菌药物，但外敷可治疗胃痛、胃肠胀气绞痛等，且有预防血吸虫病的作用。

【性味归经及主治】

肉桂性大热，味辛、甘；归肾、脾、心、肝经；具有暖脾胃、除积冷、散寒止痛、活血通经的功效；适用于阳痿、宫冷、心腹冷痛、虚寒吐泻、腰膝冷痛、闭经、痛经等症。

十七、 牛蒡

【概述】

牛蒡，别名东洋参、山牛蒡、蒡翁菜、恶实、大力子等。台湾当地已把牛蒡作为蔬菜食用多年，有牛蒡发祥地之称。

【营养价值】

① 牛蒡的根含蛋白质、纤维素、钙、磷、铁等人体所需的多种维生素及矿物质，其中胡萝卜素含量比胡萝卜高 150 倍，蛋白质和钙的含量为根茎类之首。

② 牛蒡根含有人体必需的各种氨基酸，且含量较高，尤其是具有特殊药理作用的氨基酸含量高，如具有健脑作用的天冬氨酸占总氨基酸的 25%～28%，精氨酸占 18%～20%。

③ 牛蒡根含有菊糖及挥发油、牛蒡酸、多种多酚物质及醛类。

【食用功效】

① 牛蒡全植物含有抗菌成分，其中叶含抗菌成分最多，主要抗金黄色葡萄球菌。

② 牛蒡具有抗衰老、清除氧自由基作用和提高人体免疫力等功效。

③ 牛蒡可降血糖、降血压、降血脂，并能治疗失眠。

④ 牛蒡具有良好的抗癌作用。牛蒡含黄酮苷类化合物，其粗提取物呈选择毒性，较低量就可以抑制癌细胞增殖。此外，牛蒡苦素、牛蒡苷子也有抗癌活性。

⑤ 牛蒡苷和牛蒡酚有抗肾炎活性，能有效地治疗急性进行性肾炎和慢性肾小球肾炎，可作肾病治疗剂。

⑥ 牛蒡的主要成分木酚素具有抑制血小板活化因子对血小板的结合作用，可以作血小板活化因子拮抗药。

【性味归经及主治】

牛蒡性凉，味苦；归心、肺经；具有疏风散热、解毒消肿的功效；适用于风热感冒、头痛、风毒面肿、头晕、咽喉热肿、齿痛、咳嗽、消渴、痈疽疮疥、痔、脱肛等症。

十八、 蛇蜕

【概述】

蛇蜕，中药名，别名龙子衣、蛇符，为游蛇科动物黑眉锦蛇、锦蛇或乌梢蛇等蜕下的干燥表皮膜。春末夏初或冬初收集，除去泥沙，干燥。

【营养价值】

蛇蜕含骨胶原。

【食用功效】

具有祛风、定惊、退翳、止痒、解毒消肿的功效。

【性味归经及主治】

蛇蜕性平，味甘、咸；归肝经；具有祛风、定惊、解毒、退翳的功效；适用于小儿惊风、抽搐痉挛、翳障、喉痹、疔肿、口疮、龈肿、痈疽、恶疮、烫伤、皮肤瘙痒等症。

第二章
常用体格测量指标及评价指标

常用测量指标有体重、身高（长）、头围、胸围、上臂围等，常用评价指标有体质指数、腰臀比等，均可用于个体或群体的评价。

儿童经过定期或者不定期的体格测量后，经过正确和客观的评价，能够及早地发现问题，并及时给予指导和干预，从而促进儿童健康成长。因此评价儿童体格生长的状况是儿童保健和儿科临床工作中的重要内容之一。

一、体重

1. 体重的定义

体重为裸体或穿着已知重量的工作衣称量得到的身体重量。体重是衡量体格生长的重要指标，代表身体各器官、骨骼、肌肉、脂肪等组织及体液重量的总和，反映人体近期营养状况和评价生长发育的重要指标。

未成年人体重的增长为非等速的增加，进行评价时应以个体自己体重增长的变化为依据来评价。

2. 体重的测量

（1）常用的体重秤　体重测量经常使用的是杠杆秤（砝码、游锤、杠杆）、中式木杆式钩秤（秤砣、秤杆）或者电子秤。

婴儿体重测量采用盘式杠杆秤（砝码、游锤、杠杆）或者中式木杆式钩秤，最大载重量是 10～30kg，精确到 0.01kg；幼儿采用坐式的杠杆秤或者中式木杆式钩秤，最大的称重范围为20～50kg，精确到 0.05kg。

（2）测量方法　体重的测量应在排空大小便、脱去外衣、鞋、帽、裸体或者仅穿内衣的情况下进行，或者设法减去衣服重量。

婴儿称体重时可以取卧位；1~3岁儿童坐位或者轻轻地站在踏板适中的位置，两手自然下垂，不可摇动或者接触其他物体，以免影响到准确性。以千克（kg）为单位，记录小数点后两位。测量者应当记录儿童测量时的表现，如婴儿晃动、哭闹。冬季注意保持室内温暖。

3. 小儿不同年龄阶段平均体重

小儿不同年龄阶段的平均体重，详见表2-1。

表2-1　小儿不同年龄阶段的平均体重

年龄	平均增长/kg	平均体重/kg
出生		3
5月	0.70/月	6
1岁	0.40/月	9
2岁	0.25/月	12
2~12岁	2.00/年	

二、身高（长）

1. 身高的定义

身高指头部、脊柱与下肢长度的总和，是指从头顶点至地面的垂距，一般以厘米（cm）作单位，也常用米（m）。多数3岁以下儿童立位测量不易准确，应仰卧位测量，称为身长。立位与仰卧位测量值相差1~2cm。

身高受遗传因素的影响较大。女孩比男孩身高发育得早，12~13岁为快速增长时期，19~23岁开始停止增长；而男孩身高发育得晚，15~16岁为快速增长时期，20~24岁停止增长，四肢长骨和脊椎骨均已完成骨化，身高就停止增长了。影响身高的因素很多，如遗传、营养、体育运动、环境、生活习惯、民族种族、内分泌、性成熟早晚（初潮年龄18岁比11岁者平均高出5cm）、远近亲婚配、医学进步等。

2. 身高的测量

（1）身长测量　2岁或者3岁前用身长卧式量床，应脱去帽、鞋、袜，穿单衣裤，仰卧于量床中央，将头扶正，头顶接触头板，小儿面向上，两耳在同一水平。量者立于小儿右侧；左手握住小儿两膝使腿伸直。右手移动足板使其接触双脚跟部，注意量床两侧的读数应该一致，然后读刻度，记录到0.1cm。

(2) 立位测量　测量时被测者脱去鞋、帽、袜子，仅穿单衣。小儿直立，立于模板台上，取立正姿势，两眼直视正前方，胸部稍挺起，腹部微后收，两臂自然下垂。手指并拢，脚跟靠拢，脚尖分开约60°，背靠身高计的立柱或墙壁，使两足后跟、臀部、两膝站直，不能弯曲，双肩及头部均接触到立柱或墙壁，两手垂直于身体两侧，两眼平视正前方，头不能上仰或俯视。测量者手扶滑测板，使之轻轻向下滑动，直到板底与头颅顶点恰相接触，此时再观察被测者的姿势是否正确，待校正符合要求后读取滑测板底面立柱上所示的数字，以用一横木板紧压头顶，读取数值，即为身高。

测试最好安排在上午，午后可能会因疲劳而使脊柱受压，测试的数据要比上午低，不够准确。

3. 小儿不同年龄阶段平均身高（长）

小儿身高的增长速度不一致，详见表2-2。

表2-2　小儿不同年龄阶段的平均身高（长）

年龄	平均身高(长)/cm	平均增长数/(cm/年)
出生	50	
1岁	75	25
2岁	85	10
2～12岁		5～7.5

三、 标准体重

标准体重是反映和衡量一个人健康状况的重要标志之一。过胖和过瘦都不利于健康，也不会给人以健美感。反映正常体重较理想和简单的指标，可用身高和体重的关系来表示。

1. 标准体重计算方法（世界卫生组织）

男性：[身高（cm）－80]×70％＝标准体重（kg）

女性：[身高（cm）－70]×60％＝标准体重（kg）

标准体重±10％为正常体重；

标准体重±10％～20％为体重过重或过轻；

标准体重±20％以上为肥胖或体重不足。

超重计算公式：

超重％＝[(实际体重－理想体重)/(理想体重)]×100％

2. 标准体重常用计算方法

（1）BMI 指数　BMI 指数（即身体质量指数，简称体质指数，英文为 body mass index，简称 BMI），是用体重（kg）除以身高（m）平方得出的数字，是目前国际上常用的衡量人体胖瘦程度以及是否健康的一个标准。

$$BMI = kg/m^2$$

根据世界卫生组织定下的标准，亚洲人的 BMI 若高于 22.9 便属于过重。亚洲人和欧美人属于不同人种，WHO 的标准不是非常适合中国人的情况，为此制定了中国参考标准（表 2-3）。

表 2-3　WHO、亚洲、中国 BMI 标准

项目	WHO 标准	亚洲标准	中国标准	相关疾病发病危险性
偏瘦	<18.5			低(但其他疾病危险性增加)
正常	18.5～24.9	18.5～22.9	18.5～23.9	平均水平
超重	≥25	≥23	≥24	
偏胖	25.0～29.9	23～24.9	24～27.9	增加
肥胖	30.0～34.9	25～29.9	≥28	中度增加
重度肥胖	35.0～39.9	≥30	—	严重增加
极重度肥胖	≥40.0			非常严重增加

并不是每个人都适用 BMI 的，如未满 18 岁、运动员、正在做重量训练的人、怀孕或哺乳期妇女、身体虚弱或久坐不动的老人。

（2）标准系数法　标准体重＝身高（m）×身高（m）×标准系数（女性 20，男性 22）

标准体重±10％为正常体重；

标准体重±10％～20％为体重偏重或偏轻；

标准体重±20％以上为肥胖或体重不足。

（3）其他方法

①成年：［身高（cm）－100］×0.9＝标准体重（kg）

②男性：身高（cm）－105＝标准体重（kg）

女性：身高（cm）－100＝标准体重（kg）

以上两种计算方法，基本已被广泛采用。

另外，军事科学院还推出一种计算中国人理想体重的方法。

北方人理想体重＝［身高（cm）－150］×0.6+50（kg）

南方人理想体重＝［身高（cm）－150］×0.6+48（kg）

这一计算方法，似乎比较适合南北地区中国人。

3. 标准体重对照表

表2-4、表2-5适用于亚洲人士体型，仅作参考，上下10％均为正常。

表2-4 男子标准体重（kg）对照

身高/cm 年龄	152	156	160	164	168	172	176	180	184	188
19	54	56	58	60	62	64	66	68	70	72
21	51	53	54	55	57	60	62	65	69	72
23	52	53	55	56	58	60	63	66	70	73
25	52	54	55	57	59	61	63	67	71	74
27	52	54	55	57	59	61	64	67	71	74
29	53	55	56	57	59	61	64	67	71	74
31	53	55	56	58	60	62	65	68	72	75
33	54	56	57	58	60	63	65	68	72	75
35	54	56	57	59	61	63	66	69	73	76
37	55	56	58	59	61	64	66	69	73	76
39	55	57	58	60	61	64	66	70	74	77
41	55	57	56	60	62	64	67	70	74	77
43	56	57	58	60	62	64	67	70	74	77
45	56	57	59	60	62	64	67	70	74	77
47	56	58	59	61	63	65	67	71	75	78
49	56	58	59	61	63	65	68	71	75	78

身高/cm 年龄	152	156	160	164	168	172	176	180	184	188
51	57	58	59	61	63	65	68	71	75	78
53	57	58	59	61	63	65	68	71	75	78
55	56	58	59	61	63	65	68	71	75	78
57	56	57	59	60	62	65	67	70	74	77
59	56	57	58	60	62	64	67	70	74	77
61	56	57	58	60	62	64	67	70	74	77
63	56	57	58	60	62	64	67	70	74	77
65	56	57	58	60	62	64	67	70	74	77
67	56	57	58	60	62	64	67	70	74	77
69	56	57	58	60	62	64	67	70	74	77

表 2-5 女子标准体重 (kg) 对照

身高/cm 年龄	152	156	160	162	164	166	168	170	172	176
19	46	47	49	50	51	52	54	56	58	60
21	46	47	49	50	51	52	54	56	58	60
23	46	47	49	50	51	52	54	56	58	60
25	46	48	49	50	51	53	55	56	59	61
27	47	48	50	51	52	53	55	56	59	61
29	47	49	51	52	53	54	56	58	59	62
31	48	49	51	52	53	54	56	58	60	62
33	48	50	51	52	53	55	57	58	60	63
35	49	50	52	52	53	55	57	59	61	63
37	49	51	53	53	54	56	59	60	61	64
39	50	52	53	53	55	57	59	60	62	65
41	51	52	54	54	55	57	59	61	62	65
43	51	53	55	55	56	58	60	62	63	66
45	52	53	55	55	57	58	60	62	63	66
47	52	53	57	57	57	58	60	62	63	67
49	52	53	56	56	57	59	60	62	63	67
51	52	54	56	56	57	59	61	62	63	67
53	53	54	56	56	58	59	61	62	64	67
55	53	54	56	57	58	60	61	63	64	67

身高/cm 年龄	152	156	160	162	164	166	168	170	172	176
57	53	55	56	57	58	60	61	63	64	68
59	53	55	56	57	58	60	61	63	64	68
61	53	54	56	56	57	59	61	63	64	67
63	52	54	55	56	57	59	61	62	63	67
65	52	54	55	56	57	59	61	62	63	66
67	52	54	55	56	57	59	61	62	63	66
69	52	54	55	56	57	59	61	62	63	66

四、 头围

1. 头围的定义

头围是指从眉间点（G）为起点，经枕后点（OP）至起点的围长。

2. 头围的测量

儿童取坐位或仰卧位，测量者站在儿童的右前方，用左手拇指将软尺的零点固定于宝贝的额部眉嵴之间，经过枕结节（脑后面最突出点）再绕回至零点，数值读取至 0.1cm。测试时要注意软尺紧贴着头皮，并要左右对称。如果儿童头发长，应该先将头发沿着软尺分开，然后再进行测量。

0～5 岁小儿的平均头围见表 2-6。

表 2-6　0～5 岁小儿的平均头围

年龄	平均头围/cm	平均增长数/cm
出生	34	
6 月	42	8/半年
1 岁	46	4/半年
2 岁	48	2/年
5 岁	50	

五、 胸围

1. 胸围的定义

胸围，一般是指人体胸部的外部周长，长度可以说是寸，或者厘米。胸围也分上胸跟下胸之分。对于女性来说，以 BP 点（即乳点 bustpoint）为测点，用软皮尺水平测量胸部最丰满处一周，即为女性的胸围尺寸，也称上胸围；下胸围是指乳房基底处的胸围。吸气和呼气时的胸围差可以作为衡量肺活量大小的指标。

2. 胸围的测量

（1）先将衣服脱去，较轻松地站着（但是要笔直），双脚并拢，脸向正前方，微微抬起下颚。

（2）将皮尺水平地圈在胸围（突出点）上，由松慢慢收紧。量时应用手将乳房轻轻托起，就好像穿着胸衣一样。这时可以轻松地测得自己的实际胸围与胸下；而胸线（乳房底部所呈现的线条）也可方便地测得。

六、 上臂围

1. 上臂围的定义

上臂围是上肢自然下垂时，在上臂肱二头肌最粗处的水平围长。

2. 上臂围的测量

儿科测量时，一般采用肩顶到鹰嘴连线的中点作为测量点。在右上臂肩峰至鹰嘴连线的中点处紧贴皮肤，垂直上臂，绕上臂一周测量上臂围（精度 1mm）。

七、 坐高

1. 坐高的定义

坐高是头顶点至椅面的垂直距离；或头顶到坐骨结节的长度。

2. 坐高的测量

测量时必须大腿与地面平行并与小腿间呈直角，绝对不能直接坐在地面上。因为，坐在凳子上，挺直躯干，大小腿所成角度从 90°变为 180°的过程中，躯干自然收缩。被测者坐于一桌面，双足悬空，无支撑。上身挺直。牵引颔下部稍稍向前，大腿和臀部肌肉应在放松状态。测高仪垂直，在骶部和左右肩胛之间与脊柱相接触。

坐高是反映人体形态结构与发育水平指标之一，人体取正位坐姿时头和躯干的长度，它主要反映人体躯干生长发育状况以及躯干和下肢的比例关系。

八、 身高坐高指数

1. 身高坐高指数的定义

身高坐高指数是一种体型指数，为坐高/身高×100%。表示坐高占身高的百分比，也叫比坐高。

2. 身高坐高指数的分型

一般将指数值小于 52 视为短躯干型，大于 54 视为长躯干型。女性较大，男性较小；儿童和成年人较大，少年较小。黄种人属长躯干型。

身高坐高指数分型如表 2-7 所示。

表 2-7　身高坐高指数分型

型别	指数	
	男	女
短躯干型	$X<51.0$	$X<52.0$
中躯干型	$51.0 \leqslant X \leqslant 53.0$	$52.0 \leqslant X \leqslant 54.0$
长躯干型	$X>53.0$	$X>54.0$

九、 马氏躯干腿长指数

1. 马氏躯干腿长指数的定义

马氏躯干腿长指数，等于（身高－坐高）/坐高×100%；马氏躯干腿长指数是检测身体上下部分的相互比例（即躯干与腿的比例）的最可靠和最具有参照价值的量化指标。

2. 马氏躯干腿长指数的分型

马氏躯干腿长指数分型如表 2-8 所示。

表 2-8　马氏躯干腿长指数分型

型别	指数
超短腿型	$X \sim 74.9$

型别	指数
短腿型	$75.0 \sim 79.9$
亚短腿型	$80.0 \sim 84.9$
中腿型	$85.0 \sim 89.9$
亚长腿型	$90.0 \sim 94.9$
长腿型	$95.0 \sim 99.9$
超长腿型	$100.0 \sim X$

十、 皮褶厚度

1. 皮褶厚度的定义

皮褶厚度是推断全身脂肪含量、判断皮下脂肪发育情况的一项重要指标。随着人年龄的变化，体脂也出现规律性的变化。不同的人群，由于其遗传素质、生活环境、饮食习惯等不同，体脂分布及其占体重百分比均可能呈现各自的特点。

2. 皮褶厚度的测量

用拇指和食指捏起皮肤，再用皮褶卡钳测量双折皮肤的厚度。一般建议测肩胛骨下角处（代表躯体）和上臂外侧三角肌（代表四肢）两个部位。两者之和大于 51mm（男性），女性 70mm（女性）就可以认为是肥胖。

皮褶厚度可用 X 线、超声波、皮褶卡钳等方法测量。用卡钳测量皮褶厚度最为简单而经济，测得结果和 X 线片测量值的相关度可达 $0.85 \sim 0.90$，对人体亦无放射性伤害。但是此方法需要操作者熟悉仪器的调试和检测方式，其主要偏差的来源是检测者用手捏皮褶时施加的压力的稳定性、卡钳头的夹皮时间的长短、被测者的皮褶厚度的厚薄等。

十一、 腰围

1. 腰围的定义

腰围是指经脐点（OM）的腰部水平围长，或肋最低点与髂嵴上缘两水平线间中点线的围长，是反映脂肪总量和脂肪分布的综合指标。

2. 腰围的测量

世界卫生组织推荐的测量方法是被测者站立，双脚分开25～30cm，体重均匀分配，用软尺测量，在呼气之末、吸气未开始时测量。

腰围监测，对早期预防肥胖症、糖尿病、心血管等疾病具有积极作用。

十二、 臀围

1. 臀围的定义

臀围是臀部向后最突出部位的水平围长，使用软尺测量。

2. 臀围的测量

臀围反映髋部骨骼和肌肉的发育情况。测量时，两腿并拢直立，两臂自然下垂，皮尺水平放在前面的耻骨联合和背后臀大肌最凸处。

为了确保准确性，测量臀围时，一是要在横切面上，二是要在锻炼前进行。同时要注意每次测量的时间和部位相同，测量时不要把皮尺拉得太紧或太松，力求仔细、准确。

十三、 腰臀比

1. 腰臀比的定义

腰臀比是腰围和臀围的比值，即腰臀比＝腰围/臀围，是判定中心性肥胖的重要指标，是评价女性吸引力的重要尺度。

2. 腰臀比的意义

腰臀比亚洲男性平均为0.81，亚洲女性平均为0.73；欧美男性平均为0.85，欧美女性平均为0.75。由此可见，腰臀比平均值男性明显大于女性，两性腰臀比差异明显。

腰臀比是预测肥胖的指标。比值越小，说明越健康。腰臀比比目前普遍使用的测量体质指数（BMI）的方法要准确3倍。腰围尺寸大，表明脂肪存在于腹部，是危险较大的信号；而一个人臀围大，表明其下身肌肉发达，对人的健康有益。

第三章
医院膳食与营养缺乏病的治疗

第一节 医院膳食

医院膳食可分为基本膳食、治疗膳食、特殊治疗膳食、儿科膳食、诊断和代谢膳食等。

一、基本膳食

基本膳食主要包括普食、软食、半流质饮食、全流质饮食。

1. 普食

（1）适用对象

① 体温正常、咀嚼和吞咽功能正常、消化功能正常。

② 恢复期患者。

③ 在治疗上对膳食无特殊要求。

④ 内、外、妇产、五官等科患者均可使用。

（2）膳食特点

① 接近正常人饮食。

② 每日供应早、中、晚三餐。

③ 每餐之间间隔 4～6h。

（3）配膳原则和要求

① 以均衡营养和接近正常膳食为原则。

② 每日提供的能量、蛋白质和其他主要营养素应该达到或者接近我国成人体力活动的参考摄入量。

③ 每日供给的食物中应包括谷类、蔬菜、鱼肉、蛋类、奶

类、肉禽类、豆类及适量的脂肪和少量调味品。

④ 食物烹调应科学合理，尽量减少营养素的流失，应清淡、多样化，注意色、香、味。

（4）具体要求

① 总能量：8786～10042kJ（2100～2400kcal）。

② 分配比例：蛋白质 12%～14%，脂肪 25%～30%，碳水化合物 50%～65%。

③ 总能量为 8786kJ/d（2100kcal/d）时：蛋白质 65～75g，脂肪 60～70g，碳水化合物 275～350g。

④ 蔬菜每日量不少于 300g，其中黄绿色蔬菜＞50%。

2. 软食

（1）适用对象

① 咀嚼或吞咽不利者。

② 小儿、老年人。

③ 低热、食欲缺乏、胃肠功能减弱者。

④ 手术恢复期者。

（2）膳食特点

① 质软、易咀嚼、易消化。

② 为半流质饮食到普食的过渡膳食。

③ 每日供应 3～5 餐。

（3）配膳原则和要求

① 基本同普食。

② 食物加工和烹调时要细、软、烂，不选粗纤维多的蔬菜，应清淡、少盐。

③ 主食以发酵类面食为主。

④ 长期食用软食的患者因蔬菜切碎、煮软过程中水溶性维生素和矿物质损失较多，应注意适当补充。

3. 半流质饮食

（1）适用对象

① 食欲差、咀嚼及吞咽不便者。

② 发热、胃肠道炎性疾病、手术后恢复期者。

③ 儿科、妇产科患者按其普食特点配餐，原则为平衡膳食、

能量和营养成分基本同普食。

（2）膳食特点

① 比较稀软、易咀嚼吞咽、易消化。

② 为流质到软食或普食的过渡膳食。

（3）配膳原则和要求

① 总能量：6694kJ/d（1600kcal/d）左右。

② 分配比例：蛋白质12%～15%，脂肪20%～25%，碳水化合物60%～65%。

③ 具体数量：每日供给蛋白质50～60g，脂肪40～50g，碳水化合物250g。

④ 每日供给5～6餐（两餐间加餐）：早餐约25%，午餐约35%，晚餐约30%，加餐5%。

⑤ 各种食物应细、碎、软，易咀嚼、易吞咽。

⑥ 食物应为少粗纤维、无刺激性的半固体。

⑦ 加餐食物的总容量为300mL左右。

⑧ 腹部手术后禁食胀气食物，如牛奶、甜食、豆类等。

4. 全流质饮食

（1）适用对象

① 高热、食欲差者，咀嚼、吞咽极度困难者。

② 急性炎性胃肠疾病、急性腹泻、恶心、呕吐者。

③ 体质重度虚弱者。

④ 大手术后的第一次进食。

（2）膳食特点

① 为液体状食物或在口腔可融化为液体的食物。

② 能量低，必需营养素不足，只能短期（1～2天）使用。

（3）配膳原则和要求

① 所用食物皆需制成液体或进口即能融化成液体。

② 营养成分：蛋白质20%～30%，脂肪30%，碳水化合物30%；总能量4079kJ/d（975kcal/d）左右。

③ 每日供应6～7餐，每次容量250mL左右，每日总量2000mL左右。

④ 避免过咸或过甜，甜咸要间隔食用。

⑤ 根据病情不同，适当调整流质内容（如腹部手术后避免食用胀气的食物，口腔手术食用厚流质，咽喉部手术食用冷流质，胰腺炎患者用无油清流质等）。

二、 治疗膳食

1. 高蛋白膳食

（1）适用对象

① 各种原因引起的营养不良、贫血和低蛋白血症患者。

② 代谢亢进性疾病和慢性消耗性疾病（如甲状腺功能亢进症、烧伤、结核病、神经性厌食、精神抑郁症、肿瘤等）患者。

③ 重度感染性疾病（如肺炎、伤寒、重度创伤、脓毒血症等）患者。

④ 大手术前后者。

（2）配膳原则和要求

① 在能量供给充足的基础上，增加膳食中的蛋白质量（在总能量的 20％左右），每日总量 90～120g，优质蛋白质（蛋、奶、鱼、肉）占 1/2～2/3。

② 食欲良好的患者在正餐中增加优质蛋白质；食欲差的患者采用含 40％～90％蛋白质的高蛋白配方制剂（如酪蛋白、乳清蛋白、大豆分离蛋白等）。

③ 原则上一日三餐，食欲差、儿童、老年人可增加餐次。

④ 适当增加含钙丰富的食物。

⑤ 食物选择应多样化，制作应清淡，并注意色、香、味。

⑥ 能量估算与实际需要以及患者的接受程度有一定差距，应合理调整。

2. 低蛋白膳食

（1）适用对象

① 肾脏疾病患者。

② 肝脏疾病患者。

（2）膳食原则和要求

① 能量供给充足，碳水化合物不低于 55％，必要时可采用纯淀粉食品及水果增加能量。

② 肾功能不全者在蛋白质定量范围内选用优质蛋白质。

③ 肝功能衰竭患者应选用高支链氨基酸、低芳香族氨基酸等以豆类蛋白为主的食物（避免肉类蛋白质）。

④ 维生素、矿物质等营养素应充分供给。

⑤ 增加膳食纤维摄入量，细、软、烂，防止出血。

⑥ 观察指标：肝、肾功能。

⑦ 注意对厨师、患者及家属的指导。

（3）低蛋白膳食的特点

① 控制膳食中的蛋白质含量，减轻肝、肾负担。

② 在①的基础上，提供充足的能量、优质蛋白质和其他营养素，改善营养。

③ 根据患者的肾功能损伤情况，控制蛋白质的摄入量，一般每日蛋白质总量在 20～40g。

3. 低盐饮食

（1）适用对象

① 高血压病患者。

② 心力衰竭者。

③ 急性肾炎患者。

④妊娠毒血症患者。

⑤ 各种原因引起的水肿患者。

（2）配膳原则

① 食盐量以克为单位计算，每日 1～4g。

② 根据具体情况确定每日膳食中的具体食盐量。如水肿明显者食盐量为 1g/d，一般高血压病患者每天 4g。

③ 低盐膳食的用盐量在食物准备和烹调前应用天平称量后加入。

④ 已明确含盐量的食物先计算后称重配制，其他营养素按正常需要。

（3）低盐饮食的特点　通过调整膳食中的钠盐摄入量来纠正患者体内水、钠潴留以维持机体水、电解质的平衡。

4. 无盐膳食

（1）膳食特点

① 在食物选择和烹调加工中避免含盐、酱油和其他钠盐调味品。

② 全日膳食总含钠盐量在 1000mg 以下。

（2）膳食原则

① 一般只能短期使用。

② 严格观察患者血钠水平，防止出现低血钠症。

③ 禁用食盐和含盐调味品及盐腌食品（如咸鱼、咸肉、火腿等）。

④ 必要时可用钾盐酱油代替食盐。

5. 低脂膳食

（1）适用对象

① 肝胆疾病：急慢性肝炎、肝硬化、脂肪肝、胆囊疾病患者。

② 心血管疾病：高血压病、冠心病、高脂血症患者。

③肥胖症患者。

（2）膳食原则

① 清淡。

② 限制脂肪：轻度限制，占总能量的 25% 以下；中度限制，占总能量的 20% 以下；严格限制，摄入在 15% 以下。

③ 限制烹调油。

④ 烹调方法以蒸、煮、炖、烩为主。

（3）不宜食物　鸡蛋、肥肉、全脂奶、炸面筋、花生、核桃、油炸食品、重油糕点。

6. 低胆固醇膳食

（1）膳食特点

① 在低脂膳食的前提下，控制每日膳食中的胆固醇含量在 300mg 以下。

② 饱和脂肪酸占总能量的 10% 以下。

（2）适用对象

① 高血压病患者。

② 冠心病患者。

③ 胆结石者。

④ 高脂血症患者。

（3）膳食原则

① 控制总能量的摄入，以控制体重。

② 控制脂肪总量，在低脂肪膳食的基础上，减少饱和脂肪酸和胆固醇的摄入量。

③ 选用单不饱和脂肪酸含量丰富的油（如茶油、橄榄油）以调整血脂。

④ 多食用有助于调整血脂的食物（如香菇、木耳、海带、豆制品、橄榄菜等）。

⑤ 增加膳食纤维的摄入量，有利于降低血胆固醇。

（4）不宜食物

① 限用食物：油条、油饼、油酥点心、全脂奶、猪肉、牛羊肉、肥禽等。

② 禁用食物：动物内脏、蟹黄、鱿鱼、乌贼鱼等胆固醇含量高的食物。

7. 少渣膳食

（1）膳食特点

① 少渣膳食（低纤维膳食）需要限制膳食中的粗纤维（植物纤维、肌肉、结缔组织）。

② 减少对消化道的刺激，减少粪便的数量。

（2）适用对象

① 咽喉部疾病患者。

② 消化道疾病：食管狭窄、食管炎、食管静脉曲张、消化道手术、消化道出血等患者。

③ 结肠过敏、腹泻、肠炎恢复期、伤寒、肠道肿瘤等患者。

（3）膳食原则

① 食物制作要细、软、烂，蔬菜去掉粗纤维后制成泥状。

② 同时给予低脂膳食。

③ 主食以白面、白米为主。

④ 少量多餐，根据实际情况可采用少渣半流质饮食或少渣软食。

（4）不宜食物

① 各种粗粮。

② 大块的肉。

③ 油炸食品。

④ 味道强烈的调味品。

⑤ 整粒的豆。

⑥ 各种坚果。

⑦ 膳食纤维含量较丰富的各种蔬菜、水果。

三、 特殊治疗膳食

1. 糖尿病患者膳食

（1）制订依据

① 饮食治疗是糖尿病最基本的治疗措施，是临床治疗中的基础治疗。

② 通过饮食控制和调节可减轻胰腺负担，有利于胰岛细胞修复。

③ 控制血糖，调节血脂达到或接近正常。

④ 预防和延缓并发症的发生。

⑤ 有利于提高患者的生存质量。

（2）膳食基本原则

① 供给总能量以维持理想体重低限为宜。

② 碳水化合物供给量占总能量的 50%～60%；脂肪占总能量的 20%～25%，多不饱和脂肪酸：单不饱和脂肪酸：饱和脂肪酸为 1:1:0.8；胆固醇每天小于 300mg；蛋白质占总能量的 12%～20%，成年人按 1g/（kg•d）；出现负氮平衡者按 1.2～1.5g/（kg•d）；动物蛋白质不应低于 30%；补充一定量的豆制品；增加膳食纤维（以可溶性膳食纤维为主）含量丰富的食物：每日在 20g 以上，有利于调节血糖；供给充足的维生素和矿物质；每日食盐摄入量应少于 6g。

③ 合理安排餐次：每日至少 3 餐；定时、定量；餐后血糖高，应在总量不变的前提下分为 4～6 餐。

④ 在两餐中间可加食点心或睡前加餐以预防低血糖。

⑤ 特殊情况下的糖尿病膳食。

（3）不宜选择的食物

① 糖类：如蔗糖、冰糖、红糖、麦芽糖、糖浆、蜂蜜、各种糖果等。

② 甜饮品：如汽水、可乐等。

③ 含糖食品：如各种蜜饯、糖水罐头等。

④ 高脂肪食品：如黄油、肥肉等。

⑤ 油炸食品：如炸薯条、春卷等。

⑥ 酒类：如米酒、啤酒、黄酒、果酒、各种白酒等。

2. 低嘌呤膳食

（1）适用对象

① 急慢性痛风患者。

② 高尿酸血症患者。

③ 尿酸性结石患者。

（2）配膳基本原则

① 控制体重（肥胖或超重者）：适当控制能量，体重控制在理想体重的下限；总能量在 $6276 \sim 7531 kJ/d$（$1500 \sim 1800 kcal/d$）或 $105 kJ/(kg \cdot d)$ [$25 kcal/(kg \cdot d)$]，鼓励患者适当增加体力活动。

② 适量的蛋白质：按理想体重为 $1 g/(kg \cdot d)$，全日 $50 \sim 65 g$。

③ 低脂肪：占总能量的 $20\% \sim 25\%$。

④ 食盐每日 $2 \sim 5 g$。

⑤ 水分：每日饮水量在 $2000 \sim 3000 mL$（肾功能正常）。

（3）禁食食物 原则：嘌呤含量高的食物，如动物内脏、凤尾鱼、沙丁鱼、肉汁、鸡汁等。

3. 麦淀粉膳食

（1）应用原理 以麦淀粉为主食，部分或全部代替谷类食物，减少植物蛋白质，目的是减少体内含氮废物的积累，以减轻肝肾负担，根据肝肾功能限定摄入的优质蛋白质量，改善患者的营养状况，使之接近或达到正氮平衡，纠正电解质紊乱状态，维持患者的营养需要，增加机体抵抗力。

（2）适用对象

① 肝性脑病患者。

② 急慢性肾功能衰竭患者。

四、 儿科膳食

儿科膳食配膳的基本原则如下。

（1）在考虑病情的同时根据患儿的不同年龄、体重和生长发育的需要进行科学安排。

（2）应采用细软、易咀嚼、易消化、易吸收的食物。

（3）不应给易误入鼻孔、气管的整粒硬果及豆粒类食物，鸡鸭鱼肉等食物均应去刺做成泥状或细末状。

（4）避免使用大块油炸食物及刺激性较大、过咸、过甜的调味品，烹调时应清淡少油脂。

（5）少量多餐，每日至少 4 餐，必要时可每日 5～6 餐。

（6）按照儿童的心理特点，设计和配制容易引起儿童增加食欲的菜肴和点心。

1. 婴儿腹泻膳食

（1）基本要求根据患儿腹泻的原因和症状，制定膳食配方和喂养方法，缓解病情，促使康复。

（2）病例和食谱示范

① 病例：单纯性消化不良型腹泻。

② 食谱示范：急性期，口服葡萄糖和米汤 1～2 天，症状缓解后及时调整配方；好转期，低脂奶、脱脂奶、酸奶、蛋白、米糊等食物；痊愈期，根据病情逐渐过渡到正常半流质和软食。

2. 儿童糖尿病膳食

基本要求

① 通过饮食治疗使患儿血糖、血脂接近或达到正常水平。

② 保证患儿正常生长发育的营养需要。

五、 诊断和代谢膳食

1. 潜血试验膳食

（1）适用对象

① 各种因素引起的消化道出血者。

② 疑有消化性溃疡出血者。

③ 胃癌患者。

④ 伤寒症肠出血者。

⑤ 原因不明的贫血患者。

（2）禁用食物

① 含铁丰富的食品：如动物血、肉类、禽类、鱼类、蛋黄、绿叶蔬菜等。

② 桂圆、葡萄、酸枣、果脯等。

（3）应用期限　试验期 3d。

2. 胆囊造影检查膳食

胆囊造影检查膳食的应用程序如下。

（1）造影前 1 天午餐进食高脂肪膳食。

（2）造影前 1 天晚餐进食无脂肪、低蛋白、低膳食纤维膳食（基本为纯碳水化合物）。

（3）造影前 1 天晚 8 时服碘造影剂，服药后禁食、禁水。

（4）检查当日禁食。

（5）检查当中按指定时间食用高脂肪餐。

3. 糖耐量试验膳食

（1）适用对象

① 疑患糖尿病者。

② 血糖受损患者。

③ 糖耐量异常者。

（2）应用程序

① 试验前一天晚餐后禁食。

② 试验日：卧床休息，清晨测空腹血糖，同时留尿标本。取葡萄糖 75g 溶于 300mL 水中口服或者食用 75g 馒头（5min 内吃完），从吃第一口开始计时，30min、60min、120min、180min 各抽血一次，同时留尿标本，做血糖定量和尿糖定性测定。

4. 纤维肠镜检查膳食

纤维肠镜检查膳食的应用程序如下。

（1）钡灌肠前 1～2d，进食少油、少渣半流质，免用蔬菜、水果、肉禽等食物。

（2）用清蒸和烧煮的烹调方法，不用油煎炸的食物。

（3）检查当天禁食早餐。

5. 碘试验膳食

（1）适用对象　进行甲状腺功能检查者。

（2）基本要求　试验期两周，忌食含碘食物以及其他影响甲状腺功能检查的药物和食物，避免使体内贮存过多的碘。

（3）禁用食物

① 各种海产品。

② 凡烹调过海产品食物的用具均不能做碘试验膳食。

③ 试验期间不能食用加碘食盐。

第二节　住院患者的营养评价

患者营养状况的优劣直接关系着临床治疗的效果及疾病的转归，已经被临床医学认识和重视。住院患者常见的营养问题是营养不良。

一、膳食调查的内容

（1）饮食习惯。

（2）食物摄入量调查（至少3天）。

（3）患病前后食物摄入量和种类的变化。

（4）接受有关疾病和营养知识方面的宣教情况。

（5）可以接受营养治疗费用的情况。

二、人体测量

1. 体重

（1）每次测量体重均应在保持测量条件基本一致的情况下进行。

（2）住院患者应在清晨排空大小便、着装一致时测量。

2. 皮褶厚度

（1）临床意义可推算体脂肪储备与消耗，能间接反映能量的变化。

（2）准确测量的要点

① 应在夹住部位停留 3s。

② 应在同一部位反复测量 3 次，取平均值。

③ 观察营养治疗效果需测量多次，应固定同一上臂、同一测量仪、同一测量者。

3. 血清白蛋白

（1）持久性降低说明蛋白质摄入量不足，合成机体蛋白质基质不足。

（2）是判断蛋白质营养不良的可靠指标。

（3）白蛋白的半衰期为 20d，急性蛋白质丢失或短期内蛋白质摄取不足，白蛋白可以维持正常，如果白蛋白下降说明蛋白质摄入量不足已经持续较长时间。

（4）临床观察营养治疗的效果，短期内不能以血清白蛋白作为依据。

4. 前白蛋白、运铁蛋白、视黄醇结合蛋白

（1）前白蛋白在肝脏合成，半衰期为 1.9d，反映急性蛋白质缺乏比白蛋白敏感。

（2）运铁蛋白的半衰期为 8d，能及时反映内脏蛋白质的急剧变化；能较快反映营养治疗的效果。

（3）视黄醇结合蛋白的半衰期为 10h，可极灵敏地反映营养治疗的效果；因半衰期短，可快速反映营养治疗的效果，又称为体内快速反应蛋白。

5. 氮平衡

（1）计算公式

① 氮平衡＝摄入氮－（尿氮＋粪氮＋皮肤丢失氮）。

② 氮平衡（g/d）＝蛋白质摄入量（g/d）/6.25－［尿氮（g/d）＋3.5（g）］。

（2）临床意义

① 摄入氮＝排出氮，正常。

② 摄入氮＞排出氮，正氮平衡；合成代谢＞分解代谢。

③ 摄入氮＜排出氮，负氮平衡；合成代谢＜分解代谢。

6. 淋巴细胞计数

淋巴细胞计数的计算方法如下：

总淋巴细胞＝白细胞总数×淋巴细胞（％）

第三节　营养缺乏病的治疗

营养缺乏病指长期严重缺乏一种或多种营养素而造成机体出现各种相应的临床表现或病症，如缺铁性贫血，是由于铁等摄入不足造成的。近年来，由于国家经济的发展和国民营养水平的普遍提高，各种亚临床的营养缺乏也受到重视。营养缺乏病应该包括亚临床营养缺乏状态。

营养缺乏病的病因有原发性和继发性两种：原发性病因指单纯营养素摄入不足，可能是个别营养素摄入不足，而常见的是综合性的各种营养素摄入不足；继发性病因指由于其他疾病而引起的营养素不足，常见消化、吸收、利用不良导致的营养素不足，也有因为疾病导致需要量增加而出现营养缺乏。

1. 原发性营养缺乏病

因为各种原因使食物供给不足，不能满足人体生长发育的需要而出现的营养缺乏病，如长时期的自然灾害。

食物中营养素缺乏，自然环境中矿物质分布的不均匀，致使天然食物某些营养素缺乏，如地方性碘缺乏病。

饮食方式不科学、食品搭配不均衡、营养素摄入不平衡、长时期食用过度精制的食品、烹调过程中营养素的破坏和损失也可以导致营养缺乏病。预防和避免这类营养缺乏病出现的根本方法是普及营养知识，提高人民群众的营养认知水平。

2. 继发性营养缺乏病

天然食物中存在干扰营养素吸收和利用的物质，如茶和咖啡中的多酚限制了铁的吸收，草酸限制了钙的吸收。

胃、胰腺、胆道等疾病或消化酶的分泌减少都将严重影响食物的消化，使脂肪、碳水化合物、肽和氨基酸甚至维生素和矿物质吸收不良，甚至无法吸收。

在人体生长发育旺盛期及妊娠、哺乳等生理过程中，营养素需要量明显增加；发热患者的维生素 B_1、维生素 B_2 等与能量代谢有关的维生素的需要量增加。

营养素的破坏或丢失增加，维生素 B_1 与维生素 C 在碱性溶液中不稳定，在胃酸缺乏或用碱性药物治疗时可造成此类维生素的大量破坏，而发生继发性营养缺乏病。

发展食品生产供应，优化食物结构，粮食生产要有足够的数量，还应该开发多品种。增加动物性食品生产供应，开发食品新资源，让广大群众从根本上解决食品供给问题。

普及营养知识，指导食品消费，普及教育对改善人群营养十分重要，应该让群众了解营养与健康、营养与疾病的关系，并自觉重视营养，科学地生活。

食物应该多样化，各种食物所含的营养成分不完全相同，任何一种天然食物都不能提供人体所需的全部营养素，避免偏食挑食。

一、 蛋白质-热能营养不良

蛋白质-热能营养不良（PEM）是由于能量和蛋白质摄入不足引起的营养缺乏病。蛋白质-热能营养不良多数由贫困和饥饿引起，已成为世界上许多发展中国家一个重要的公共卫生问题。

1. 病因

（1）食物摄入不足　由于社会、战争、自然灾害或贫穷等原因使食物短缺，人们长期处于饥饿状态。长期低蛋白质、低能量膳食，例如母乳不足未及时添加辅助食物；人工喂养时食物选择不当，如单纯谷类食物喂养；不良的饮食习惯如偏食、挑食、吃零食过多；长时期使用流质、软食，是引起患者蛋白质-热能营养不良的常见原因，如长期静脉输注葡萄糖作为维持生命的唯一能源，很快发生蛋白质-热能营养不良。

（2）需要量增多　多见于急、慢性传染病后的恢复期，双胎早产，生长发育快速阶段，急性发热性疾病，大面积烧伤，败血症，外科大手术。

（3）吸收不良　胃肠道疾病和胃肠切除是蛋白质-热能营养

不良发生的两个重要原因，如幽门梗阻、迁延性腹泻、胃肠吸收不良综合征等。

2. 临床表现

（1）水肿型营养不良　多见于 4 个月至 5 岁的小儿。轻者仅有下肢水肿，重者于上肢、腹部及颜面等处均有凹陷性水肿，血清白蛋白低于 30g/L。患者体重在其标准体重的 60%~80%，主要表现为水肿、腹泻，常伴有突发性感染、头发改变、表情冷漠或情绪不好、虚弱无力等。

①　水肿　凹陷性水肿常见于腹部、腿部，也可能遍布全身，包括面部，最明显是下肢。

②　皮肤　其皮肤改变的特征是有色素沉着、皮肤红斑、皮肤过度角化和鳞样改变或剥脱，以下肢、臀部和会阴部的皮肤损害最常见、受损程度最严重，严重的病例出现褥疮。

③　头发　细软、稀少、变色、变脆、易脱落。

④　黏膜　口角炎、唇炎、舌萎缩，肛门周围可见溃疡。

⑤　消化道　常见水样便或大量稀便，肝脏明显变大、变硬。

⑥　贫血　常常存在一定程度的贫血。

⑦　精神状态　表情冷漠或情绪不好是其特征。

（2）干瘦型营养不良　患者体重低于其标准体重的 60%，体温低于正常。生长发育迟缓、消瘦无力、贫血、无水肿、抵抗力下降。患者肌肉萎缩无力，皮肤黏膜干燥萎缩，皮下脂肪消失。皮包骨，两颧突出，额部有皱纹，外貌似"小老头"。对外界刺激反应淡漠或易激惹，哭吵不止。肌张力低下，腹部下凹或因肠充气而膨隆。

（3）混合型营养不良　患者体重低于标准体重的 60%，有水肿。主要表现是皮下脂肪消失、肌肉萎缩、明显消瘦。生长迟滞，体重与身高低于正常儿标准，尤其体重下降更为明显。患儿表现烦躁不安、表情淡漠、明显饥饿感或食欲缺乏，常伴有腹泻、维生素缺乏等。免疫功能低下，易患各种感染。婴儿腹泻常迁延不愈，加重营养不良，造成恶性循环。

3. 诊断

（1）体质指数　青少年和成人可用体质指数（BMI）来

评价。

体质指数＝体重（kg）/身高^2（m^2）

BMI＜18.5 为营养不良，BMI＜17.5 为中度营养不良，BMI＜16.0 为重度营养不良。

（2）年龄体重 可以作为人群中蛋白质-热能营养不良程度的分级指标，Ⅰ级为理想年龄体重的 75%～90%，Ⅱ级为60%～74%，Ⅲ级＜60%。

（3）皮褶厚度 可用皮褶厚度计测定腹部、背部的皮褶厚度。选用肱三头肌、肩胛骨下和脐旁三个测量点。三者之和低于10mm（男性）或 20mm（女性），则可诊断为消瘦。

皮下脂肪消减先自腹部开始，以后依次为躯干、四肢、臀部，最后为面部。皮下脂肪恢复的顺序则与此相反。

常用的实验室检查指标有血清总蛋白、血红蛋白浓度和血清白蛋白（ALB）。

4. 治疗

治疗原则为消除病因、调整饮食（提供充足的蛋白质和能量，全面改善营养）、改进喂养方法、纠正并发症。

补充蛋白质和能量的数量：蛋白质-热能营养不良患者摄入的蛋白质和能量应比正常人高。水肿型多补充蛋白质，消瘦型多补充能量。每天要摄入 2～2.5g/kg 优质蛋白质，能量为 502～628kJ/kg（120～150kcal/kg）。

补充蛋白质和能量的原则是逐步增加，蛋白质和能量同时补充。

5. 预防

合理膳食，减少感染，定期测量婴幼儿体重，早期诊断和治疗。

二、 维生素 A 缺乏病

1. 缺乏原因

维生素 A 缺乏病是当前世界上营养缺乏病中最为广泛的一种。

（1）食物摄入量不足 因富含维生素 A 的动物性食物摄取

量较少，如儿童挑食、少女减肥等情况，也可由于季节变化、食物来源减少引起。

（2）需要量增多 消耗性病症如急、慢性传染病后的恢复期，急性发热性疾病，大面积烧伤，败血症，外科大手术等，维生素 A 的需要量增加。生长发育快速的婴幼儿和儿童维生素 A 需要量也相对增加。此外，长期用眼者其维生素 A 的需要量也应适当增加。

（3）吸收不良 胃肠道疾病和胃肠切除是维生素 A 缺乏症发生的重要原因，如幽门梗阻、胃肠功能紊乱、胃肠吸收不良综合征等。

2. 临床表现

（1）眼部症状 眼部症状出现最早。

眼干燥症（干眼病）：眼部不适、发干、烧灼感、畏光、流泪。球结膜失去正常光泽和弹性，透亮度减低，呈浑浊的颜色，当眼球向左右转动时可出现球结膜的皱褶。毕脱斑对维生素 A 缺乏的诊断有参考意义，毕脱斑表现为眼结膜靠近角膜缘处，有灰白色微小泡沫状小点散在于表面，随后集成圆形或卵圆形，呈尖端向眼角的三角形，表面微隆起、干燥，不易擦去。

暗适应时间延长是维生素 A 缺乏的早期表现。人从亮处进入暗处，眼睛在黑暗中需要适应一段时间才能看到物体，这种生理现象称为暗适应。夜盲症是维生素 A 缺乏症的典型表现，夜盲症指在黑暗中看不见东西。

维生素 A 缺乏严重时可以出现角膜软化，初期会引起角膜干燥、角化，失去光泽，后期可出现软化、溃疡、穿孔，导致失明。

（2）皮肤症状 早期仅皮肤干燥，以后由于毛囊上皮角化，出现角化过度的毛囊性丘疹，上臂后侧与大腿前外侧最早出现。以后出现丘疹。皮肤干燥并有皱纹，因其外表与蟾蜍的皮肤相似，严重时皱纹明显如鱼鳞。

（3）骨骼系统症状 维生素 A 缺乏儿童可表现为骨组织停止生长，发育迟缓，出现齿龈增生角化，牙齿生长延缓，容易发生龋齿。

（4）生殖功能症状　维生素 A 缺乏，可影响女性受孕和怀胎，或导致胎儿畸形和死亡。

（5）免疫功能症状　维生素 A 缺乏患儿易发生反复呼吸道感染及腹泻等。

3. 诊断

根据临床表现、摄入情况、病史，特别是眼部和皮肤的改变，诊断一般较容易。

（1）血清视黄醇含量　儿童正常血浆视黄醇浓度大于 $1.05\mu mol/L$，正常成人血清视黄醇浓度为 $1.05\sim3.15\mu mol/L$。

（2）暗适应能力测定　暗适应降低可作为早期诊断维生素 A 缺乏的依据。

4. 治疗

（1）补充维生素 A　给予适当剂量维生素 A，同时补充维生素 E 和锌，可提高疗效。单纯因摄取量不足而致维生素 A 缺乏者，临床可按缺乏程度轻重给予富含维生素 A 的食物，如动物肝脏、蛋黄、胡萝卜、菠菜、韭菜、芹菜、莴苣叶、金针菜或果类、杏干等。

（2）对症治疗　眼干燥症时双眼可滴消毒的鱼肝油。

5. 预防

摄入含维生素 A 丰富的食物，如动物性食品（肝脏、鱼类、蛋类、肉类、禽类、奶类及其制品等）、深绿色蔬菜、胡萝卜、番茄、红薯等食物，养成不偏食、不挑食的习惯。

三、 维生素 B_1 缺乏病

1. 缺乏原因

（1）摄入不足　维生素 B_1 在体内贮存量少，容易排出。谷类食物是膳食维生素 B_1 的主要来源。米麦类食物加工过精，米过度淘洗，习惯吃捞饭弃去米汤，蔬菜切碎后浸泡过久，不食菜汤，在食物中加碱等，均可使维生素 B_1 大量损失，导致其缺乏。

（2）吸收利用障碍　胃肠道及肝胆疾病如胃酸分泌减少、吸收不良综合征、慢性腹泻、肠梗阻、慢性肝炎和肝硬化等均可使维生素 B_1 吸收和（或）利用出现障碍从而导致缺乏。

（3）需要量增加或消耗过多 长期发热、消耗性疾病、高温作业、重体力劳动、妊娠、哺乳等均可使维生素 B_1 需要量增多，可致维生素 B_1 缺乏。

（4）抗硫胺素因子 抗硫胺素因子（ATF）可使维生素 B_1 变构而降低其生物活性，影响维生素 B_1 的吸收、利用。咀嚼槟榔、喝浓茶、咖啡等可以影响维生素 B_1 的吸收和利用，导致其缺乏。

（5）慢性乙醇中毒 酗酒是引起维生素 B_1 缺乏病的原因之一。乙醇使维生素 B_1 摄入减少，妨碍小肠的吸收；乙醇还损害维生素 B_1 的正常代谢，使维生素 B_1 转化为活性代谢物减少；乙醇对神经系统有直接的毒性作用，可使其对维生素 B_1 的利用降低。

2. 临床表现

（1）亚临床型 患者感觉疲乏无力、烦躁不安、易激动、头痛、恶心、呕吐、食欲减退，有时腹痛、腹泻或便秘、腹胀、下肢倦怠、酸痛。症状和体征不典型，容易被忽视。

（2）干性脚气病（神经型） 肢体远端、下肢感觉异常、发病较上肢早，呈上升性、对称性。有针刺或烧灼样感觉或过敏表现，肌肉酸痛，腓肠肌最为明显，有时可有腓肠肌抽搐、痉挛，甚至不能行走，腓肠肌常有按痛，患者蹲下时可因腓肠肌痛而不能起立。随着病情发展，患者常诉肢体麻痹，感觉障碍呈手套样或袜套样，触觉和痛觉减弱以至消失。

（3）湿性脚气病（心血管型） 水肿为湿性脚气病患者较常见的症状，足踝部水肿，皮肤略红，发展至小腿、膝、整个下肢甚至全身。感觉心悸、气促、心前区胀闷，舒张压降低，脉压差增大。严重者可出现胸腔、心包腔、腹腔等处积液，并可迅速发展至循环衰竭以至死亡。

（4）婴儿脚气病 多发生于出生数月的婴儿。食欲缺乏、呕吐、兴奋、腹痛、便秘、水肿、心跳快、呼吸急促及困难。晚期可发生发绀、心力衰竭、肺充血及肝淤血。严重者可出现脑充血、颅压升高、强直痉挛、昏迷、死亡。病情进展迅速，从发病到死亡可在 1～2 天内。治疗及时者可迅速好转。

3. 诊断

（1）尿中维生素 B_1 排出量测定　成人 24h 尿维生素 B_1 排出量少于 $90\mu g$，或每小时夜尿排出量少于 $1\mu g$，或空腹 2h 尿少于 $2\mu g$，可认为机体缺乏维生素 B_1。

（2）4h 负荷试验　成人 1 次口服 5mg 或肌内注射 1mg 维生素 B_1，留 4h 尿，测排出维生素 B_1 的量，$<10\mu g$ 为缺乏，$100\sim200\mu g$ 为不足，$>200\mu g$ 为正常。

（3）任意一次尿维生素 B_1 与肌酐排出量的比值　$\geqslant66\mu g$ 维生素 B_1/g 肌酐为正常，$27\sim65\mu g$ 维生素 B_1/g 肌酐为不足，$\leqslant27\mu g$ 维生素 B_1/g 肌酐为缺乏。

（4）红细胞转酮醇酶活性系数（ETK-AC）$\geqslant16\%$ 为不足，$<25\%$ 为缺乏。

4. 治疗

口服维生素 B_1 10mg/次（3 次/d），同时可加用干酵母片及其他 B 族维生素。对急重患者应尽快注射维生素 B_1 $50\sim100mg/d$，$7\sim14$ 天后可减少剂量，改为口服，直至患者完全康复。

5. 预防

（1）改良谷类加工方法，调整饮食结构。

（2）防止谷物加工过精细导致维生素 B_1 的损失。纠正不合理的烹调方法，淘米次数不宜过多，煮饭不要丢弃米汤，烹调食物不要加碱等。

（3）重点人群的监测和干预对婴幼儿、儿童、孕妇、乳母等易感人群开展监测，及时发现亚临床缺乏者，给予纠正。

（4）开展健康教育活动普及预防维生素 B_1 缺乏知识，使人民群众自觉注意食物的选择与调配。

四、 维生素 B_2 缺乏病

1. 缺乏原因

单纯的维生素 B_2 缺乏很少见，通常是多种营养素联合缺乏。

（1）摄入不足　摄入不足仍是目前维生素 B_2 缺乏的主要原因，包括食物摄取不足，烹调不合理（如淘米过度、蔬菜切碎后浸泡等），食物在加热、暴露于阳光的过程中维生素 B_2 被破坏，食用脱水蔬菜或婴儿所食牛奶多次煮沸等均可导致维生素 B_2 摄入不足。

（2）吸收障碍　长期腹泻、消化道梗阻、胃酸分泌减少、小肠切除等因素均可影响维生素 B_2 的吸收。嗜酒者也可导致维生素 B_2 不足。

（3）需要量增加或消耗过多　妊娠、哺乳、寒冷、体力劳动、精神紧张等情况下，机体维生素 B_2 需要量增加。疾病过程中，如高热肺炎时，常因代谢加速、消耗增加而使得维生素 B_2 需要量增多。

2. 临床表现

维生素 B_2 缺乏的临床症状不像其他一些维生素缺乏的症状那样特异。早期症状可包括虚弱、疲倦、口痛和触痛、眼部烧灼感、眼痒。进一步发展可出现唇炎、口角炎、舌炎、鼻及脸部的脂溢性皮炎，男性有阴囊炎，女性偶见阴唇炎，称为“口腔生殖综合征”。

（1）舌炎　舌色紫红、舌裂、舌乳头肥大，舌头感觉疼痛与烧灼感。典型者舌头呈现紫红色或红紫相间，出现中央红斑，边缘界线清楚如地图样变化，称为“地图舌”。

（2）唇炎　唇黏膜水肿、有裂隙、溃疡及色素沉着，严重时可有唇黏膜萎缩。

（3）口角炎　表现为口角湿白、裂隙、疼痛、溃疡，常有小脓疱和结痂。

（4）脂溢性皮炎　好发于鼻唇沟、下颌、眉间、面颊等处，皮脂增多，皮肤有轻度红斑，有脂状黄色鳞片、丝状赘疣或裂纹。

（5）眼部症状　有视物模糊、畏光、流泪、视疲劳、角膜充血等症状。维生素 B_2 缺乏也使暗适应能力下降。

（6）阴囊炎　阴囊皮肤除有渗液、糜烂、脱屑、结痂、皲裂及合并感染外，还有浸润、增厚及皱褶深厚等变化。损伤范围可大可小，一般人于阴囊面积的 $1/3$。女性有会阴瘙痒、阴唇皮炎和白带过多等。

3. 诊断

因为维生素 B_2 缺乏病常合并其他维生素的缺乏，而唇炎、舌炎、口角炎和皮肤病变均无特异性，所以临床诊断比较困难。角膜血管增生虽是一项较好的诊断指标，但若与沙眼共存，往往不易诊断。详细了解膳食史有助于诊断，试验性治疗亦可用于诊断。实验室检查较为可靠，主要指标如下。

（1）尿维生素 B_2 测定　24h 尿维生素 B_2 排出量 $>$ $0.32\mu mol/L$（$>120\mu g$）为正常。按每克肌酐量计算，$\geqslant 80\mu g/g$ 肌酐为正常，$<27\mu g/g$ 肌酐为缺乏。

（2）维生素 B_2 负荷试验　排出晨尿，口服 5mg 维生素 B_2 后，收集 4h 尿液测定维生素 B_2 的排出量，$\geqslant 3.45\mu mol$（$\geqslant 1294\mu g$）为正常，$1.33\sim 3.45\mu mol$（$499\sim 1294\mu g$）为不足，$\leqslant 1.33\mu mol$（$\leqslant 499\mu g$）为缺乏。

4. 治疗

补充维生素 B_2，每日 10mg 分 2 次口服，直至症状消失。同时应服用酵母片或复合维生素 B 片。

5. 预防

多食用富含维生素 B_2 的食物。含维生素 B_2 丰富的食物有动物肝、肾、心、蛋黄、乳类等。绿叶蔬菜中维生素 B_2 含量比根茎类和瓜茄类高，天然谷类食品的维生素 B_2 含量比较低，豆类的维生素 B_2 含量也很丰富。

五、 烟酸缺乏病

烟酸缺乏病称为癞皮病，也叫糙皮病。色氨酸可以转化为烟酸，因此认为烟酸和色氨酸都缺乏导致癞皮病，因为皮肤粗糙而得名。

1. 缺乏原因

烟酸广泛存在于自然界，瘦肉、豆类、鱼类、花生中的含量较丰富。玉米等谷物中含有的烟酸是"结合型"烟酸，不能被消化酶水解利用，容易发生烟酸缺乏。

色氨酸是一种必需氨基酸，色氨酸在生物体内可转化为烟酸。动物蛋白食品多富含色氨酸，如果每天能从食物中获得 60g

优质蛋白质，一般可得到 10mg 烟酸。

2. 临床表现

常在春季、夏初急性发作。

本病主要累及皮肤（皮炎）、胃肠道（腹泻）、中枢神经系统（痴呆）。前驱症状为：疲倦、食欲不佳、体重下降、乏力、腹泻或便秘、口腔有烧灼感以及精神和情绪的改变。

（1）皮肤损害　体表暴露部位，如面部、颈部、胸上部、腕部、手背及外伤淤血部位，表现为鲜红色或紫红色，酷似晒斑，与周围皮肤界限清楚。自觉灼热、肿胀、轻度瘙痒。重症者，红斑上可发生浆液性大疱、糜烂、结痂，从而继发感染。病情好转后，大块脱皮，留有棕黑色色素沉着。可反复发作，因而皮肤增厚、粗糙，称为"癞皮病"。

（2）消化道症状　首先出现舌炎和口腔炎，舌头肿胀、疼痛，呈"牛肉红色"，对热、咸或酸性的食物特别敏感。味蕾上皮细胞脱落，舌头外观如杨梅样，并有刺痛。发病早期可出现胃炎、腹痛，出现食欲缺乏、恶心、呕吐、心前区烧灼感等症状。非感染性炎症引起胃肠黏膜萎缩，有腹泻，量多而有恶臭，也可有出血。

（3）精神神经症状　早期有头晕、头痛、失眠、紧张、惶恐不安，以后出现下肢无力、四肢麻木、舌及四肢震颤，腱反射最初增强、最后低下或消失。

（4）周围神经炎症状　呈现手套或袜套样感觉减退，腓肠肌压痛，甚至可有小腿肌肉萎缩。重症可导致智力发育障碍，甚至痴呆。

（5）其他严重烟酸缺乏者伴有巨幼细胞贫血。

3. 诊断

测定尿中烟酸及其衍生物的排出量，也对诊断烟酸缺乏病极有帮助。

（1）尿 N'-甲基烟酰胺（N'-MN）　N'-MN 是烟酸在人体的主要代谢产物之一，测定尿 N'-MN 可反映机体烟酸的营养状况。不足：$1.5\sim2.49\mu g/g$ 肌酐；缺乏：$<1.5\mu g/g$ 肌酐。

（2）尿负荷试验　口服 50mg 烟酸后，收集 4h 尿，测定 N'-

MN 排 出 量: 3.0 ～ 3.9mg 为 正常, 2.0 ～ 2.9mg 为 不 足, <2.0mg为缺乏。

4. 治疗

烟酸或烟酰胺是治疗癞皮病的特效药,及时补充烟酰胺,直到急性症状消失,恢复正常饮食为止。同时补充适量复合维生素B片及酵母片等。

5. 预防

预防癞皮病首先应合理调配膳食,改善营养状况。含烟酸较多的食物,有肉类、肝脏、豆类、小麦、大米、花生等,且绝大部分为游离型烟酸,可直接为人体利用。在玉米中加入 10% 的黄豆,可改善食物中氨基酸的比例,有预防效果;玉米加碱处理后,从集合型烟酸中释放出游离烟酸;改良玉米品种,提高玉米中游离烟酸的含量,能预防以玉米为主食地区的癞皮病发生。

六、 维生素 C 缺乏病

维生素 C 缺乏引起的营养缺乏病称坏血病,以牙龈肿胀、出血、皮肤瘀点、瘀斑、全身广泛出血为特征。

1. 缺乏原因

(1) 摄入不足 食物中缺乏新鲜蔬菜、水果;食物加工过程中使维生素 C 破坏,导致维生素 C 供应不足。

(2) 需要量增加 新陈代谢率增高时,维生素 C 的需要量增加。婴儿和早产儿生长发育快,需要量增加;感染等慢性消耗性疾病、严重创伤等时维生素 C 需要量增加。

(3) 其他酗酒、偏食者也容易发生维生素 C 缺乏。

2. 临床表现

维生素 C 在体内有一定数量的贮存,缺乏 3～4 个月后出现症状。早期出现面色苍白、倦怠无力、食欲减退以及抑郁等表现。

(1) 出血症状 皮肤瘀点为典型表现,患者皮肤在受轻微挤压时可出现散在出血点,皮肤受碰撞后容易出现紫斑和瘀斑。随着病情进展,出现毛囊周围角化和出血。齿龈常肿胀出血,引起继发感染,牙齿松动、脱落;鼻出血、眼眶骨膜下出血,甚至消化道出血、血尿、关节腔内出血、颅内出血。

（2）贫血　由于长期出血，维生素C影响铁的吸收，晚期常有贫血、面色苍白等表现。贫血常为中度。

（3）骨骼症状　骨膜下出血或骨干骺脱位引起疼痛，出现假性瘫痪。婴儿早期症状是四肢疼痛，四肢的任何移动都会使其疼痛以致哭闹，四肢只能处于屈曲状态而不能伸直。少数患儿出现串珠肋，称"坏血病串珠"。

3. 诊断

（1）毛细血管脆性试验（CFT，又称束臂试验）　对静脉血流施加一定压力后，出血点数目可反映毛细血管受损的程度，可了解维生素C是否缺乏。

（2）维生素C负荷试验　口服维生素C500mg，收集随后4h尿，测定总维生素C，量大于10mg，为正常；如排出量小于3mg，表示缺乏。

（3）血浆维生素C含量测定　血浆维生素C≤11.4μmol/L（≤2.0mg/L）为缺乏。

4. 治疗

轻症患者每天口服维生素C，几天后症状逐渐消失，食欲恢复。对重症患者及有呕吐、腹泻或内脏出血症状者，应改为静脉注射。

5. 预防

预防维生素C缺乏病，应注意摄入富含维生素C的新鲜水果和蔬菜，如辣椒、韭菜、油菜、柑橘、橙、猕猴桃等。食物中的维生素C在加热、遇碱或金属时易被破坏而失去活性；蔬菜切碎、浸泡，也致维生素C损失。

七、 维生素D缺乏病

维生素D缺乏病在不同年龄有不同的表现。婴幼儿时期维生素D缺乏可导致佝偻病的发生；成人阶段的维生素D缺乏则形成骨软化症。

1. 缺乏原因

维生素D及钙、磷的原发性缺乏和代谢异常可导致维生素D

缺乏。引起维生素 D 缺乏的常见原因主要如下。

（1）阳光照射不足　日光紫外线照射使人体皮肤中的脱氢胆固醇转变为维生素 D。

（2）维生素 D 摄入不足　动物性食品是维生素 D 主要的来源，海水鱼类、鱼肝油是维生素 D_3 的良好来源。

（3）钙、磷摄入不足　食物中的钙、磷含量及比例也与维生素 D 缺乏病有关。

（4）维生素 D 肠道吸收、利用障碍　维生素 D 是脂溶性维生素，随着脂肪的吸收而吸收。维生素 D 代谢需经肝、肾活化。胃肠道、肝、肾疾病都能引起维生素 D 缺乏。

2. 临床表现

（1）佝偻病

① 神经精神症状　多汗、夜惊、易激惹等，特别是入睡后头部多汗，与气候无关，由于汗液刺激，患儿经常摇头擦枕，形成枕秃或环形脱发。

② 骨骼表现　骨骼的变化与年龄、生长速率及维生素 D 缺乏的程度等因素有关。

a. 头部。颅骨软化为佝偻病的早期表现，闭合延迟，可迟至 2～3 岁才闭合。重者以手指按压枕、顶骨中央，有弹性，称"乒乓球样软化"。头颅呈现"鞍状头"或"十字头"。出牙晚，1岁出牙，3 岁才出齐，牙齿排列不齐。

b. 胸部。肋骨串珠，在肋骨与肋软骨交界区呈钝圆形隆起，外观似串珠，称为"串珠肋"。胸廓畸形，1 岁以内的患儿肋骨软化，沿胸骨下缘水平的凹沟，称为"赫氏沟"。2 岁以上患儿可见有鸡胸等胸廓畸形；剑突区内陷，形成"漏斗胸"。四肢及脊柱，出现"O"形腿或"X"形腿。脊柱发生侧向或前后向弯曲。

（2）骨软化症　多见于妊娠多产的妇女及体弱多病的老年人。常见症状是骨痛、肌无力和骨压痛。发病初期，骨痛往往是模糊的，常在腰背部或下肢，疼痛部位不固定，没有明显的体征。肌无力是维生素 D 缺乏的一个重要表现。

3. 诊断

（1）碱性磷酸酶　碱性磷酸酶活性升高在佝偻病病程中出现较早，而恢复最晚，临床诊断及治疗观察中价值较大。

（2）25-（OH）D_3 测定　血清中 25-（OH）D_3 水平，常值为 10～80mmol/L，典型佝偻病患者几乎为零。

（3）X 线检查　以骨骼发育较快的长骨的 X 线改变为明显，尤以尺桡骨远端及胫腓骨近端更为明显。骨骺端轻度模糊，以尺桡骨端为明显；重症者出现骨骺端钙化、预备线消失，呈毛刷状，常有杯口状凹陷。

佝偻病诊断检查项目见表 3-1。

表 3-1　佝偻病诊断检查项目

项目	主要条件	次要条件
临床症状	多汗、夜惊	烦躁不安
体征	乒乓头、方颅、串珠肋、鸡胸、手足镯、"O"形腿、典型肋软沟	枕秃、方颅、肋软沟
血液钙磷乘积	＜30	30～40
碱性磷酸酶活性（金氏法）	＞28 单位	20～28 单位
腕骨 X 线片（干骺端）	毛刷状/杯口状	钙化、预备线模糊

4. 治疗

佝偻病的治疗关键在早，重点在小，防止畸形和复发。初期或活动期可口服或肌内注射维生素 D 制剂，但要注意预防维生素 D 过量引起中毒。疾病在恢复期"夏季晒太阳，冬季服 AD"。

5. 预防

孕妇于妊娠后期（7～9 个月）开始服用维生素 D，鼓励孕妇晒太阳，食用富含维生素 D 和钙、磷及蛋白质的食品。新生儿应尽早开始晒太阳。早产儿、双胎及人工喂养儿或者冬季出生小儿，可于生后 1～2 周开始给予维生素 D 制剂。

八、 巨幼细胞贫血

巨幼细胞贫血是指由叶酸、维生素 B_{12} 缺乏或其他原因引起的 DNA 合成障碍所致的一类贫血。发病缓慢，以 6～18 个月婴幼儿多见，多为早产儿，也可见于孕妇和乳母，其他人群较少见。在我国，因叶酸缺乏所致的巨幼细胞贫血多见，而维生素B_{12}所致者较少见。

1. 缺乏原因

（1）叶酸缺乏的病因

① 摄入不足。

② 需要增加　妊娠期妇女每天叶酸的需要量为$400\sim600\mu g$，生长发育的儿童及青少年以及慢性反复溶血、白血病、肿瘤、甲状腺功能亢进症及长期慢性肾功能衰竭用血液透析治疗的患者，叶酸的需要都会增加，如补充不足就可发生叶酸缺乏。

③ 胃肠道功能紊乱　如长期腹泻、呕吐、肠炎及小肠部分切除后，叶酸的吸收降低。

④ 药物的影响　如甲氨蝶呤、氨苯蝶啶、乙胺嘧啶能抑制二氢叶酸还原酶的作用，影响四氢叶酸的生成。

（2）维生素B_{12}缺乏的病因

① 摄入减少　人体内维生素B_{12}的储存量为$2\sim5mg$，每天的需要量仅为$0.5\sim1\mu g$。正常时，每天有$5\sim10\mu g$的维生素B_{12}随胆汁进入肠腔，胃壁分泌的内因子可足够地帮助重吸收胆汁中的维生素B_{12}。故一般由于膳食中维生素B_{12}摄入不足而致巨幼细胞贫血者较为少见。

② 内因子缺乏　这类患者由于缺乏内因子，食物中维生素B_{12}的吸收和胆汁中维生素B_{12}的重吸收均有障碍。主要见于萎缩性胃炎、全胃切除术后和恶性贫血患者。

③ 小肠内存在异常高浓度的细菌、先天性转钴蛋白Ⅱ（TCⅡ）缺乏和寄生虫或严重的胰腺外分泌不足的患者也可影响维生素B_{12}的吸收。

2. 临床表现

（1）贫血　贫血起病隐匿，特别是维生素B_{12}缺乏者常需数月。而叶酸由于体内储存量少，可较快出现缺乏。某些接触氧化亚氮者、ICU病房或血液透析的患者，以及妊娠妇女可在短期内出现缺乏，临床上一般表现为中度至重度贫血，除贫血的症状如乏力、头晕、活动后气短心悸外，严重贫血者可有轻度黄疸，可同时有白细胞和血小板减少，患者偶有感染及出血倾向。

（2）胃肠道症状　胃肠道症状表现为反复发作的舌炎，舌面光滑乳突及味觉消失、食欲缺乏、腹胀、腹泻及便秘偶见。

（3）神经系统症状　维生素 B_{12} 缺乏特别是恶性贫血的患者常有神经系统症状，主要是由于脊髓后、侧索和周围神经受损所致。表现为乏力手足对称性麻木感觉障碍、下肢步态不稳、行走困难。小儿及老年人常表现脑神经受损的精神异常、无欲、抑郁、嗜睡或精神错乱。部分巨幼细胞贫血患者的神经系统症状可发生于贫血之前。

上述三组症状在巨幼细胞贫血患者中，可同时存在也可单独发生，同时存在时其严重程度也可不一致。

3. 诊断

（1）有叶酸维生素 B_{12} 缺乏的病因及临床表现。

（2）外周血呈大细胞性贫血（MCV＞100fl）大多红细胞呈大卵圆形，中性粒细胞核分叶过多，5 叶者＞5％或有 6 叶者出现。

（3）骨髓呈现典型的巨型改变巨幼红细胞＞10％，粒细胞系统及巨核细胞系统亦有巨型改变。无其他病态造血表现。

（4）血清叶酸水平降低＜6.81nmol/L、红细胞叶酸水平＜227nmol/L、维生素 B_{12} 水平降低＜75pmol/L。

4. 治疗

（1）一般治疗　治疗基础疾病，去除病因。加强营养知识教育，纠正偏食及不良的烹调习惯。

（2）供给富含叶酸、维生素 B_{12}、维生素 C 的食物　患者每日从膳食中摄入至少 $50\sim100\mu g$ 叶酸，富含叶酸的食物有动物肝脏、鸡肉、猪肉、番茄、菠菜、油菜、莴苣、小白菜、芦笋、豆类及发酵制品（如腐乳、豆豉等）、麦麸、全麦及新鲜水果等。

供给富含维生素 B_{12} 的食物，如动物肝脏、肾脏、肉类、乳类、干酪、大豆、臭豆腐和豆腐乳等食物含维生素 B_{12} 亦很丰富。

供给富含维生素 C 的新鲜蔬菜，维生素 C 参与叶酸还原，合成 DNA，维生素 C 缺乏会影响叶酸的利用，降低叶酸的吸收率。因此，患者应多食富含维生素 C 的新鲜蔬菜和水果，如广柑、橘子、酸枣、猕猴桃等水果。橘子汁富含维生素 C 和叶酸，一杯橘子汁约含叶酸 $50\mu g$。

（3）补充叶酸或维生素 B_{12}

① 口服叶酸　胃肠道不能吸收者可肌内注射四氢叶酸钙，直至血红蛋白恢复正常。一般不需维持治疗。

② 肌内注射维生素 B_{12}，直至血红蛋白恢复正常　恶性贫血或胃全部切除者需终生采用维持治疗，每月注 1 次。维生素 B_{12} 缺乏伴有神经症状者对治疗的反应不一，有时需大剂量、长时间（半年以上）的治疗。对于单纯维生素 B_{12} 缺乏的患者，不宜单用叶酸治疗，否则会加重维生素 B_{12} 的缺乏，特别是要警惕会有神经系统症状的发生或加重。

③ 严重的巨幼细胞贫血患者在补充治疗后要警惕低钾血症的发生　因为在贫血恢复的过程中，大量血钾进入新生成的细胞内，会突然出现低钾血症，对老年患者和有心血管疾患、纳差者应特别注意及时补充钾盐。

5. 预防

预防本病应从改善人群膳食结构及改变生活习惯着手。对易发病个体应提高药物预防意识。对蔬菜摄入量、加工方法应进行宣传指导，对素食者的膳食应有维生素含量的规定，对发病较高的农村应进行改变其生活习惯的宣传教育。

九、 铁缺乏与缺铁性贫血

缺铁性贫血是常见的营养缺乏病，被认为是世界性营养缺乏病之一，亦是我国主要公共营养问题。在我国，儿童和孕妇是铁缺乏的高发人群，特别是中、晚期妊娠的孕妇铁缺乏的患病率可高达 50% 左右。

1. 缺乏原因

（1）需铁量增加而铁摄入不足　多见于婴幼儿、青少年、妊娠和哺乳期妇女。婴幼儿需铁量较大，若不补充蛋类、肉类等含铁量较高的辅食，易造成缺铁。青少年偏食易缺铁。女性月经增多、妊娠或哺乳，需铁量增加，若不补充高铁食物，易造成缺铁性贫血。

（2）铁吸收障碍　常见于胃大部切除术后，胃酸分泌不足且食物快速进入空肠，绕过铁的主要吸收部位（十二指肠），使铁吸收减少。此外，多种原因造成的胃肠道功能紊乱，如长期不明原因腹泻、慢性肠炎、克罗恩病等均可因铁吸收障碍而发生缺铁性贫血。

（3）铁丢失过多　慢性长期铁丢失而得不到纠正则造成缺铁性贫血。如：慢性胃肠道失血（包括痔、胃十二指肠溃疡、食管裂孔疝、消化道息肉、胃肠道肿瘤、寄生虫感染、食管/胃底静脉曲张破裂等）、月经量过多（宫内放置节育环、子宫肌瘤及月经失调等妇科疾病）、咯血和肺泡出血（肺含铁血黄素沉着症、肺出血-肾炎综合征、肺结核、支气管扩张、肺癌等）、血红蛋白尿（阵发性睡眠性血红蛋白尿、冷抗体型自身免疫性溶血、心脏人工瓣膜、行军性血红蛋白尿等）及其他（遗传性出血性毛细血管扩张症、慢性肾功能衰竭行血液透析、多次献血等）。

2. 临床表现

（1）常见症状　乏力、易倦、头晕、头痛、眼花、耳鸣、心悸、气短、纳差、苍白、心率增快。

（2）精神行为异常　如烦躁、易怒、注意力不集中、异食癖；体力、耐力下降。

（3）免疫功能下降　特别多见于小儿，易感染。

（4）影响生长发育　注意力不集中，记忆能力降低，严重者可引起智力低下；另外，儿童生长发育迟缓。

（5）消化道症状　口腔炎、舌炎、舌乳头萎缩、口角皲裂、吞咽困难。

（6）皮肤毛发变化　毛发干枯、脱落；皮肤干燥、皱缩。

（7）指（趾）甲　缺乏光泽、脆薄易裂，重者指（趾）甲变平，甚至凹下呈勺状（反甲）。

3. 诊断

（1）贮存铁缺乏期

①血清铁蛋白＜12μg/L。

②骨髓铁染色显示骨髓小粒可染铁消失，铁粒幼细胞少于15%。

③血红蛋白及血清铁等指标尚正常。

（2）红细胞生成缺铁期

① 贮存铁缺乏期的（1）＋（2）。

② 转铁蛋白饱和度<0.15。

③ FEP（红细胞游离原卟啉）/Hb>4.5μg/gHb。

④ 血红蛋白尚正常。

（3）缺铁性贫血

① 红细胞生成缺铁期的（1）＋（2）＋（3）。

② 小细胞低色素性贫血：男性<120g/L，女性<110g/L，孕妇 Hb<100g/L；MCV（红细胞平均体积）<80fl，MCH（平均红细胞血红蛋白量）<27pg，MCHC（平均血红蛋白浓度）<0.32。

（4）应强调病因诊断　只有明确病因，缺铁性贫血才可能根治；有时缺铁病因比贫血本身更为严重。例如胃肠道恶性肿瘤伴慢性失血或胃癌术后残癌所致缺铁性贫血，应多次检查粪潜血，必要时做胃肠道 X 线检查或内窥镜检查；对月经期妇女，应检查有无妇科疾病。

4. 治疗

治疗缺铁性贫血的原则是：根除病因，补足贮铁。

（1）病因治疗　婴幼儿、青少年和妊娠妇女营养不足引起的缺铁性贫血，应改善饮食。月经多引起的缺铁性贫血应看妇科调理月经。寄生虫感染应驱虫治疗。恶性肿瘤，应手术或放、化疗。上消化道溃疡，应抑酸治疗等。

（2）营养治疗

① 保证铁的足量摄入　膳食中铁的来源有两种，即动物性食物中血红蛋白铁和蔬菜中的非红蛋白铁。动物全血、鱼肉、畜肉、禽肉的铁 40%能被人体吸收，谷类、坚果类和蔬菜中的铁有 10%能被人体吸收，而鸡蛋中的铁吸收率只达到 3%。所以，缺铁性患者补铁应选择富含血红蛋白铁的动物全血、鱼肉、畜肉、禽肉、动物肝脏等动物性食物。

② 增加蛋白质的摄入量　患者高蛋白饮食可以促进铁的吸收，还可以为机体提供合成血红蛋白所需要的原料。患者每天蛋白质的摄入应达到 1.5～2.0g/kg，而且食物中优质蛋白质所占

的比例应在 40% 以上。

③ 碳水化合物的摄入充足　只有摄入足量的碳水化合物，才能保证体内蛋白质的充分利用和贮存。建议患者每天碳水化合物的摄入量以 400～500g 为宜。

④ 增加维生素 C 摄入　维生素 C 可促进非血红蛋白铁的吸收。如果患者补充富含维生素 C 的果汁，如橘子汁、柠檬汁等，可使机体对谷类、坚果类和蔬菜中非血红蛋白铁的吸收率增加 2～3 倍。

⑤ 避免干扰铁吸收的食物因素　茶叶中的鞣酸、咖啡和茶叶中的咖啡因，均会降低食物中非血红蛋白铁的吸收率，患者应避免将上述食物与含铁丰富的食物同时食用。

⑥ 其他　由于体内对铁、锌、钙等离子吸收存在相互竞争机制，所以患者应避免将锌制剂、钙制剂、抗酸制剂和铁制剂同时服用。患者如服用铁剂补铁，应避免和四环素同时服用。

（3）补铁治疗　治疗性铁剂有无机铁和有机铁两类。无机铁以硫酸亚铁为代表，有机铁则包括右旋糖酐铁、葡萄糖酸亚铁、山梨醇铁、富马酸亚铁和多糖铁复合物等。无机铁剂的副作用较有机铁剂明显。

首选口服铁剂。如：硫酸亚铁或右旋糖酐铁。餐后服用胃肠道反应小且易耐受。进食谷类、乳类和茶抑制铁剂吸收，鱼、肉类、维生素 C 可加强铁剂吸收。口服铁剂有效的表现先是外周血网织红细胞增多，高峰在开始服药后 5～10 天，2 周后血红蛋白浓度上升，一般 2 个月左右恢复正常。铁剂治疗应在血红蛋白恢复正常后至少持续 4～6 个月，待贮铁指标正常后停药。

若口服铁剂不能耐受或胃肠道正常解剖部位发生改变而影响铁的吸收，可用铁剂肌内注射。

5. 预防

重点放在婴幼儿、青少年和妇女的营养保健。对婴幼儿，应及早添加富含铁的食品，如蛋类、肝、菠菜等；对青少年，应纠正偏食，定期查、治寄生虫感染；对孕妇、哺乳期妇女可补充铁剂；对月经期妇女应防治月经过多。做好肿瘤性疾病和慢性出血性疾病的人群防治。

十、 钙缺乏病

随着国民经济的发展，人民生活水平的提高，膳食结构发生了明显变化。但是，我国居民钙的摄入量仍然偏低，缺钙问题显得更为突出。

1. 缺乏原因

（1）婴儿缺乏原因　主要是因为母亲在怀孕期间钙摄入不足，或者是母乳中的钙含量过少。

（2）幼儿、学龄儿童、青少年缺乏原因　主要是因为饮食搭配不合理，含钙食物摄入过少；维生素 D 合成障碍导致肠道钙吸收障碍；受疾病的影响，如腹泻、肝炎、胃炎、频繁呕吐等，致使钙吸收不良或钙大量流失；另外，处于生长发育高峰期的儿童、青少年由于骨骼生长迅速，体内钙的需求量增加。

（3）孕妇缺乏原因　妊娠期孕妇体内大量钙通过胎盘转运至胎儿，导致母体自身钙的缺乏。

（4）中老年缺乏原因　中、老年人性激素分泌异常是导致钙缺乏，引起骨质疏松症的重要原因之一。随着年龄增长，钙调节激素的分泌失调也致使骨代谢紊乱。老年人由于牙齿脱落及消化功能降低，食欲缺乏，进食少，致使多种营养素缺乏。

2. 临床表现

（1）婴幼儿、学龄儿童　不易入睡、不易进入深睡状态，入睡后爱啼哭、易惊醒，入睡后多汗；阵发性腹痛、腹泻、抽筋、胸骨疼痛，"X"形腿、"O"形腿，鸡胸，指甲灰白或有白痕；厌食、偏食；白天烦躁、坐立不安；智力发育迟、说话晚；学步晚，13 个月后才开始学步；出牙晚，10 个月后才出牙，牙齿排列稀疏、不整齐、不紧密，牙齿呈黑尖形或锯齿形；头发稀疏；健康状况不好，容易感冒等。

（2）青少年　青少年缺钙会感到明显的生长痛，腿软、抽筋，体育课成绩不佳；乏力、烦躁、精力不集中，容易疲倦；偏食、厌食；蛀牙、牙齿发育不良；易过敏、易感冒等。

（3）青壮年　当经常出现倦怠、乏力、抽筋、腰酸背痛、易过敏、易感冒等症状时，就应怀疑是否缺钙。

（4）孕妇　处于非常时期的妇女，缺钙现象较为普遍。四肢无力、经常抽筋、麻木；腰酸背痛、关节痛、风湿痛；头晕，并罹患贫血、产前高血压综合征、水肿以及乳汁分泌不足。

（5）老年人　成年以后，人体就慢慢进入了负钙平衡期，即钙质的吸收减少、排泄加大。老年人大多是因为钙的流失而造成缺钙现象。症状有：老年性皮肤病痒；脚后跟痛，腰椎、颈椎疼痛；牙齿松动、脱落；明显的驼背、身高降低；食欲减退、消化道溃疡、便秘；多梦、失眠、烦躁、易怒等。严重者可造成骨质疏松症。

3. 诊断

婴幼儿突发无热惊厥，且反复发作，无神经系统体征者，首先考虑缺钙引起的手足抽搐症。结合血钙检测可确诊。

中老年人依据临床表现、骨量测定、X线片及骨转换生物化学指标等检测，进行综合判断，确诊一般不存在困难。

4. 治疗

补钙的方式有两种，钙剂和饮食补钙。

病情严重时，可根据不同病情，合理使用含钙制剂和维生素D制剂。

最常用、最传统的补钙食物莫过于奶类及奶制品，这类食物不仅含钙丰富，而且容易吸收。奶和奶制品还含有丰富的矿物质和维生素，其中的维生素D，可以促进钙的吸收和利用。酸奶也是一类非常好的补钙食品，它不仅可以补钙，其中的有益菌还可以调节肠道功能，适合于各类人群。对于那些不喜欢牛奶或者对牛奶不耐受的人来说，可以多食用一些替代食物，如牡蛎、紫菜、大白菜、花椰菜、大头菜、青萝卜、甘蓝、小白菜等。

不过，补钙也应适量补之，过量则有害，所以补钙一定要在监测骨钙的基础上补才安全，且应以食补为主。

5. 预防

合理安排膳食，增加摄入富含钙和维生素D的食物；进行适当户外活动，接受日晒。

十一、　锌缺乏病

婴儿、儿童、孕妇和育龄妇女是锌缺乏的高发病人群，应该特别予以关注。

1. 缺乏原因

(1) 原发性因素　锌的膳食摄入量低，干扰锌吸收的因素多，大部分食物中锌的生物利用率较低。

妊娠、哺乳、快速生长发育和高强度运动或者高负荷劳动等，锌的生理需要量增加。

(2) 继发性因素　肠吸收障碍，可导致严重的锌缺乏。

肾脏疾病时，因出现大量蛋白尿而丢失锌；烧伤、手术、发热、严重感染等增加锌的消耗和尿中锌的排泄量。

人体内锌的储备量很少，容易出现锌的耗竭，出现锌缺乏。

2. 临床表现

(1) 生长发育障碍　生长发育过程中的胎儿、儿童和青少年的最主要、最明显的临床表现是生长发育障碍。锌缺乏影响生长发育，包括骨骼、内脏器官和脑的生长发育。锌能促进外科伤口的愈合，缺锌影响伤口愈合。

(2) 味觉及嗅觉障碍　锌缺乏病的患者可出现味觉、嗅觉迟钝或异常，异食癖和食欲缺乏。

(3) 免疫功能减退　锌缺乏病患者很容易被感染，而且会反复出现感染。

(4) 皮肤表现锌缺乏病　患者面色苍白，有明显贫血面容。出现"匙状甲"，口角溃烂、口角炎，萎缩性舌炎，舌面光滑、发红，出现反复发作的口腔溃疡。眼、口、肛门等周围，肘、膝等处有对称性糜烂、过度角化的瘢痕。毛发变色、脱发。

(5) 性发育障碍与性功能低下　性发育障碍是青少年锌缺乏的另一个主要表现，第二性征出现晚或没有。成年人会出现阳萎、性欲减退、精子发育异常等表现。

(6) 神经精神障碍　表现为精神委靡、嗜睡，出现躯干和肢体的共济失调。

(7) 胎儿生长障碍与畸形胎儿　无脑畸形可能与孕母缺锌有关。锌营养状况较差，妊娠结果较差，表现为早产儿、低出生体重儿和畸形儿的出生率高。

肠病性肢端性皮炎是常染色体隐性遗传性疾病，是一种罕见的遗传性锌缺乏症。临床主要表现为皮炎、腹泻和脱发。好发于婴幼儿，特别是在断奶后。皮损好发于口周、外阴、肛周和四肢末端。头发稀疏、细软、无光泽，甲沟炎。常有口腔念珠菌感染。可有抑郁、淡漠等精神症状。

3. 诊断

锌缺乏缺少特异性的临床表现，缺少特异性强、敏感的生化评价指标，诊断应该结合对患者的临床检查、膳食营养状况和一些实验室生化检验以及诊断性治疗实验等综合进行。

4. 治疗

对锌缺乏病通常采用口服硫酸锌、醋酸锌、枸橼酸锌和葡萄糖酸锌等进行治疗。采用较小剂量，可达到相当的血锌水平，同时又可减少恶心、呕吐等胃肠道反应。口服剂量一般为锌元素$15\sim20\text{mg}$。

5. 预防

原发性锌缺乏的预防，要调整膳食，选择适宜的食物，增加动物性食物的摄入量，特别是红肉、动物内脏类食物以及贝类食物等。继发于其他疾病的锌缺乏病时，应结合原发性疾病的治疗，及时补充锌的丢失，或者在原发性疾病的治疗过程中，注意锌的补充。

十二、 碘缺乏病

缺碘引起的疾病称为碘缺乏病（IDD）。人体的碘来源于食物和饮水，自然环境缺乏碘引起本病，称为地方病，本病以甲状腺肿大为特征，也称为地方性甲状腺肿。

1. 缺乏原因

人类生活的外环境碘缺乏是造成本病大规模流行的最基本原因。高原、山区、丘陵地区土壤中的碘迁移、流失，使土壤、饮水的碘不足，生长的植物、动物也摄碘不足。长期生活在该地区的居民以当地的水、植物、动物为主要食物，导致碘摄入减少，易患地方性甲状腺肿。

长期生活在缺碘地区的居民，其子女胚胎时期和出生后早期碘缺乏，以及因为碘缺乏导致甲状腺功能低下，影响下一代中枢神经系统发育分化障碍，称为地方性克汀病。

长期摄入含有抗甲状腺素因子（β-硫代葡萄糖苷）的食物（萝卜、甘蓝、花椰菜等十字花科植物），抗甲状腺素因子干扰甲状腺对碘的吸收、利用，也导致碘的缺乏，出现碘缺乏病。

2. 临床表现

（1）地方性甲状腺肿　甲状腺可有不同程度的肿大，甲状腺两侧呈对称的弥漫性肿大，腺体表面平滑，质地柔软，能随吞咽上下移动。甲状腺肿大分为三度，以患者本人的拳头为标准，拳头的1/3为Ⅰ度，拳头的2/3为Ⅱ度，整个拳头为Ⅲ度。甲状腺肿一般增长很慢。

较大的单纯性甲状腺肿可压迫邻近器官而产生症状，常见气管受压。结节性甲状腺肿，可继发甲状腺功能亢进，也可发生恶变。

（2）地方性克汀病

① 精神发育迟滞　智力落后是克汀病的主要特点，思维缓慢迟滞。

② 聋哑　听力和言语障碍十分突出。

③ 斜视　是脑神经受损所致。

④ 运动功能障碍　下肢肌张力增强，腱反射亢进，出现病理反射，严重者呈痉挛性瘫痪。四肢屈肌为主的肌肉强直，表现为轻度屈曲前倾姿态，做被动运动时显示强直，类似帕金森病的表现。

⑤ 甲状腺肿　轻度甲状腺肿大。

⑥ 生长发育落后　表现为体格矮小，性发育落后，克汀病面容（典型的面容包括有：头大、额短、面方；眼裂呈水平状，眼距宽；塌鼻梁、鼻翼肥厚、鼻孔朝前；唇厚舌方，常呈张口伸舌状，流涎；表情呆滞，或呈傻相或傻笑）。

⑦ 甲状腺功能减退　主要表现为黏液性水肿；肌肉发育差、松弛、无力；皮肤粗糙、干燥；严重者体温低、怕冷；精神委靡，表现迟钝或淡漠。

（3）碘缺乏病的疾病谱带　如表3-2。

表 3-2　碘缺乏病的疾病谱带

发育时间	碘缺乏病的表现
胎儿期	1. 流产、死胎、先天畸形、围生期死亡率增高、婴幼儿期死亡率增高 2. 地方性克汀病 神经型：智力落后、聋哑、斜视、痉挛性瘫痪、不同程度的步态和姿态异常 黏肿型：黏液性水肿、侏儒、智力落后 3. 神经运动功能发育落后 4. 胎儿甲状腺功能减退
新生儿期	新生儿甲状腺功能减退、新生儿甲状腺肿
儿童期和青春期	甲状腺肿、青春期甲状腺功能减退、亚临床克汀病、智力发育障碍、体格发育障碍、单纯聋哑
成人期	甲状腺肿及其发症、甲状腺功能减退、智力障碍、碘致性甲状腺功能亢进

3. 诊断

（1）地方性甲状腺肿诊断标准

① 患者居住在碘缺乏病区。

② 甲状腺肿大超过受检者拇指末节，或小于拇指末节而有结节者。

③ 排除甲状腺功能亢进症、甲状腺炎、甲状腺癌等其他甲状腺疾病。

病区 8～10 岁儿童的甲状腺肿大率大于 5%，尿碘低于 $100\mu g/L$，可以判定为地方性甲状腺肿流行。

（2）地方性克汀病诊断标准

① 出生、居住于低碘地方性甲状腺肿病区。

② 有精神发育不全，主要表现为不同程度的智力障碍。

③ 神经系统症状　不同程度的听力障碍、语言障碍和运动神经障碍。

④ 甲状腺功能减退症状　不同程度的身体发育障碍；不同程度的克汀病形象；不同程度的甲状腺功能减退症，表现如黏液性水肿，皮肤、毛发干燥，X 线骨龄落后和骨骺愈后延迟，血清 T_4 下降、促甲状腺激素（TSH）升高。

4. 治疗

（1）应多食含碘丰富的海带、紫菜等。

（2）症状严重或疑有恶变者应及时行手术治疗，施行甲状腺大部切除术。

5. 预防

推广碘盐，碘缺乏病发病率已大大降低。地方性克汀病以预防为主。推行碘盐消灭地方性甲状腺肿，地方性克汀病亦随之消灭。

十三、 硒缺乏与克山病

1. 病因

硒缺乏是克山病发病的重要原因，是一种地方性心肌病。

2. 临床表现

表现为头昏、恶心、呕吐等症状。血压下降，心音弱，尤以第一心音减弱为主，并常有心律失常。因为心肌病变广泛、严重，心肌收缩力明显减弱，心排血量在短时间内大幅度减少，重者出现心源性休克。

出现明显的心力衰竭，特别是急性左心衰竭，有咳嗽、呼吸困难、满肺水泡音等征象。严重者发生全心衰竭，出现颈静脉怒张、肝肿大及全身水肿等。

心脏代偿肥大，心腔扩张明显，表现为慢性心功能不全。

3. 诊断

目前没有特异的诊断方法，需结合流行病学特点和临床表现，排除其他疾病进行确诊。

4. 治疗

早发现、早诊断、早治疗。积极治疗急性心功能不全，防止转为慢性型。心源性休克患者应首选大剂量维生素 C 静脉注射法（10%～12.5%维生素 C 注射液 5～10g，单独或加 25%～50%葡萄糖液 20mL 直接静脉注射。2～4h 后，视病情变化可重复应用相同剂量 1～2 次）。

5. 预防

硒预防克山病的方法已证实有效。主张硒预防克山病的理由为：低硒是克山病流行的必要因素。因此，补充硒后，即使病区仍有其他致病因素存在，也不致引起克山病的流行。补充硒的方式如下。

（1）口服亚硒酸钠片或其他硒制剂，补硒量为 50～100mg/d。

（2）食物预防硒盐（含亚硒酸钠 10～15mg/kg）及选择富硒食物（动物食品如猪肾、蛋类、禽肉，水产品小虾、鳝鱼、鳅鱼等，以及海产动物食品）。

第四节　常见疾病的营养治疗

一、糖尿病

糖尿病是一组由于胰岛素分泌和作用缺陷所导致的碳水化合物、脂肪、蛋白质等代谢紊乱，而以长期高血糖为主要表现的综合征。糖尿病具有遗传倾向，是一种常见的内分泌疾病，中医称为消渴症。

1. 临床特点

（1）1 型糖尿病　原来称作胰岛素依赖型糖尿病，胰腺分泌胰岛素的 B 细胞自身免疫性损伤引起胰岛素绝对分泌不足。在我国糖尿病患者中约占 5%。起病较急，多饮、多尿、多食、消瘦等"三多一少"症状明显，有遗传倾向，儿童发病较多，其他年龄也可发病。

（2）2 型糖尿病　多见于中、老年人，占我国糖尿病患者的 90%～95%，起病缓慢、隐匿，体态常肥胖，尤以腹型肥胖或超重多见，发病原因与饮食（高脂、高碳水化合物、高能量）及少活动等因素有关。大多数患者起病缓慢，临床症状相对较轻，无酮症倾向。通常情况下不依赖胰岛素，但在感染或压力的情况下也有可能发生需用胰岛素治疗。

（3）妊娠糖尿病　指在孕期发生或在孕期第一次发现的葡萄糖不耐受情况。约有 2% 的孕妇发生妊娠糖尿病，一般发生在第二和第三期孕期。多为体内胰岛素的敏感度降低而非缺乏所造成，若忽略未予以治疗，会引起巨婴儿、胎儿畸形、死胎、羊水过多、早产等不利胎儿生长发育现象。发病与妊娠期进食过多，以及胎盘分泌的激素抵抗胰岛素的作用有关，在大多数情况下，分娩后糖耐量恢复正常。但仍有少数会发展为真正的糖尿病。

（4）其他类型糖尿病　是指某些内分泌疾病、化学物品、感染及其他少见的遗传、免疫综合征所致的糖尿病，国内非常少见。

2. 治疗原则

糖尿病治疗方法有饮食治疗、运动治疗、口服降糖药物治疗、胰岛素治疗和自我监测与教育。对新诊断的糖尿病患者，一般先用饮食治疗，在用单纯饮食（包括运动）治疗 1～2 个月效果不佳时，才考虑选用口服降糖药，口服降糖药效果不佳时，再选用胰岛素。无论用何种药物，治疗方法都必须长期坚持饮食治疗。

3. 营养治疗

（1）限制总热量　合理节制饮食，摄入必需的最低热量，以达到或维持理想体重是糖尿病患者饮食调控的总原则。糖尿病患者应每周称 1 次体重，并根据体重不断调整食物摄入量和运动量。肥胖者应逐渐减少能量摄入并注意增加运动，消瘦者应适当增加能量摄入，直至实际体重略低于或达到理想体重。糖尿病患者每天摄入的热量多在 1000～2600kcal，应根据个人身高、体重、年龄、劳动强度并结合病情和营养状况确定每天热量供给量。

（2）保证碳水化合物、蛋白质、脂肪按正常比例供给，保证平衡饮食

① 保证碳水化合物摄入　每日碳水化合物的摄入量尽可能控制在 250～350g，折合主食 300～400g。肥胖者酌情可控制在150～200g，折合主食 200～250g。但如果碳水化合物的摄入低于 100g，可能发生酮症酸中毒。糖尿病患者最好选用吸收慢、含多糖的食物，如玉米、荞麦、燕麦、莜麦、红薯等；可用土豆、山药等根茎类食物代替部分主食；白糖和红糖等精制糖，这

类糖易吸收、升血糖作用快，故糖尿病患者应忌食。

血糖生成指数是一个衡量各种食物对血糖可能产生多大影响的指标，测量方法是吃含100g葡萄糖的某种食品，测量吃后2h内的血糖水平，计算血糖曲线下面积，与同时测定的100g葡萄糖耐量曲线下面积比较所得的比值称为血糖生成指数。糖尿病患者在饮食中应以食物的血糖生成指数作为食物的选择依据，应该选用血糖生成指数低的食物，注意增加粗粮和面食。常见食物的血糖生成指数见表3-3。

表3-3　常见食物的血糖生成指数

食物种类	血糖生成指数	食物种类	血糖生成指数
小麦面包	105.8	西瓜	72.0
小麦馒头	88.1	菠萝	66.0
白米饭	80.2	芒果	55.0
荞麦面馒头	66.7	香蕉	52.0
小米粥	61.5	猕猴桃	52.0
荞麦面条	59.3	葡萄	43.0
南瓜	75.0	柑	43.0
煮红薯	76.7	苹果	36.0
米饭猪肉	73.3	梨	36.0
胡萝卜	71.0	鲜桃	28.0
煮土豆	66.4	柚子	25.0
老年奶粉	40.8	李子	24.0
藕粉	36.0	樱桃	22.0
嫩豆腐	31.9	麦芽糖	105.0
豆腐干	23.7	葡萄糖	97.0
绿豆	27.2	白糖	83.8
扁豆	18.5	蜂蜜	73.0
花生	14.0	蔗糖	65.0

② 蛋白质适量摄入　糖尿病患者由于体内糖原异生旺盛，蛋白质消耗量大，故应适当增加蛋白质摄入。蛋白质提供的能量应占膳食总能量的15%～20%，或成人按每日每千克体重1.0～1.5g供给。

儿童、孕妇、乳母、营养不良及消耗性疾病者，可酌情增加20%。可将蛋白质的摄入量增至每日每千克体重1.5～2.0g。

③ 限制脂肪摄入　糖尿病患者的脂肪每日摄入量占膳食总能量的 20％～35％，可按照每日每千克体重 0.6～1.0g 摄入脂肪。如是肥胖患者，并伴有血脂蛋白增高者，或者冠心病等动脉粥样硬化者，脂肪摄入量宜控制在总热量的 30％ 以下，如 20％～25％。

给糖尿病患者烹调食物时，食物烹调油应多选择植物油，应少用富含饱和脂肪酸的食物，如牛、羊、猪油、奶油等食物。糖尿病患者每日膳食胆固醇摄入量应低于 300mg，而合并高脂血症患者应低于 200mg/d。

（3）提倡膳食纤维饮食　可溶性纤维在肠内形成凝胶时，可减慢葡萄糖的吸收，从而降低空腹血糖和餐后血糖，减少胰岛素释放与增高周围胰岛素受体的敏感性，加速葡萄糖代谢。目前临床上主张糖尿病患者每天高纤维饮食，每日膳食纤维的摄入量为 40g 左右。可在正常膳食基础上多食用富含膳食纤维的食品，如米糠、麸皮、麦糟、玉米皮、南瓜等，以利延缓肠道葡萄糖吸收以及减少血糖上升的幅度，改善糖尿病患者的葡萄糖耐量。

（4）注意维生素、微量元素供给，减少酒的摄入

① 维生素是调节生理功能不可缺少的营养素，尤在糖尿病病情控制不好，易并发感染和酮症酸中毒的患者，更应注意维生素的补充。

② 与糖尿病关系最密切的微量元素和矿物质为铬、锌、钙、磷、镁，应注意补充。

③ 酒精虽不能转化为葡萄糖，但却能产热，过量的酒精可转化为脂肪。1g 酒精可产生 7kcal 热量，如病情稳定，糖尿病患者可适量饮酒，每周 1～2 次，每次白酒不超过 80mL，啤酒不超过 680mL，并避免空腹饮酒。

二、痛风

痛风是由于嘌呤代谢障碍及（或）尿酸排泄减少，其代谢产物尿酸在血液中积聚，因血浆尿酸浓度超过饱和限度而引起组织损伤的一组疾病。嘌呤是核蛋白代谢的中间产物，而尿酸是嘌呤代谢的最终产物。根据发病原因可将痛风分为原发性痛风和继发

性痛风。

原发性痛风是由先天性或特发性嘌呤代谢紊乱引起。原发性痛风患者中，10%～25%有痛风家族史，而痛风患者近亲中发现有15%～25%患高尿酸血症。原发性痛风大部分发病年龄在40岁以上，多见于中老年；男性占95%，女性只占5%。

继发性痛风是由慢性肾脏病、血液病、内分泌疾病、药物引起。继发于其他先天性代谢紊乱疾病，如糖原贮积病。

1. 临床特点

根据痛风病情发展的特点，可将痛风病程分为4个阶段。

（1）无症状性高尿酸血症期　仅有尿酸持续或波动性增高。从尿酸增高到症状出现时间可长达数年至几十年，有些人终生不出现症状。但随着年龄的增大，一般最终有5%～12%高尿酸血症的患者在高尿酸血症后20～40年发展为痛风。

（2）急性痛风关节炎　典型的痛风首次发作常在夜间，患者因为突然足趾疼痛而惊醒。疼痛持续1～2天，如刀割或咬噬样疼痛。最常侵犯的部位是第一足趾，以拇指、大脚趾多见，其次顺序为足背、跟、膝、腕、指、肘等关节，关节周围及软组织出现明显红、肿、热、痛。关节红、肿、热、剧痛和活动受限，可有发热、白细胞增高、血沉增快。一般在3天或几周后可自然缓解。此时受累关节局部皮肤可出现脱屑和瘙痒的症状。

（3）间歇期　在两次发作之间是间歇期，多数患者第二次发作是在6个月至2年之内，个别患者则无第二次发作。未经有效治疗的患者，发作频率增加，间歇期缩短，症状逐渐加重，炎症持续时间延长，受累关节部位增加。部分患者第一次发作后，直接进入亚急性期和慢性期而没有缓解期。

（4）慢性期　主要表现为慢性关节炎、痛风性肾炎、尿路感染以及痛风石。由于尿酸沉淀于结缔组织而逐渐形成痛风石，是痛风的特征性病变。痛风发作10年后约50%的患者有痛风石，以后逐渐增多。体表初次发生的痛风石表面呈黄白色，质地中等，一般没有明显的压痛和波动感。

痛风石可发生在许多部位，甚至可累及心脏，典型部位在耳轮、第一大足趾、指、腕、膝、肘等。它们直接侵犯关节及肌腱而使关节运动受限，造成肢体畸形和功能障碍。痛风石经积极治疗使血尿酸长期控制在正常范围内，痛风石可以消退。

2. 治疗原则

通过饮食和药物治疗，改善体内嘌呤代谢，降低体内血尿酸的水平，控制痛风患者病情的发展。对于原发性痛风患者，如处在痛风急性发作期，患者要尽快进行治疗，控制急性痛风性关节炎的症状，减轻患者的痛苦。饮食上减少富含嘌呤的食物摄入，降低体内尿酸的形成，用一切治疗方法促使体内尿酸的排出。

对于继发性痛风患者，要查寻清楚病因，对症治疗。

3. 营养治疗

(1) 急性痛风症营养治疗

① 限制嘌呤饮食　正常嘌呤的摄入量为 $600\sim1000\,mg/d$。在急性期，患者应选择低嘌呤饮食，每天嘌呤摄入量严格限制在150mg 以下。在发病头 3 天内，选用基本不含嘌呤或含嘌呤很少的食物，对于尽快终止急性痛风性关节炎发作，加强药物疗效都是有利的。在急性发作期，患者宜选用第一类含嘌呤少的食物，以牛奶及其制品、蛋类、蔬菜、水果、细粮为主。

② 限制总热能，保持适宜体重　大多数痛风患者体重都超过正常体重，需要减肥。患者应适当控制膳食总热量摄入，每天比正常人减少 $10\%\sim15\%$，膳食总热量以 $6.28\sim7.35MJ$（$1500\sim1750\,kcal$）为宜，以达到理想体重，最好低于理想体重 $10\%\sim15\%$。但减肥不宜减得太猛，突然减少热量摄入，会导致酮血症。另外，酮体与尿酸竞相排出，使尿酸排出减少，反而促进痛风发作。痛风患者应避免饥饿性酮症的发生及剧烈运动。

③ 适量蛋白质的摄入　高蛋白饮食可导致内源性嘌呤合成增高，有可能增加尿酸的前体物质，蛋白质摄入量按 $0.8\sim1.0\,g/$（$kg\cdot d$）或 $50\sim70\,g/d$。因为合成嘌呤核苷酸需要氨基酸作为原料，高蛋白食物可适量提供氨基酸，使嘌呤合成增加，尿酸生成也多，高蛋白饮食可能诱发痛风发作。牛奶和鸡蛋不含核蛋白，可作为痛风患者主要的蛋白质来源。患者也可补充植物蛋白。

④ 限制脂肪饮食　痛风患者大多有高脂血症，宜采用低脂

肪饮食，而且摄入高脂食物可使尿酸排泄减少，而血尿酸增高，每日摄入量在 40～50g。

⑤ 多食碱性食物　当体内 pH 值在 5.0 时，每升只能溶解尿酸盐 60mg；pH 值为 6.0 时，尿酸盐可有 220mg 溶解；pH 值为 6.6 时，几乎所有的尿酸盐都处在溶解状态。研究发现，大部分痛风患者尿液的 pH 值较低，尿酸过饱和易出现肾结石。

尿酸在碱性环境中容易溶解，蔬菜和水果是碱性食物，痛风患者应多吃各种蔬菜和水果，如白菜、包心菜、菜花、冬瓜、海带、紫菜、西瓜、苹果、梨等，也可摄入一些硬果类食物，如花生、杏仁、核桃等。西瓜与冬瓜不仅是碱性食物，还有利尿作用，有助于痛风的治疗。动物性食物大多是酸性食物，只有牛奶是碱性食物。

⑥ 保证维生素和无机盐摄入　维生素供应要充足，特别是B 族维生素和维生素 C，它们能使体内堆积的尿酸盐溶解，有利于尿酸的排出。如果痛风患者伴有高脂血症和高血压病，应该注意控制食盐的摄入量，每天以 2～5g 为宜。

⑦ 补充充足的水分　充足水分的摄入可促进体内尿酸溶解，有利于尿酸排出，预防尿酸肾结石，延缓病情发展。患者每日应饮水 2000mL 以上，折合 8～10 杯清水，患者如出现肾结石时补液量最好能达到 3000mL。为了防止夜尿浓缩，夜间亦应补充水分。患者可通过多喝饮料来补充水分，饮料以普通开水、淡茶水、矿泉水、鲜果汁、菜汁、豆浆等为宜。

⑧禁酒　酒中主要的成分是乙醇，乙醇能造成体内乳酸堆积，而乳酸对尿酸排泄有竞争性抑制作用，在过量饮酒时，可使血尿酸增高。酗酒与饥饿常为急性痛风发作的诱因，应严格限制饮酒，禁止使用辛辣调味品。

(2) 缓解期营养治疗　患者可适量选含嘌呤中等量的第二大类食物，如肉类食用量每日不超过 120g，尤其不要集中一餐中进食过多。患者应保持理想体重，多饮水，控制食盐的摄入量。

(3) 慢性关节炎期营养治疗　患者每周 5 天采用低嘌呤饮食，每天嘌呤摄入在 100～150mg，另 2 天采用不含嘌呤或嘌呤量很少的食物。患者应注意食物的摄入总量，将体重降低到理想范围，多吃牛奶与鸡蛋，限制脂肪摄入，多饮水，避免过度饥饿。烹调食物时，注意少用辛辣的调味品，食盐要少放，食物以清淡为主。

（4）建立良好的饮食习惯　暴饮暴食，或一餐中进食大量肉类常是痛风性关节炎急性发作的诱因，要定时定量，也可少食多餐。注意食物的烹调方法，多用蒸煮的方法，少用刺激性调味品，肉类煮后将汤滤去可减少嘌呤的摄入量。

（5）合理运动　痛风患者通过合理运动，不仅能增强体质、增强机体防御能力，而且对减缓关节疼痛、防止关节挛缩及肌肉废用性萎缩大有益处。然而，无论是体力活动还是运动锻炼，都必须讲究科学。一般不主张痛风患者参加剧烈运动或长时间体力劳动，例如打球、跳跃、跑步、爬山、长途步行、旅游等。但可以选择一些简单运动，如散步、匀速步行、打太极拳、跳健身操、练气功、骑车及游泳等，其中以步行、骑车及游泳最为适宜。

（6）食物选择　根据食物中嘌呤含量可将食物分为 4 类。

① 嘌呤含量很少或不含嘌呤食物，每 100g 含量＜50mg。

a. 谷薯类：大米、小米、糯米、糙米、大麦、小麦、麦片、面粉、米粉、玉米、挂面、面条、面包、馒头、白薯、马铃薯、芋头。

b. 蔬菜类：白菜、卷心菜、青菜叶、空心菜、芥菜、芹菜、菠菜、茼蒿菜、韭菜、黄瓜、苦瓜、冬瓜、南瓜、丝瓜、西葫芦、菜花、茄子、豆芽菜、青椒、胡萝卜、萝卜、番茄、洋葱、泡菜、咸菜、姜、蒜头、葱、荸荠。

c. 水果类：橙、桃、苹果、梨、西瓜、哈密瓜、香蕉。

d. 乳类：牛奶、奶粉、炼乳、酸奶。

e. 硬果类：瓜子、杏仁、栗子、莲子、花生、核桃仁。

f. 其他：鸡蛋、鸭蛋、皮蛋、茶、咖啡、巧克力、可可、油脂（限量使用）、花生酱、枸杞子、大枣、葡萄干、浆果、果干、果酱、猪血、猪皮、海参、海蜇皮、海藻、木耳、蜂蜜。

② 含嘌呤较少食物，每 100g 含 50～75mg。米糠、麦麸、绿豆、红豆、花豆、豌豆、豆腐干、豆腐、青豆、黑豆、青鱼、

鲑鱼、白鱼、金枪鱼、龙虾、螃蟹、火腿。

③ 含嘌呤较高食物，每 100g 含 75～150mg。猪肉、牛肉、小牛肉、鸡肉、鸡肫、羊肉、兔肉、鸭肉、鹅肉、鸽肉、火鸡肉、牛舌、鲤鱼、草鱼、鳝鱼、大比目鱼、鱼丸、乌贼、虾。

④ 含嘌呤高的食物，每 100g 含 150～1000mg。猪肝、牛肝、牛肾、猪小肠、脑、胰脏、白带鱼、白鲸鱼、沙丁鱼、凤尾鱼、鲢鱼、鲭鱼、小鱼干、牡蛎、蛤蜊、浓肉汁、浓鸡汤及肉汤、火锅汤、酵母粉。

三、 冠状动脉粥样硬化性心脏病

冠状动脉粥样硬化性心脏病（简称冠心病）是指由于冠状动脉硬化使管腔狭窄或阻塞导致心肌缺血、缺氧而引起的心脏病。

冠心病多发于 40 岁以上的人群，男性高于女性，且以脑力劳动者多见。我国冠心病的发病率和死亡率，城市高于农村，北方高于南方，近 20 年来均呈上升趋势。

1. 临床特点

根据冠状动脉病变的位置、程度和范围不同，可以将冠心病分为 5 种类型。

（1）隐匿型　患者无明显临床症状，仅在体检时发现心电图呈缺血性改变或出现放射性核素心肌显像改变。此型也称为无症状性冠心病。

（2）心绞痛型　是由于冠状动脉供血不足、心肌急剧、暂时性缺血与缺氧所引起的临床综合征。主要表现为阵发性的胸骨后压榨样疼痛，可放射至心前区与左上肢，常常由于劳动或情绪激动引发病情，持续数分钟，休息或用硝酸甘油制剂后可缓解症状。

（3）心肌梗死型　此型为冠心病较为严重的类型，由于冠状动脉阻塞、心肌急性缺血性坏死所引起。患者有剧烈而较持久的胸骨后疼痛、发热、白细胞增多和进行性心电图变化，可导致心律失常、休克或心力衰竭出现。

（4）心肌硬化型　长期心肌缺血可导致心肌逐渐纤维化，表现为心脏增大、心力衰竭和心律失常。

（5）猝死　多为心脏局部发生电生理紊乱或起搏、传导功能发生障碍，引起严重心律失常，导致心脏骤停而死亡，患者可在发病 6h 死亡。

2. 治疗原则

患者可根据病情的轻重选择不同的临床治疗方法，同时积极配合饮食治疗，达到缓解症状、恢复心脏功能、延长患者生命、提高患者生活质量的目的。治疗冠心病的临床方法有药物治疗、介入性治疗和外科手术治疗三种。

3. 营养治疗

（1）控制总热量　40 岁以上人群应注意预防肥胖，尤其对有肥胖家族史者，其体重超过标准体重者，每日应减少膳食总热量摄入，以降低体重，力求达到标准体重。患者每天比正常供给量减少 600～800kcal 膳食热量摄入，每月可降低体重 3kg 左右。患者切忌暴饮暴食，要少量多餐，避免吃得过饱，每日最好 4～5 餐。

（2）限制脂肪　每天脂肪的摄入量应控制在总热量 20%，不应超过 25%。动物脂肪量应低于 10%，不饱和脂肪酸和饱和脂肪酸之比应保持在 1.5 为宜，适当地吃些瘦肉、家禽、鱼类。

每天胆固醇的摄入量应控制在 300mg 以下，应避免食用过多的动物性脂肪和富含胆固醇的食物。

（3）适量碳水化合物和蛋白质　碳水化合物摄入应占总热量的 65% 左右，宜选用含多糖类食物，少用蔗糖和果糖，肥胖者主食应限制，可吃些粗粮、蔬菜、水果等纤维素高的食物。也可用马铃薯、山药、藕、芋芳、荸荠等根（块）茎类食物代替部分主食，这样可避免主食过于单调。

患者应摄入适量的蛋白质，以满足身体的需要，每日按照 1.2～2.0g/kg 供给，约占总热的 15%。鱼类肉质嫩易于消化吸收，含有丰富的多不饱和脂肪酸，可每周吃 2～3 次，每次 200g 左右，烹饪方法以清炖和清蒸为主。黄豆及其制品含植物固醇较多，有利于胆酸的排出，可减少体内胆固醇的合成，可多吃豆腐、豆干、绿豆汤等食物。患者不必禁忌牛奶，因为 250mL 牛奶中仅含脂肪 9g、胆固醇 30mg，而且牛奶含有抑制体内胆固醇合成因子。

（4）控制钠的摄入　冠心病患者往往合并高血压病，每日钠盐摄入一般应控制在 5g 以下，中度以上心功能不全患者每天应控制在 3g 以下。

（5）补充维生素和矿物质　患者在平时应注意补充富含 B 族维生素、维生素 C、维生素 E 的食物，多食用新鲜绿叶蔬菜，深色蔬菜富含维生素 C 和胡萝卜素，并含有丰富的膳食纤维，可减少体内胆固醇吸收。

（6）禁饮烈性酒，提倡喝淡茶　患者应禁饮 56° 以上的白酒，如喜欢饮酒，可少量饮用酒精浓度较低的啤酒、黄酒、葡萄酒。

茶叶中含有茶碱、维生素 C 和鞣酸。茶碱能吸附脂肪，减少肠道对脂肪的吸收，有助消化并有收敛作用。茶油含有不饱和脂肪酸，有降胆固醇的功能。一般泡制的淡茶，每日 4～6 杯，能助消化及利尿。不要喝浓茶，浓茶中咖啡因量过多，易影响睡眠，对冠心病不利。

（7）食物选择

① 适宜食物　谷类、牛奶、酸牛奶、脱脂牛奶、鸡蛋、鱼、虾、去皮鸡肉、猪瘦肉、蔬菜、水果、鲜菇、黑木耳、豆类及豆类制品、核桃仁、芝麻等。

② 限制食物　去脂肪的牛羊肉、火腿、贝类等。

③ 禁用食物　含动物脂肪高的食物，如肥羊肉、肥猪肉、肥鹅肉、剁碎猪五花肉的肉馅；高胆固醇食物，如动物的内脏、鱼子、蟹黄、猪皮、带皮蹄膀、全脂奶油、腊肠等；刺激性食物，如芥末、辣椒、白酒、浓咖啡、胡椒、咖喱等。

四、 高血压病

高血压病是指动脉收缩压或舒张压增高，常伴有心、脑、肾和视网膜等器官功能性或器质性改变为特性的全身性疾病。

当收缩压≥140mmHg 和（或）舒张压≥90mmHg，可诊断为高血压。

高血压病可分为原发性高血压和继发性高血压，病因不明的高血压病称为原发性高血压，占所有高血压病患者的90％以上。血压升高是由某些疾病的引起，病因明确，称为继发性高血压。

高血压病是常见的全身性慢性疾病，在各种心血管病中患病率最高。高血压病对心、脑、肾、眼等器官造成损害，引起严重的并发症，是脑卒中和冠心病的重要危险因素。

1. 临床特点

高血压病患者起病隐匿，病情发展缓慢，患者在早期多无不适症状，常在体检时才发现。患者早期血压不稳定，容易受情绪、生活变化的影响而波动。随着血压持续增高，患者会出现头痛、头晕、头颈疼痛。长期高血压病可引起肾、心和眼睛的病变；精神情绪变化、失眠、耳鸣、日常生活能力下降、生活懒散、易疲劳、厌倦外出和体育活动、易怒和神经质等症状。

2. 治疗原则

高血压病与食盐的过量摄入、大量的酒精摄取、肥胖、能量过剩、睡眠不足、不眠等因素有关。轻型高血压病无器官损害的患者，可先行饮食治疗，治疗3～6月如效果不好再同时用药物治疗。

中度和重度高血压病患者，有靶器官损害者，或合并糖尿病、冠心病者均采用药物降压治疗。选用一种降压药，如效果不理想，可选用另一种药物，必要时可同时选用三类药物治疗。高血压病患者因目前无高血压特殊治疗药物，只能通过长期服用降压药来稳定血压，因此，应选用副作用小的降血压药物。

3. 营养治疗

高血压病营养治疗的目的是通过营养素的平衡摄入，限制食盐和减少酒精的摄入，使心排出量恢复正常，总外周阻力下降，降低血压、减少药物用量，最终达到血压恢复正常和减少高血压病的并发症。

（1）限制食盐，适当补钾　低钠饮食时，全天钠的摄入应保持500mg，维持机体代谢，防止低钠血症，供给食盐以2～5g/d为宜。增加钾离子摄入量有利于钠离子和水的排出，有利于高血压病的治疗。患者应多吃新鲜的绿叶菜、豆类、水果、香蕉、杏、梅等食物。

（2）热量的限制 肥胖者应节食减肥，不能减肥过快，体重减轻每周 0.5～1kg 为宜，尽可能达到理想体重。中度以上肥胖者宜限制每天摄入热量 5020kJ（1200kcal）以下，或每 kg 体重 63～84kJ（15～20kcal）。

（3）补钙、补镁 摄入含钙丰富的食物，能减少患高血压病的可能性。补钙食物有牛奶、海带、豆类及新鲜蔬菜等。但补钙对慢性肾功能不全的患者是不妥的。

镁离子缺乏时，血管紧张肽和血管收缩因子增加，可能引起血管收缩，导致外周阻力增加。补充镁离子的食物有香菇、菠菜、豆制品、桂圆等。

（4）戒烟、限酒、喝茶 传统医药认为少量酒可扩张血管，活血通脉，助药力，增食欲，消疲劳。但长期饮酒危害大，可诱发酒精性肝硬变，并加速动脉硬化，高血压病发病率增多。

香烟中的尼古丁刺激心脏，使心跳加快，血管收缩，血压升高，促使钙盐、胆固醇等在血管壁上沉积，加速动脉样硬化的形成。

茶叶含有多种对防治高血压病的有效成分，以绿茶为好。高血压病患者应喝茶戒烟，最好忌酒。

（5）合理选择食物 高血压病患者应多吃保护血管和降血压的食物，如芹菜、胡萝卜、番茄、荸荠、黄瓜、木耳、海带、香蕉等。

患者也应多吃降脂食物，如山楂、大蒜、洋葱、海带、绿豆、香菇等。此外，草菇、香菇、平菇、蘑菇、黑木耳、银耳等蕈类食物营养丰富，味道鲜美，对防治高血压病、脑出血、脑血栓均有较好效果。

有些食物高血压病患者应该禁忌，如所有过咸食物及腌制品、蛤贝类、皮蛋、烟、酒、浓茶、咖啡，以及辛辣的刺激性食物。

（6）建立良好的饮食习惯 高血压病患者应定时定量进餐，

宜少量多餐，每天 4～5 餐，每餐避免过饱。

五、 高脂（蛋白） 血症

高脂（蛋白）血症是指血浆中胆固醇（TC）浓度超过 220mg/dL 或甘油三酯浓度超过 110mg/dL 时，称为高脂（蛋白）血症。

由于血浆中的胆固醇和甘油三酯是疏水分子，不能直接在血液中被转运，必须与血液中的蛋白质和其他类脂（如磷脂）一起组合成亲水性的球状巨分子复合物——脂蛋白。所以，高脂（蛋白）血症是血浆中某一类或某几类脂（蛋白）血症。

45 岁以上中年人、肥胖者、有高脂（蛋白）血症家族遗传史者、经常参加吃喝应酬者、高度精神紧张工作者，都属于高危对象，应定期至少每年一次检查血脂。

1. 临床特点

高脂（蛋白）血症对身体的损害是隐匿、逐渐、进行性和全身性的。早期的高脂（蛋白）血症患者多数没有临床症状，这也是很多人不重视早期诊断和早期治疗的重要原因。大量研究资料表明，高脂（蛋白）血症是脑卒中、冠心病、心肌梗死、心脏猝死独立而重要的危险因素。此外，高脂血症也是促进高血压、糖耐量异常、糖尿病的一个重要危险因素。

高脂（蛋白）血症主要是由于体内脂质代谢异常引起的，是临床常见血液循环疾病之一。

2. 治疗原则

饮食治疗是高脂（蛋白）血症治疗的基础，无论是否采取任何药物，治疗之前，患者首先必须进行饮食治疗。饮食治疗无效果或患者不能接受饮食治疗时，才可采用药物治疗。患者在服用降脂药物期间也应注意饮食控制，以增强药物的疗效。

3. 营养治疗

（1）注意热量平衡　很多高脂（蛋白）血症患者都是肥胖患者，可通过限制膳食热量摄入，同时增加运动，以促进体内脂肪分解，达到理想体重。

（2）限制富含高胆固醇膳食　富含胆固醇食物有蛋黄、奶油、动物脑、鱼子、动物内脏，特别是肝脏及脂肪丰富的肉类，患者要少吃。

植物固醇存在于稻谷、小麦、玉米、菜籽等植物中，植物固醇在植物油中呈现游离状态，具有降低胆固醇作用，而大豆中豆固醇有明显降血脂的作用，因此提倡患者多吃豆制品。

(3) 限制高脂肪膳食　食物中的脂肪都是甘油三酯，摄入后90%由肠道吸收，每天脂肪摄入量应控制在总热量的30%以内。患者每日摄入 20～30g 脂肪为宜。

多不饱和脂肪酸能够使血液中的脂肪酸向着健康的方向发展，能够减少血小板的凝聚，并增加抗血凝作用，能够降低血液的黏稠度。因此提倡多吃海鱼，以保护心血管系统，降低血脂。烹调时，应采用植物油，少吃动物油。

(4) 供给充足的蛋白质　蛋白质的来源非常重要，宜选择富含优质蛋白质的食物，且植物蛋白质的摄入量要在 50% 以上。

(5) 多吃蔬菜、水果和薯类　患者应多吃富含维生素、无机盐和纤维素的食物，应多吃各种水果和蔬菜，这些食物含有丰富的维生素 C、无机盐和膳食纤维，能够降低甘油三酯、促进胆固醇的排泄，特别是要多吃深色和绿色蔬菜。膳食纤维大量存在于糙米、麦片等未经深加工的谷类，以及深色蔬菜、海藻、蘑菇、豆类等食物中。

(6) 加强体力活动和体育锻炼　体力活动不仅能增加热量的消耗，而且可以增强机体代谢，提高体内某些酶，尤其是脂蛋白酯（酶）的活性，有利于体内甘油三酯的运输和分解，从而降低血中的脂蛋白水平。

(7) 戒酒　酗酒或长期饮酒，可以刺激肝脏合成更多的内源性甘油三酯，使血液中低密度脂蛋白的浓度增高引起高脂血症。因此，中年人还是以不饮酒为好，如要饮酒，以少量饮用红酒为好。

(8) 避免过度紧张　情绪紧张、过度兴奋，可以引起血中胆固醇及甘油三酯水平升高。患者如果出现这种情况，可注射小剂量的镇静药。

(9) 吃清淡少盐的食物，多喝清水，成人每日 6～8 杯水。

六、 消化性溃疡

消化性溃疡是指胃肠与胃液接触部位的慢性溃疡，是消化系统常见的慢性病之一。其形成和发展与幽门螺杆菌、胃酸、胃蛋白酶等影响有关。因溃疡部位主要在胃和十二指肠，所以又被称为胃和十二指肠溃疡。发病率高，可见于任何年龄，但以 20～50 岁为多见，男性多于女性。

1. 临床特点

消化性溃疡有上腹部疼痛，疼痛具规律性、周期性、季节性和长期性。胃溃疡是"进食，进食后疼痛，饥饿时缓解"；十二指肠溃疡是"饥饿时疼痛，进食疼痛缓解"。

2. 治疗原则

减轻机械和化学性刺激，缓解和减轻疼痛，改善营养状况，促进溃疡面愈合，避免并发症，减少复发诱因。

3. 营养治疗

（1）定时定量，每天 5～7 餐，每餐量不宜多。

（2）避免机械性和化学性刺激的食物　不宜食用含粗纤维多的食品。不宜食用产气多的食物。忌用强刺激胃酸分泌的食品和调味品。烹调方法宜选用蒸、煮、氽、烩、焖等方法，不宜采用爆炒、滑溜、干炸、生拌、烟熏、腌腊等方法。食物要细嚼慢咽，以减少对消化道过强的机械性刺激，并注意进餐情绪。

（3）供给充足的营养物质　消化性溃疡的膳食视病情轻重不一，通常饮食治疗可按病情轻重不同分 4 个时期进行调配。

① 消化性溃疡Ⅰ期膳食　即流质饮食，适用于消化性溃疡急性发作时，或出血刚停止后的患者。食物宜选用易消化而无刺激性的食品，并注意甜咸相间。以蛋白质和糖类为主。可选用牛奶、豆浆、米汤、水蒸蛋、蛋花汤、藕粉、杏仁茶、豆腐脑等。通常牛奶及豆浆加 5% 的蔗糖，以防胃酸分泌增加及腹胀。

② 消化性溃疡Ⅱ期膳食　即少渣半流质饮食，适用于无消化道出血，疼痛较轻，自觉症状缓解，食欲尚可者。食物选择仍应为极细软、易消化的食物，如鸡蛋粥、肉泥烂面片等，每天6～7 餐。加餐可用牛奶、蛋花汤等。注意适当增加营养，以促

进溃疡愈合。

③ 消化性溃疡Ⅲ期膳食 即半流质饮食，适用于病情稳定、自觉症状明显减轻或基本消失者。可食粥、面条、面片、小馄饨、小笼包、清蒸鱼、软烧鱼、氽肉丸等。避免过饱、防止腹胀，仍禁食含粗纤维多的蔬菜、避免过咸等。

④ 消化性溃疡的Ⅳ期膳食 即胃病 5 次饭，适用于消化性溃疡病情稳定、进入恢复期的患者。主食可不加限制。仍禁食冷、粗纤维多的、油炸的和不易消化的食物。每日 5 餐，除了主餐外，加餐 2 次。

七、 腹泻

腹泻是消化系统较为常见的病症之一。其主要症状为进食后食物未经完全消化吸收即被排出体外，排便次数增加，每天均在 2 次以上，粪便稀薄或含有脓血、黏液。分为急性腹泻和慢性腹泻。

1. 临床特点

急性腹泻病因常为急性肠管病、急性中毒和全身性疾病所致。一般是由传染性病毒如轮状病毒、腺病毒，化学毒物，饮食不当，气候突变或结肠过敏等原因所引起的。急性腹泻起病急，病程在 2 个月以内。

慢性腹泻病因常为胃原性、肠原性、器质性和功能性疾病以及全身性疾病等所致。腹泻达 2～3 个月以上，如肠结核、慢性胰腺炎等均可引起慢性腹泻，急性腹泻久治不愈也可以转变为慢性腹泻。

大多数腹泻是由各种病因引起消化不良而产生的。根据消化不良的营养成分不同可以将消化不良分为发酵性消化不良、腐败性消化不良、脂肪性消化不良、混合性消化不良。其中以混合性消化不良最为常见。

发酵性消化不良多因各种原因导致肠道内嗜酸性细菌增多，当摄食过多的碳水化合物食物或发酵食物时，便可引起腹泻。

腐败性消化不良多因患者缺乏胃酸，肠内腐败作用增强导致蛋白质食物消化障碍而引起，也有的人虽然消化道功能正常，但也可由于对蛋白质丰富的食物咀嚼不充分，进食过快而导致腐败性消化不良。

脂肪性消化不良是由于消化道的脂肪消化功能发生障碍而引起的。

混合性消化不良是指消化道对碳水化合物、蛋白质、脂肪等多种营养物质的消化功能均发生障碍而引起的。

2. 治疗原则

预防并纠正水及电解质平衡失调；供给充足营养，改善营养状况；避免机械性及化学性刺激，使肠管得到适当休息，有利于病情早日恢复。

3. 营养治疗

（1）急性腹泻营养治疗

① 腹泻严重时需禁食，必要时由静脉输液。

② 发病初宜给清淡流质，如蛋白水、果汁、米汤、薄面汤等，以咸为主。早期禁牛奶、蔗糖等易产气的流质。

③ 症状缓解后改为低脂流质或低脂少渣、细软易消化的半流质。

④ 腹泻基本停止后，可供给低脂少渣半流质和软食，少量多餐，以利于消化。如面条、粥、馒头、烂米饭、瘦肉泥等。仍应适当限制含食物纤维多的蔬菜、水果等，以后逐渐过渡到普食。

⑤ 补充维生素，注意补充 B 族维生素和维生素 C，如鲜橘汁、果汁、番茄汁、菜汤等。

⑥ 限制刺激性食物，禁酒，忌肥肉、坚硬及含食物纤维多的蔬菜，生冷瓜果，油脂点心等。

（2）慢性腹泻营养治疗

① 低脂少渣　每天脂肪 40g 左右，烹调方法以蒸、煮、氽、烩等为主，禁用油、煎、炸等。注意少渣。当腹泻次数多时，最好暂时不吃或少吃蔬菜和水果，可给予鲜果汁等补充维生素。

② 高蛋白高热量　慢性腹泻病程长，易造成体内贮存的热量消耗，为改善营养状况，应给予高蛋白高热量饮食，并用逐渐加量的方法，以免加重胃肠负担。可供给蛋白质 100g/d 左右，

热量 10.46～12.55MJ（2500～3000kcal）。

③ 禁忌食物　如含膳食纤维多的蔬菜；不易消化的食物；刺激性食物；高脂肪食物等。

八、便秘

便秘是消化系统常见病症之一，多因粪便在肠内停留时间过长，所含水分被吸收，粪便干硬，不能顺利排出，正常排便频率消失。通常食物通过胃肠经消化、吸收，所剩余残渣在24～48h后排出，若排便间隔超过48h，可疑为便秘。如果本身的排便频率为每48h一次，则不为便秘。便秘可分为无张力性便秘、痉挛性便秘和梗阻性便秘，以无张力性便秘最为常见。

1. 临床特点

（1）无张力性便秘　亦称无紧张性便秘，因大肠肌肉失去原有敏感性或紧张力，致使推动粪便的蠕动缓慢，使粪便蓄积。此型多见于老年体弱、多次妊娠、营养不良、肥胖以及运动过少者，此外，还见于无定时排便习惯者，食物质地过细、纤维素过少及饮食中缺乏糖类、脂肪、水分、B族维生素和经常使用泻剂或灌肠剂等情况。

（2）痉挛性便秘　因肠道神经末梢刺激过度，使肠壁肌肉过度紧张或痉挛收缩。常见的原因有患胃肠道疾病或某种神经失调，使用泻剂过量、过久，食用过于粗糙的食物，食用化学刺激物过多等。

（3）梗阻性便秘　因机械性或麻痹性肠梗阻或因肿瘤压迫肠道而引起肠道不全或完全梗阻。如粪便过度壅塞于直肠、乙状结肠，可出现左下腹胀和压痛，并有欲便不畅感。由于粪便坚硬，可引起痔，便秘时间过长，可出现纳差、口苦、恶心、乏力、精神不振、贫血和营养不良等症。

2. 治疗原则

饮食营养治疗应根据不同的类型，给予适当的饮食。养成定时排便的习惯，避免经常服用泻药和灌肠，适当增加体力活动。

3. 营养治疗

（1）无张力性便秘营养治疗

① 高纤维饮食　多供给含粗纤维食物，刺激肠道，促进胃肠蠕动，增加排便能力。食物可选择粗粮、带皮水果等。

② 多饮水　多饮水及饮料，使肠道保持足够的水分，有利于粪便排出。

③ 供给 B 族维生素　尤其是维生素 B_1。维生素 B_1 不足可影响神经传导而减慢肠蠕动。食物可选择粗粮、酵母、豆类及其制品等。

④ 多食产气食物　多食易产气食物，促进肠蠕动加快，有利于排便，如洋葱、萝卜、蒜苗等。

⑤ 高脂肪　适当增加高脂肪饮食能直接润肠，且分解的产物脂肪酸有刺激肠蠕动作用，如花生、芝麻、核桃等，每天脂肪总量可达 100g。供给润肠通便食物有洋粉及其制品、蜂蜜、香蕉、银耳等。

⑥ 药膳　常用的食疗方剂有香蜜茶、葱味牛奶等。香蜜茶是在 65g 蜂蜜中加入 35g 香油，然后加水冲调而成。葱味牛奶是将少许葱汁、60g 蜂蜜兑入 250mL 鲜牛奶中，煮开后，再用小火文 10 余分钟即可。

⑦ 禁忌　禁烟酒及辛辣食物等。

（2）痉挛性便秘营养治疗

① 无粗纤维低渣饮食　先食低渣半流质饮食，禁食蔬菜及水果，后改为低渣软食。

② 适当增加脂肪　脂肪润肠，脂肪酸增加肠蠕动，有利于排便，但不宜过多，应小于 100g/d 为宜。

③ 多饮水　多饮水及饮料，保持肠道粪便中水分，以利于通便，如早晨饮蜂蜜水等。

④ 进食洋粉食品　洋粉在肠道吸收水分，使粪便软滑，有利排泄。

⑤ 禁食刺激性食物。

（3）梗阻性便秘营养治疗　若为器质性病变引起的，应首先治疗疾病，去除病因，如直肠癌、结肠癌等。若为不完全性梗阻，可考虑给予清流质。饮食仅限于提供部分热量，并最低限度控制食物残渣，以胃肠外营养作为供给能量的主要方式。

九、 脂肪肝

脂肪肝又称肝内脂肪变性，是指由各种原因引起的肝细胞内脂肪蓄积过多，脂肪含量超过肝重的 10%，甚至最高可达 40%～50%；或在组织学上超过肝实质 30% 时，称为脂肪肝。肝脏是脂类合成代谢和分解代谢的中心，是脂肪和胆固醇暂时贮存的器官，但它并不能大量储存脂肪。当肝内脂肪的分解与合成失去平衡，或运出发生障碍时，甘油三酯和自由脂肪酸就会在肝实质细胞内过量积聚，发生脂肪肝。

1. 临床特点

根据脂肪肝发病原因，脂肪肝分为肥胖性脂肪肝、酒精性脂肪肝、营养失调性脂肪肝、药物性脂肪肝、妊娠急性脂肪肝、糖尿病性脂肪肝等。脂肪肝一般无特殊症状，有时可出现食欲减退、恶心、呕吐、腹胀及右上腹压迫感或胀满感。这些症状可能与肝脂肪浸润导致肝细胞损害及肝肿大有关。由于脂肪肝合并胆囊炎、胆石症多见，患者可出现较明显的右上腹疼痛不适、返酸等症状。50% 左右的患者（多为酒精性脂肪肝）可有各种维生素缺乏的表现，如末梢神经炎、口角炎、皮肤瘀斑、角化过度等。重度脂肪肝患者可有腹水和下肢水肿。

2. 治疗原则

脂肪肝的治疗首先去除病因，治疗原发病。如严重的肥胖患者就应该先减肥，减轻体重有助于治疗脂肪肝。在治疗原发病的基础上，还应注意合理饮食，以促进脂肪酸的氧化，加速肝内脂肪的排出。病因明确的患者更应注意饮食治疗。

3. 营养治疗

（1）控制总热量 为避免剩余的热量转化为脂肪，应适当控制热量摄入，以防止诱发脂肪肝。对正常体重者，从事轻体力工作时，热量可按每日 125.5kJ/kg（30kcal/kg）供给；体重超重者按 83.68～104.60kJ/kg（20～25kcal/kg）供给热量，体重的降低而有利于肝功能恢复。

（2）适量摄入脂肪 磷脂的合成必须有必需脂肪酸的参与，磷脂可促使脂肪从肝脏中排出，有利于预防脂肪肝，但过多脂肪摄入又不利于患者脂肪肝的治疗，因此患者应适量摄入脂肪，每日按 0.5～0.8g/kg 供给脂肪，即每日 30～50g，同时要限制高胆固醇类食品，如鱼子、脑髓、肥肉、动物内脏等。烹饪用富含不饱和脂肪酸的植物油。

（3）供给高蛋白饮食　蛋白质能帮助肝内脂肪运转，色氨酸、苏氨酸和赖氨酸等必需氨基酸都有抗脂肪肝作用，适当提高摄入蛋白质的数量和质量，可以避免体内蛋白质损耗，有利于肝细胞的修复与再生，纠正低蛋白血症。因此，患者蛋白质的摄入量要高，每日按照 1.2～1.5g/kg 供给。患者可选用脱脂牛奶、少油豆制品（如豆腐、豆腐干），以及牛瘦肉、鸡肉、兔肉、淡水鱼、虾等。

（4）降低碳水化合物的摄入　过量摄取碳水化合物，可刺激肝脏大量合成脂肪酸，是造成肥胖和脂肪肝的重要因素。因此，与降低脂肪相比，控制碳水化合物的摄入，更有利于减轻体重和治疗脂肪肝。患者应该禁食纯糖食物、果酱、蜂蜜、果汁、糕点等甜食。

（5）摄入足量的膳食纤维　食物中的纤维有助于减少肠道对脂肪，特别是对胆固醇的吸收，膳食纤维也可促进肠蠕动，促进体内废物的排出，预防便秘和直肠癌。所以，患者饮食不宜过分精细，患者应注意主食粗细搭配，多用蔬菜、水果和菌藻类食物，以保证足够数量的膳食纤维摄入。

（6）摄入充足的维生素　肝脏中储存多种维生素，肝功能不好时维生素的贮存能力降低，如不及时补充，就会导致体内维生素缺乏。为了保护肝细胞，应该多食富含维生素的食物。因此，患者要多食新鲜蔬菜，还可吃些柑橘、苹果、香蕉、草莓等水果。

（7）戒酒　酒精对肝细胞有毒性，能降低肝脏外运脂肪细胞的能力，导致脂肪在肝内堆积，引起或加重脂肪肝。因此，如果患者已经发生脂肪肝，戒酒是有效的治疗方法。患者同时要少吃刺激性食物。

十、　胆囊炎和胆石症

胆囊炎可分为急性和慢性两种，是由于胆道结石、胆道蛔虫等使胆管阻塞和细菌感染而引起胆囊的急性炎症性疾病。胆石症是指胆道系统，包括胆囊及胆管在内的任何部位发生结石的一种疾病。胆囊炎和胆石症是胆管最常见疾病，两种疾病常常同时存在，互为因果。

1. 临床特点

急性胆囊炎患者表现为右上腹持续性疼痛、阵发性加剧，可向右肩背放射，常伴发热、恶心呕吐，但寒战少见，黄疸轻。患者往往在晚餐后半夜发病，因进食油腻多脂食物后能使胆囊加强收缩，而平卧又易于小胆石滑入并嵌顿胆囊管。慢性胆囊炎患者多数表现为消化不良、厌油腻食物、上腹部闷胀、嗳气、胃部灼热等症状。

胆石症的临床表现在很大程度上取决于胆石的大小、部位、动态、是否并发感染及造成阻塞的程度。胆囊内结石一般不产生绞痛，常有右上腹胀饱闷感，伴嗳气、恶心、大便不调等消化不良症状，当进食油腻食物后更加明显。胆管中有结石可引起平滑肌痉挛或梗阻时，常有胆绞痛发生，多在饱餐或进高脂餐后数小时内发作。开始右上腹持续钝痛，以后阵发性加剧，难以忍受，疼痛常放射至右肩肿或右背部，伴恶心呕吐、面色苍白、大汗淋漓、弯腰打滚，发作后还可有发热、黄疸等症状出现。

2. 治疗原则

急性胆囊炎的治疗一般分药物疗法和手术疗法。急性胆囊炎的患者，一般经非手术治疗，症状多可缓解，以后再行择期手术。慢性胆囊炎的治疗要依据起病的因素及合并症等因人而异，针对具体病情，采用适当灵活的治疗原则。胆囊炎和胆石症除用药物和外科手术治疗外，营养治疗有一定的辅助作用。通过控制脂肪的摄入量，减轻或解除患者的疼痛和预防结石的发生。急性发作期的重症患者应禁食，应进行静脉营养。慢性胆囊炎多伴有胆石症，应经常采用低脂肪、低胆固醇饮食。

3. 营养治疗

（1）急性发作期的重症患者应禁食，可静脉补给各种营养素。当能进食时，应禁食脂肪和刺激性食物，短期可食用含高碳水化合物的流质饮食。病情逐渐缓解后，可给予患者低脂半流质或低脂少渣软食，如米汤、藕粉、豆浆等食物，每日应少食多餐，应限制含脂肪多的食物摄入。

（2）患者在缓解期应保证食物热量正常供给。如果患者体重过重，应给予低热量饮食，使患者体重减轻。低热量饮食中含脂肪量也要少，以适合对胆囊病患者限制脂肪的要求。一般每日供给热量 7531～8368kJ（1800～2000kcal）。对于消瘦者则应适量增加能量供应，以利于康复。

（3）为了保持身体健康、增进食欲、促进胆囊收缩利于胆囊排空，慢性胆囊炎患者应尽可能提高饮食中蛋白质比例，每日蛋白质供给量以 1～1.2g/kg 为宜。患者应选择富含优质蛋白的食物，如豆制品、瘦肉、鱼虾、鸡蛋等食物。

（4）含脂肪多的食物可促进胆囊收缩而引起剧烈疼痛，故在发作期应严格限制脂肪摄入量。患者每日脂肪供给量应低于 20g 或禁食，病情好转后可适量进食，但每日应控制在 40g 以下。但要避免摄入过量的胆固醇。

（5）患者应控制含胆固醇高的食物摄入以减轻胆固醇代谢障碍，防止结石形成。患者每天胆固醇的摄入量应低于 300mg，重度高胆固醇血症应控制在 200mg 以内。患者应禁止食用富含胆固醇的食物，如肥肉、动物内脏、鱼子、蟹黄等食物。

（6）患者应食用含多糖为主的食物，适当限制纯糖食物，如蔗糖、葡萄糖。患者每天碳水化合物摄入 300～350g，以达到补充热量、增加肝糖原、保护肝细胞的作用。

（7）患者应补充多种维生素，特别要注意补充维生素 A、B 族维生素和维生素 C。因为维生素 A 可防止胆结石形成，有利于胆管疾病患者恢复。同时患者还应选择富含钙、铁、钾等的食物。

（8）膳食纤维能增加胆盐排泄，抑制胆固醇吸收，降低血脂，减少形成胆石的机会。患者可选择富含膳食纤维的食物，如绿叶蔬菜、萝卜、豆类、水果、粗粮、香菇、木耳等食物。

（9）患者应多喝水和饮料，可以稀释胆汁，促使胆汁排出，有利于胆道疾病的恢复。患者每天饮水量以 1000～1500mL 为宜。

（10）少量进食可减少消化系统负担，多餐能刺激胆道分泌胆汁，保持胆道畅通，有利于胆道内炎性物质引流，促使疾病减缓和好转。因此，患者应少量多餐，定时、定量进餐。

（11）患者应禁止食用刺激性食物和强烈调味品，如辣椒、咖喱、芥末、酒、咖啡等。患者还应禁止食用油炸和易产气食物，如牛奶、洋葱、蒜苗、萝卜、黄豆等食物。

十一、 胰腺炎

胰腺炎的发生，多因胆石症、过量饮酒、暴饮暴食、肿瘤、外伤等原因引起。胰腺炎可分为急性胰腺炎和慢性胰腺炎。

急性胰腺炎是胰腺消化酶被激活后，对自身及其周围脏器产生消化作用而引起的炎症性疾病。引起急性胰腺炎的最常见病因是胆道疾病、大量饮酒及暴饮暴食，两者占 80%～90%，我国则以胆道疾病为主。本病好发年龄为 20～50 岁，女性较男性多见。

慢性胰腺炎可发生于任何年龄，以 30～50 岁为多见，男性多于女性。

1. 临床特点

急性胰腺炎主要症状为在饱餐、酗酒后突然发病，呈持续性刀割样，以上腹部为主，向背部放射，患者常卷曲身体来缓解疼痛。患者出现高热，可持续 2～3 天，如果持续不退，可能发展为胰腺脓肿。患者恶心、呕吐剧烈，呕吐后疼痛症状反而加重。患者可出现全身性黄疸。

急性胰腺炎反复发作可转变为慢性胰腺炎。慢性胰腺炎可出现间歇性发作，患者伴有腹部疼痛、消化不良、脂肪泻等症状，容易出现多种营养素缺乏症状。随着病情的发展，患者可出现胰腺功能降低。

2. 治疗原则

治疗原则为减少胰液分泌，减轻胰腺负担，维持有效血容量及防止和治疗并发症。急性胰腺炎发病突然，病情严重，变化多，应及时住院，并通过调整饮食来进行治疗，营养治疗是临床治疗成功的保证。患者应从禁食、禁饮到流质饮食，再到半流质饮食。

3. 营养治疗

（1）急性胰腺炎

① 急性期　为了抑制胰液的分泌，避免胰腺损伤加重，患者应至少3天禁食。给予患者胃肠外营养时，每天热量的补充不超过2000kcal，以避免引起消化液分泌增加，待患者病情基本稳定后行饮食过渡。

② 恢复期　患者病情缓解后，在不停止胃肠外营养的同时，给予少量无脂无蛋白的清流试餐，每次100～150mL，如米汤、稀藕粉、果汁、菜水，试餐2～3天。待患者适应后，给予无脂无蛋白全流质饮食，如稠米汤、稠藕粉、果汁、菜水，可食用2～3天。患者病情稳定后，饮食量可增加，可食用无脂低蛋白厚流质饮食，如烂米粥、米糊、稠藕粉、菜泥粥、清汤面片、清汤龙须面、蒸鸡蛋白羹等。患者可停止胃肠外营养，逐步给予无脂低蛋白半流质饮食、低指低蛋白软食、低脂软食，促进患者恢复。

③ 禁忌食物　患者应禁食含脂肪多的和有刺激性的食物，如肉汤类、动物脂肪、畜肉、刺激性调味品和煎炸食物，应绝对禁酒。

④ 多餐少量　患者每天5～6餐，每餐给予1～2种食物。

⑤ 烹调方法　食物要清淡少油、易消化、无刺激，采用煮、烧、卤、烩等方法烹调食物，禁用油炸、烘烤、烙等方法。

（2）慢性胰腺炎

① 急性发作期的营养治疗与急性胰腺炎相同。

② 腹痛等症状基本消失后，可给予患者高碳水化合物、低脂肪少渣半流质饮食。

③ 蛋白质摄入不宜过多，每天50～70g为宜，选用脂肪含量低的优质蛋白食物，如鱼肉、鸡肉、鸭肉等。

④ 脂肪摄入量需要限制，每日30g左右，最多不超过50g。胆固醇的摄入量应小于300mg。

⑤ 多食富含维生素A、B族维生素和维生素C的食物，每天维生素C的摄入量应大于300mg。

⑥ 少量多餐　患者每日5～6餐，待病情稳定后，可逐渐增

加摄入食物量。

⑦ 食物要易消化、清淡的食物，禁食刺激性食物。

⑧ 病情稳定时，患者应禁酒，忌暴饮暴食和大量食用脂肪含量高的食物，防止复发。

十二、 泌尿系统结石

结石可在泌尿系统的任何部位形成。在我国，泌尿系统结石的发病率，男性高于女性，男性以尿酸结石多见，女性则以含钙结石多见。结石的种类主要有尿酸结石、磷酸钙或磷酸镁铵结石、草酸钙结石、胱氨酸结石等。

1. 临床特点

泌尿系统结石的临床表现随病因、结石大小、形状、部位、活动度、有无梗阻以及感染等而异。典型表现有疼痛、血尿，疼痛常位于肋脊角、腰部、上腹部，可向下腹部、大腿内侧、会阴部放射。疼痛可于劳动、运动、颠簸等情况而发作或加重，可为钝痛，也可为绞痛。

2. 治疗原则

营养治疗的基本原则是多饮水；根据结石性质，调节尿液的酸碱度。多饮水可稀释尿液，是防治结石的重要措施，每天的进水量维持在 2500mL 左右，使尿量＞2000mL/d。病情严重的患者可通过药物或手术的方法去除结石。

3. 营养治疗

（1）尿酸结石营养治疗

① 限制蛋白质　由于尿酸主要是含氮物质在体内的代谢产物，所以蛋白质的供给量控制在每天 0.8～1.0g/kg。

② 增加新鲜蔬菜水果　尿酸结石在碱性尿液中易于溶解，故应该增加蔬菜、水果等碱性食物的摄入量。

③ 低热量　尿酸结石患者多肥胖，应限制热量供给，适当减轻体重，有利于控制病情。

④ 宜、忌食食物　因粗粮生成较多嘌呤，故谷类以细粮为主，肉类的摄入量应控制在每天 100g 以内，鸡蛋和牛奶可适当食用。高嘌呤食物，如牛肉、猪肉、内脏、肉汤；沙丁鱼、蛤

蜊，酒类、浓茶、咖啡等均不宜食用。

⑤ 多饮水。

（2）磷酸钙或磷酸镁铵结石营养治疗

① 低钙低磷饮食　每天钙的供给量应控制在 700mg 以下，磷 1300mg 以下。忌食含钙丰富的食品（如牛奶、黄豆、豆腐等），以及含磷丰富食品（如动物蛋白、内脏、脑髓等）。

② 多食成酸性食品　磷酸钙或磷酸镁铵结石在酸性尿液中易于溶解，故应多食用米、面等成酸性食品。

③ 药物治疗　用氯化铵等药物使尿液酸化，还可口服磷结合剂，减少其在肠道内的吸收。

④ 多饮水。

（3）草酸钙结石营养治疗

饮食难以控制，患者可在多饮水的基础上，尽量避免含草酸的食物，如菠菜、番茄、芹菜、红茶等。

（4）胱氨酸结石营养治疗

① 低蛋白饮食　严重时可采用低蛋氨酸饮食。

② 限制成酸性食品，多食成碱性食物　减少动物肉类的摄入，增加蔬菜水果的摄入。调节尿液酸碱度，使尿液略呈碱性。

③ 多饮水。

附 录

附录一 膳食指南及膳食平衡宝塔

《中国居民膳食指南（2016）》是 2016 年 5 月 13 日由国家卫生计生委疾控局发布，为了提出符合我国居民营养健康状况和基本需求的膳食指导建议而制定的法规。自 2016 年 5 月 13 日起实施。

新指南由一般人群膳食指南、特定人群膳食指南和中国居民平衡膳食实践三个部分组成。同时推出了中国居民膳食宝塔（2016）、中国居民平衡膳食餐盘（2016）和儿童平衡膳食算盘等三个可视化图形，指导大众在日常生活中进行具体实践。为方便百姓应用，这次还特别推出了《中国居民膳食指南（2016）》科普版，帮助百姓做出有益健康的饮食选择和行为改变。

《中国居民膳食指南（2016）》的特点如下。

① 提高可操作性和实用性。将 10 条推荐精简至 6 条，文字简练、清晰，容易记忆，同时提供更多的可视化图形及图表、食谱，便于百姓理解、接受和使用。

② 注重饮食文化传承发扬。在新指南中专门提出弘扬尊重劳动、珍惜粮食，杜绝浪费的传统美德，强调个人、家庭、社会、文化对膳食和健康的综合影响作用，建议在传承民族传统饮食文化的同时，开启饮食新理念，着力解决公共营养和健康的现实问题，并鼓励社会提供良好的支持环境。

③ 兼顾科学性和科普性。《中国居民膳食指南（2016）》中

包括大量的科学证据和理论分析，对从事营养与健康的科教专业人员是很好的参考工具。为方便大众理解使用，这次特别编撰科普读本，用百姓易于理解的语言讲百姓关心的常识，结合与百姓生活密切相关的饮食营养问题，以图文并茂的形式、通俗易懂的表达，对核心推荐内容进行科学讲解。

第一部分 一般人群膳食指南

《中国居民膳食指南（2016）》针对 2 岁以上的所有健康人群提出 6 条核心推荐，分别为：食物多样，谷类为主；吃动平衡，健康体重；多吃蔬果、奶类、大豆；适量吃鱼、禽、蛋、瘦肉；少盐少油，控糖限酒；杜绝浪费，兴新食尚。

1. 食物多样， 谷类为主

关键推荐：

每天的膳食应包括谷薯类、蔬菜水果类、畜禽鱼蛋奶类、大豆坚果类等食物。平均每天摄入 12 种以上食物，每周 25 种以上。

每天摄入谷薯类食物 250～400g，其中全谷物和杂豆类 50～150g，薯类 50～100g。食物多样、谷类为主是平衡膳食模式的重要特征。

2. 吃动平衡， 健康体重

关键推荐：

各年龄段人群都应天天运动、保持健康体重。

食不过量，控制总能量摄入，保持能量平衡。

坚持日常身体活动，每周至少进行 5 天中等强度身体活动，累计 150min 以上；主动身体活动最好每天 6000 步。

减少久坐时间，每小时起来动一动。

3. 多吃蔬果， 奶类， 大豆

关键推荐：

蔬菜水果是平衡膳食的重要组成部分，奶类富含钙，大豆富含优质蛋白质。

餐餐有蔬菜，保证每天摄入 300～500g 蔬菜，深色蔬菜应占 1/2。

天天吃水果，保证每天摄入 200～350g 新鲜水果，果汁不能代替鲜果。

吃各种各样的奶制品，相当于每天液态奶 300g。

经常吃豆制品，适量吃坚果。

4. 适量吃鱼、禽、蛋、瘦肉

关键推荐：

鱼、禽、蛋和瘦肉摄入要适量。

每周吃鱼 280～525g，畜禽肉 280～525g，蛋类 280～350g，平均每天摄入总量 120～200g。

优先选择鱼和禽。

吃鸡蛋不弃蛋黄。

少吃肥肉、烟熏和腌制肉制品。

5. 少盐少油，控糖限酒

关键推荐：

培养清淡饮食习惯，少吃高盐和油炸食品。成年人每天食盐不超过 6g，每天烹调油 25～30g。

控制添加糖的摄入量，每天摄入不超过 50g，最好控制在 25g 以下。

每日反式脂肪酸摄入量不超过 2g。

足量饮水，成年人每天 7～8 杯（1500～1700mL）；提倡饮用白开水和茶水；不喝或少喝含糖饮料。

儿童少年、孕妇、乳母不应饮酒。成年人如饮酒，男性一天饮用酒的酒精量不超过 25g，女性不超过 15g。

6. 杜绝浪费，兴新食尚

关键推荐：

珍惜食物，按需备餐，提倡分餐不浪费。

选择新鲜卫生的食物和适宜的烹调方式。

食物制备生熟分开，熟食二次加热要热透。

学会阅读食品标签，合理选择食品。

多回家吃饭，享受食物和亲情。

传承优良文化，兴饮食文明新风。

第二部分　中国居民平衡膳食宝塔

1. 膳食宝塔结构

中国居民平衡膳食宝塔 (2016)

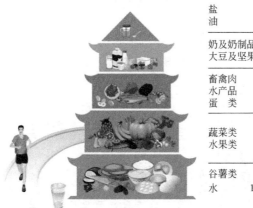

盐	<6g
油	25～30g
奶及奶制品	300g
大豆及坚果	25～35g
畜禽肉	40～75g
水产品	40～75g
蛋　类	40～50g
蔬菜类	300～500g
水果类	200～350g
谷薯类	250～400g
水	1500～1700mL

每天活动6000步

2. 膳食宝塔建议的食物量

每天的膳食应包括谷薯类、蔬菜水果类、畜禽鱼蛋奶类、大豆坚果类等食物。平均每天摄入 12 种以上食物，每周 25 种以上。各年龄段人群都应天天运动、保持健康体重。坚持日常身体活动，每周至少进行 5 天中等强度身体活动，累计 150min 以上。蔬菜水果是平衡膳食的重要组成部分，吃各种各样的奶制品，经常吃豆制品，适量吃坚果。鱼、禽、蛋和瘦肉摄入要适量。少吃肥肉、烟熏和腌制肉食品。成年人每天食盐不超过 6g。每天烹调油 25～30g，每天摄入不超过 50g。足量饮水，成年人每天 7～8 杯（1500～1700mL），提倡饮用白开水和茶水。

附录二 各种营养素参考供给量标准

附表 1 能量和蛋白质的 RNIs 及脂肪供能比

年龄/岁	能量① RNI/MJ 男	能量① RNI/MJ 女	能量① RNI/kcal 男	能量① RNI/kcal 女	蛋白质 RNI/g 男	蛋白质 RNI/g 女	脂肪占能量百分比/%
0~	0.4MJ/kg		95kcal/kg②		1.5~3g/(kg·d)		45~50
0.5~							35~40
1~	4.60	4.40	1100	1050	35	35	30~35
2~	5.02	4.81	1200	1150	40	40	
3~	5.64	5.43	1350	1300	45	45	
4~	6.06	5.83	1450	1400	50	50	
5~	6.70	6.27	1600	1500	55	55	
6~	7.10	6.70	1700	1600	55	55	
7~	7.53	7.10	1800	1700	60	60	25~30
8~	7.94	7.53	1900	1800	65	65	
9~	8.36	7.94	2000	1900	65	65	
10~	8.80	8.36	2100	2000	70	65	
11~	10.03	9.20	2400	2200	75	75	
14~	12.12	10.03	2900	2400	85	80	25~30
18~							20~30
体力活动水平 轻	10.03	8.80	2400	2100	75	65	

年龄/岁	能量① RNI/MJ 男	女	RNI/kcal 男	女	蛋白质 RNI/g 男	女	脂肪占能量百分比/%
中	11.29	9.62	2700	2300	80	70	
重	13.38	11.29	3200	2700	90	80	
孕妇		+0.84		+200	+5、+15、	+20	
乳母		+2.09		+500		+20	
50~					75	65	20~30
体力活动水平							
轻	9.62	7.94	2300	1900			
中	10.87	8.36	2600	2000			
重	12.96	9.20	3100	2200			
60~					75	65	20~30
体力活动水平							
轻	7.94	7.53	1900	1800			
中	9.20	8.36	2200	2000			
70~					75	65	20~30
体力活动水平							
轻	7.94	7.10	1900	1700			
中	8.80	7.94	2100	1900			
80~							20~30
体力活动水平							
轻	7.74	7.10	1900	1700			

① 各年龄组的能量的 RNI 值与其 EAR 值相同。

② 为 AI 值，非母乳喂养应之增加 20%。

注：凡表中数字缺如之处未制定该参考值。

附表 2　常量和微量元素的 RNIs 或 AIs

年龄/岁	钙(Ca) AI /mg	磷(P) AI /mg	钾(K) AI /mg	钠(Na) AI /mg	镁(Mg) AI /mg	铁(Fe) AI /mg 男	女	碘(I) RNI /µg	锌(Zn) RNI /mg 男	女	硒(Se) RNI /µg	铜(Cu) AI /mg	氟(F) AI /µg	铬(Cr) AI /µg	锰(Mn) AI /mg	钼(Mo) AI /µg
0~	300	150	500	200	30	0.3		50	1.5		15 (AI)	0.4	0.1	10		
0.5~	400	300	700	500	70	10		50	8.0		20 (AI)	0.6	0.4	15		
1~	600	450	1000	650	100	12		50	9.0		20	0.8	0.6	20		15
4~	800	500	1500	900	150	12		90	12.0		25	1.0	0.8	30		20
7~	800	700	1500	1000	250	12		90	13.5		35	1.2	1.0	30		30
11~	1000	1000	1500	1200	350	16	18	120	18.0	15.0	45	1.8	1.2	40		50
14~	1000	1000	2000	1800	350	20	25	150	19.0	15.5	50	2.0	1.4	40		50
18~	800	700	2000	2200	350	15	20	150	15.0	11.5	50	2.0	1.5	50	3.5	60
50~	1000	700	2000	2200	350	15		150	11.5		50	2.0	1.5	50	3.5	60
孕妇 早期	800	700	2500	2200	400	15		200	11.5		50					
中期	1000	700	2500	2200	400	25		200	16.5		50					
晚期	1200	700	2500	2200	400	35		200	16.5		50					
乳母	1200	700	2500	2200	400	25		200	21.5		65					

注：凡表中数字缺如之处表示未制定该参考值。

附表 3　脂溶和水溶性维生素的 RNIs 或 AIs

年龄/岁	维生素 A RNI /μgRE	维生素 D RNI /μg	维生素 E AI /mgα-TE①	维生素 B₁ RNI /mg	维生素 B₂ RNI /mg	维生素 B₆ RNI /mg	维生素 B₁₂ AI /μg	维生素 C RNI /mg	泛酸 AI /mg	叶酸 RNI /μg DEF	烟酸 RNI /mg NE	胆碱 AI /mg	生物素 AI /μg
0~	400(AI)	10	3	0.2(AI)	0.4(AI)	0.1	0.4	40	1.7	65(AI)	2(AI)	100	5
0.5~	400(AI)	10	3	0.3(AI)	0.5(AI)	0.3	0.5	50	1.8	80(AI)	3(AI)	150	6
1~	500	10	4	0.6	0.6	0.5	0.9	60	2.0	150	6	200	8
4~	600	10	5	0.7	0.7	0.6	1.2	70	3.0	200	7	250	12
7~	700	10	7	0.9	1.0	0.7	1.2	80	4.0	200	9	300	16
11~	700	5	10	1.2	1.2	0.9	1.8	90	5.0	300	12	350	20
	男 女			男 女	男 女						男 女		
14~	800 700	5	14	1.5 1.2	1.5 1.2	1.1	2.4	100	5.0	400	15 12	450	25
18~	800 700	5	14	1.4 1.3	1.4 1.2	1.2	2.4	100	5.0	400	14 13	500	30
50~	800 700	10	14	1.3	1.4	1.5	2.4	100	5.0	400	13	500	30
孕妇 早期	800	5	14	1.5	1.7	1.9	2.6	100	6.0	600	15	500	30
中期	900	10	14	1.5	1.7	1.9	2.6	130	6.0	600	15	500	30
晚期	900	10	14	1.5	1.7	1.9	2.6	130	6.0	600	15	500	30
乳母	1200	10	14	1.8	1.7	1.9	2.8	130	7.0	500	18	500	35

① α-TE 为 α-生育酚当量。

注：凡表中数字缺如之处表示未制定该参考值。

附表 4　某些微量营养素的 ULs

年龄/岁	钙(Ca)/mg	磷(P)/mg	镁(Mg)/mg	铁(Fe)/mg	碘(I)/μg	锌(Zn)/mg	硒(Se)/μg	铜(Cu)/mg	氟(F)/mg	铬(Cr)/μg	锰(Mn)/mg	钼(Mo)/μg	维生素A(VA)/μgRE	维生素D(VD)/μg	维生素B$_1$(VB$_1$)/mg	维生素C(VC)/mg	叶酸(folic acid)/μgDFE②	烟酸(niacin)/mg NE③	胆碱(choline)/mg
0~				10			55		0.4							400			600
0.5~				30		13	80		0.8							500			800
1~	2000	3000	200	30		23	120	1.5	1.2	200		80				600	300	10	1000
4~	2000	3000	300	30		23	180	2.0	1.6	300		110	2000	20	50	700	400	15	1500
7~	2000	3000	500	30	800	28	240	3.5	2.0	300		160	2000	20	50	800	400	20	2000
11~	2000	3500	700	50	800	37(男)/34(女)	300	5.0	2.4	400		280	2000	20	50	900	600	30	2500
14~	2000	3500	700	50	800	42(男)/35(女)	360	7.0	2.8	400		280	2000	20	50	1000	800	30	3000
18~	2000	3500	700	50	1000	45(男)/37(女)	400	8.0	3.0	500	10	350	3000	20	50	1000	1000	35	3500
50~	2000	3500①	700	50	1000	37	400	8.0	3.0	500	10	350	3000	20	50	1000	1000	35	3500
孕妇	2000	3000	700	60	1000	35	400						2400	20		1000	1000		3500
乳母	2000	3500	700	50	1000	35	400							20		1000	1000		3500

① 60 岁以上磷的 UL 为 3000mg。

② DFE 为膳食叶酸当量。

③ NE 为烟酸当量。

注：凡表中数字缺如之处表示未制定该参考值。

附表 5　蛋白质及某些微量营养素的 EARs

年龄/岁	蛋白质 /(g/kg)	锌(Zn) /mg 男	女	硒(Se) /μg	维生素 A(VA) /μgRE①	维生素 D(VD) /μg	维生素 B₁(VB₁) mg 男	女	维生素 B₂(VB₂) /mg 男	女	维生素 C(VC) /mg	叶酸(folic acid)/μg DFE
0~	2.25~1.25	1.5			375	8.88②						
0.5~	1.25~1.15	6.7			400	13.8②						
1~		7.4		17	300		0.4		0.5		13	320
4~		8.7		20			0.5		0.6		22	320
7~		9.7		26	700		0.5		0.8		39	320
11~		13.1	10.8	36			男 0.7 女		男 1 女 1		13	320
14~		13.9	11.2	40	700		1	0.9	1.3	1	75	320
18~	0.92	13.2	8.3	41			1.4	1.3	1.2	1	66	320
孕妇 早期		8.3		50								520
中期		+5		50			1.3		1.45			
晚期		+5		50								
乳母	0.18	+10		65			1.3		1.4		96	450
50~	0.92										75	320

① RE 为视黄醇当量。

② 0~2.9 岁南方 8.88μg，北方地区为 13.8μg。

注：凡表中数字缺如之处表示未制定该参考值。

附录三 常用体格测量标准

一、人体体格检查项目

附表6 人体体格检查项目

年龄(岁)	常用指标	深入调查指标
0~	体重、身高	背高(背卧位所测"坐高")、头围、胸围、骨盆径、皮褶厚度(肩胛下、三头肌腹部)
1~	体重、身高、皮褶厚度(三头肌)、上臂围	坐高(3岁以下为背高)、头围、胸围、骨盆径、皮褶厚度(肩胛下、三头肌腹部)、小腿围、手腕X线(前后方向)
5~20	体重、身高、皮褶厚度(三头肌)	坐高、骨盆径、二肩峰距、皮褶厚度、上臂围、小腿围、手腕X线
20以上	体重、身高、皮褶厚度(三头肌)、上臂围、小腿围	

(1)上臂围与皮褶厚度

1~5岁儿童上臂围　>13.5cm　　　　营养良好

　　　　　　　　　12.5~13.5cm　　　营养中等

　　　　　　　　　<12.5cm　　　　　营养不良

皮褶厚度　男性<10mm　瘦　　　女性<20mm　瘦

　　　　　　10~40mm　中等20~50mm　中等

　　　　　　>40mm　肥胖　　　>50mm　肥胖

(2)其他测量指标　胸围、头围、骨盆径、小腿围、背高、坐高、肩峰距和腕骨X线。

二、人体测量资料的各种评价指数

(1)Kaup指数　Kaup指数＝[体重(kg)/身高(cm)^2]×10^4。用于衡量婴幼儿的体格营养状况。判断标准此指数15~18为正常，>22为肥胖，<15为消瘦。

(2)Rohrer指数　Rohrer指数＝[体重(kg)/身高(cm)^3]×10^7。评价学龄期儿童和青少年的体格发育状况。判断标准：Rohrer 指数＞156 为过度肥胖，156～140 为肥胖，140～109 为中等，109～92 为瘦弱，＜92 为过度瘦弱。

（3）Vervaeck 指数　Vervaeck 指数＝｛［体重（kg）＋胸围（cm）］/身长（cm）｝×100。用于衡量青年的体格发育情况。

附表 7　Vervaeck 指数营养评价标准

营养状况	男性	17 岁	18 岁	19 岁	20 岁
	女性		17 岁	18 岁	19 岁
优		＞85.5	＞87.5	＞89.0	＞89.5
良		＞80.5	＞82.5	＞84.0	＞84.5
中		＞75.5	＞77.5	＞79.0	＞77.0
不良		＞70.5	＞72.5	＞74.0	＞74.0
极不良		＜70.5	＜72.5	＜74.0	＜74.0

三、　人体脂肪含量测定

1. Brozek 公式

$$F(\%)=(4.570/D-4.142)\times100$$
$$D=M/(V_t-R_V)$$

式中　F——人体脂肪含量，%；

　　　D——人体密度；

　　　M——被测者体重；

　　　V_t——人体总容积（人体在尽量吐气下，在水中测定的排水容积）；

　　　R_V——肺残气容积（人体在水平齐颈状态下所测肺残气容积）。

2. Siri 公式

体脂（%）＝$(4.95/D-4.50)\times100$

式中　D——身体密度。

附表 8　身体密度（D 值）参考值

性别＼年龄	17(女 16)～19 岁	20～29 岁	30～39 岁	40～49 岁	50 岁以上
男	1.066±0.016	1.064±0.016	1.046±0.012	1.043±0.015	1.036±0.018
女	1.040±0.017	1.034±0.021	1.025±0.020	1.020±0.016	1.013±0.01

附录四　人体营养水平生化检验

附表9　人体营养水平鉴定生化检验参考指标及临界值

蛋白质	1. 血清总蛋白	60～80g/L
	2. 血清白蛋白	30～50g/L
	3. 血清球蛋白	20～30g/L
	4. 白/球(A/G)	(1.5～2.5)：1
	5. 空腹血中氨基酸总量/必需氨基酸	>2
	6. 血液相对密度	>1.015
	7. 尿羟脯氨酸系数	>2～2.5mmol/L尿肌酐系数
	8. 游离氨基酸	40～60mg/L(血浆),65～90mg/L(红细胞)
	9. 每日必然损失氮	男58mg/kg,女55mg/kg
血脂	1. 总脂	4.5～7.0g/L
	2. 甘油三酯	0.2～1.1g/L
	3. α脂蛋白	30%～40%
	4. β脂蛋白	60%～70%
	5. 胆固醇(其中胆固醇脂)	1.1～2.0g/L(70%～75%)
	6. 游离脂肪酸	0.2～0.6mmol/L
	7. 血酮	<20mg/L
钙、磷、维生素D	1. 血清钙(其中游离钙)	90～110mg/L(45～55mg/L)
	2. 血清无机磷	儿童40～60mg/L,成人30～50mg/L
	3. 血清钙磷乘积	>30～40
	4. 血清碱性磷酸酶	儿童5～15U/L,成人1.5～4.0U/L
	5. 血浆25-OH-D_3, 1,25-(OH)$_2$-D_3	36～150nmol/L 62～156pmol/L
铁	1. 全血血红蛋白浓度	成人男>130g/L,女、儿童>120g/L,6岁以下小儿及孕妇>110g/L
	2. 血清运铁蛋白饱和度	成人>16%,儿童>7%～10%
	3. 血清铁蛋白	>10～12mg/L

	4. 血液红细胞压积(HCT 或 PCV)	男 40%～50%，女 37%～48%
	5. 红细胞游离原卟啉	<70mg/LRBC
	6. 血清铁	500～1840μg/L
	7. 平均红细胞体积(MCV)	80～90μm²
	8. 平均红细胞血红蛋白量（MCH）	26～32μg
	9. 平均红细胞血红蛋白浓度（MCHC）	0.32～0.36
锌	1. 发锌	125～250μg/ml（临界缺乏<110μg/ml，绝对缺乏<70μg/ml）
	2. 血浆锌	800～1100μg/L
	3. 红细胞锌	12～14mg/L
	4. 血清碱性磷酸酶活性	儿童 5～15U/L，成人 1.5～4.0U/L
维生素 A	1. 血清视黄醇	儿童>300μg/L，成人>400μg/L
	2. 血清胡萝卜素	>800μg/L

	24h 尿	4h 负荷尿（5mg 负荷）	任意一次尿/g 肌酐	血
维生素 B₁	>100μg	>80μg	>66μg	RBC 转羟乙醛酶活力 TPP 效应<16%
维生素 B₂	>120μg	>800μg	>80μg	>140μg/L RBC
烟酸	>1.5mg	>2.5mg(5mg 负荷)	>1.6mg	
维生素 C	>10mg	>3mg(500mg 口服)	男>9mg，女>15mg	>3mg/L 血浆
叶酸				>3μg/L 血浆，>0.16μg/mL RBC
其他	尿糖(一)；尿蛋白(一)；尿肌酐 0.7～1.5g/24h 尿；尿肌酐系数：男 23mg/kg 体重，女 17mg/kg 体重；全血丙酮酸 4～12.3mg/L			

附录五　营养不足或缺乏的临床检查

目的是根据症状和体征检查营养不足症和缺乏症，是一种营养失调的临床检查。

附表 10　营养缺乏的体征

部位	体征	缺乏的营养素
全身	消瘦或水肿，发育不良	能量、蛋白质、锌
	贫血	蛋白质、铁、叶酸、维生素 B_{12}、维生素 B_6、维生素 B_2、维生素 C
皮肤	干燥，毛囊角化	维生素 A
	毛囊四周出血点	维生素 C
	癞皮病皮炎	烟酸
	阴囊炎，脂溢性皮炎	维生素 B_2
头发	稀少，失去光泽	蛋白质、维生素 A
眼睛	毕脱斑，角膜干燥，夜盲	维生素 A
唇	口角炎，唇炎	维生素 B_2
口腔	齿龈炎，齿龈出血，齿龈松肿	维生素 C
	舌炎，舌猩红，舌肉红	维生素 B_2、烟酸
	地图舌	维生素 B_2、烟酸、锌
指甲	舟状甲	铁
骨骼	颅骨软化，方颅，鸡胸，串珠肋，"O"形腿、"X"形腿	维生素 D
	骨膜下出血	维生素 C
神经	肌肉无力，四肢末端蚁行感，下肢肌肉疼痛	维生素 B_1

参考文献

[1] 杨月欣，王光亚，潘兴昌主编．中国食物成分表．北京：北京大学出版社，2009.

[2] Shaffer L 著．普通心理学研究故事，第 2 版．石林译．北京：世界图书出版公司北京公司，2007：53～63.

[3] 席焕久，陈昭主编．人体测量方法．北京：科学出版社，2010：174.